口腔修复学教学与应用探索

赵志华　张玉松　姜铭坤　著

U0340944

吉林科学技术出版社

图书在版编目（CIP）数据

口腔修复学教学与应用探索 / 赵志华，张玉松，姜铭坤著. -- 长春 : 吉林科学技术出版社，2024. 5
ISBN 978-7-5744-1400-6

Ⅰ. ①口… Ⅱ. ①赵… ②张… ③姜… Ⅲ. ①口腔矫形学—教学研究 Ⅳ. ① R783

中国国家版本馆 CIP 数据核字（2024）第 102395 号

口腔修复学教学与应用探索

著　　　赵志华　张玉松　姜铭坤
出 版 人　宛　霞
责任编辑　史明忠
封面设计　树人教育
制　　版　树人教育
幅面尺寸　185mm × 260mm
开　　本　16
字　　数　350 千字
印　　张　16.25
印　　数　1~1500 册
版　　次　2024 年 5 月第 1 版
印　　次　2024 年10月第 1 次印刷

出　　版　吉林科学技术出版社
发　　行　吉林科学技术出版社
地　　址　长春市福祉大路5788 号出版大厦A 座
邮　　编　130118
发行部电话/传真　0431-81629529 81629530 81629531
81629532 81629533 81629534
储运部电话　0431-86059116
编辑部电话　0431-81629510
印　　刷　廊坊市印艺阁数字科技有限公司

书　　号　ISBN 978-7-5744-1400-6
定　　价　98.00元

前 言

口腔修复学作为口腔医学领域的一个重要分支，旨在通过技术手段恢复或改善口腔功能、形态及美观，为患者提供高质量的医疗服务。随着医学技术的快速发展和人们口腔健康意识的提高，口腔修复学的教学与应用面临着新的挑战与机遇。因此，深入探索口腔修复学的教学与应用，对于培养高素质口腔修复专业人才、推动口腔修复学的创新发展具有重要意义。

首先，口腔修复学教学是培养专业人才的关键环节。在医学教育体系中，口腔修复学课程不仅要求学生掌握扎实的理论基础，还需具备丰富的实践经验和创新精神。这就要求在教学过程中，注重理论与实践的结合，采用多元化的教学方法和手段，激发学生的学习兴趣和积极性。同时，应关注国际口腔修复学教育的最新动态，借鉴先进的教学理念和经验，不断提升教学质量和水平。

其次，口腔修复学的应用是医学技术发展的重要体现。随着新材料、新技术的不断涌现，口腔修复学的应用领域不断拓展，治疗效果也得到了显著提升。例如，数字化技术在口腔修复中的应用，使得诊断更加精准、治疗更加便捷；生物材料和组织工程技术的发展，为口腔缺损的修复提供了更多可能。因此，应积极探索口腔修复学的新技术、新方法，并将其应用于临床实践中，为患者提供更加优质、高效的医疗服务。

口腔修复学涉及口腔医学、材料科学、生物工程等多个学科领域，需要不同学科的专家学者共同合作，共同推动其发展。通过跨学科合作与交流，我们可以共享研究成果、借鉴先进经验、解决疑难问题，为口腔修复学的教学与应用注入新的活力。

随着人们对口腔健康的关注度不断提高，口腔修复学的市场需求将不断增长；同时，随着医学技术的不断进步和创新，口腔修复学的教学与应用也将迎来更多的发展空间。因此，我们应紧紧抓住这些机遇，积极应对挑战，努力推动口腔修复学的教学与应用迈向新的高度。

本书由唐山职业技术学院的赵志华、张玉松、姜铭坤共同编写完成。具体编写分工如下：赵志华编写了第三章、第五章以及第六章（共计15万字）；张玉松编写了第二章和第七章（共计10万字）；姜铭坤编写了第一章和第四章（共计10万字）。

目 录

第一章　口腔修复学概述

第一节　现代口腔修复学的理念

一、口腔修复学的个性化治疗理念

口腔修复学作为口腔医学的重要分支，致力于恢复或改善患者的口腔功能、形态和美观。随着医学技术的不断进步和患者需求的日益多样化，个性化治疗理念在口腔修复学中越发受到重视。下面将深入探讨口腔修复学的个性化治疗理念，包括其内涵、实践应用以及未来的发展趋势。

（一）个性化治疗理念的内涵

个性化治疗理念强调在口腔修复过程中，充分考虑患者的个体差异、口腔状况、功能需求以及审美观念，制订针对性的治疗方案。这一理念的核心在于尊重患者的独特性和需求，以患者为中心，提供符合其个人特点的最佳治疗服务。

在口腔修复学实践中，个性化治疗理念体现在以下几个方面：

1. 诊断与评估的个性化

通过对患者进行全面的口腔检查和评估，了解患者的口腔健康状况、牙齿排列、咬合关系等，为制订个性化的治疗方案提供依据。

2. 治疗方案的个性化

根据患者的具体情况和需求，制订个性化的治疗方案。例如，在选择修复材料、设计修复体形态和颜色时，充分考虑患者的口腔环境、牙齿状况以及个人审美观念。

3. 治疗过程的个性化

在治疗过程中，根据患者的反应和需求，及时调整治疗方案和操作方法，确保治疗过程的安全、舒适和有效。

4. 后续维护与教育的个性化

为患者提供个性化的口腔保健指导和教育，帮助患者建立良好的口腔卫生习惯，预防口腔疾病的发生。同时，定期对患者进行复查和维护，确保修复体的长期稳定性和功能。

（二）个性化治疗理念的实践应用

在口腔修复学的实际应用中，个性化治疗理念贯穿于多个治疗领域，包括牙体缺损修复、牙列缺损修复以及口腔美容修复等。

1. 牙体缺损修复

对于牙体缺损的患者，个性化治疗理念体现在修复材料的选择、修复体的设计和制作等方面。例如，根据患者的牙齿颜色、形态和咬合关系，选择合适的修复材料，制作符合患者需求的修复体，以恢复牙齿的正常功能和美观。

2. 牙列缺损修复

对于牙列缺损的患者，个性化治疗理念强调在制订治疗方案时充分考虑患者的口腔环境、牙齿状况以及个人需求。例如，在选择修复方式（如固定修复、活动修复或种植修复）时，应根据患者的具体情况和需求进行决策，以达到最佳的治疗效果。

3. 口腔美容修复

随着人们对口腔美观的重视程度不断提高，口腔美容修复逐渐成为口腔修复学的重要领域。个性化治疗理念在口腔美容修复中发挥着关键作用。医生需要充分了解患者的审美观念和需求，结合患者的面部特征、牙齿排列等因素，制订个性化的美容修复方案，以达到最佳的美容效果。

（三）未来发展趋势

随着科技的不断进步和口腔修复学领域的深入研究，个性化治疗理念将在未来得到更广泛的应用和发展。以下是几个可能的发展趋势：

1. 数字化技术的应用

数字化技术如三维扫描、计算机辅助设计和制造等将在口腔修复学中发挥越来越重要的作用。这些技术可以精确获取患者的口腔数据，实现修复体的精确设计和制作，提高治疗的精确性和效率。

2. 生物材料的发展

随着生物材料研究的深入，未来将有更多具有优良性能和生物相容性的修复材料问世。这些材料将更好地满足患者的个性化需求，提高修复体的稳定性和耐用性。

3. 人工智能的辅助

人工智能技术在口腔修复学中的应用将逐渐增多。通过机器学习和大数据分析，人工智能可以帮助医生更准确地评估患者的口腔状况和需求，制订更优化的治疗方案。

4. 个性化口腔健康管理

随着人们对口腔健康重视程度的提高，个性化口腔健康管理将成为未来的重要发展方向。医生将为患者提供个性化的口腔保健指导和教育，帮助患者建立个性化的口腔健康管理体系，预防口腔疾病的发生。

二、以患者为中心的修复治疗原则

在口腔修复学的实践中，以患者为中心的修复治疗原则是一种核心理念，它强调在修复治疗过程中，应始终以患者的需求、感受和效果作为出发点和落脚点。这一原则旨在提高患者的满意度，优化治疗效果，同时确保治疗过程的安全性和舒适性。下面将详细探讨以患者为中心的修复治疗原则的内涵、实施策略及其重要性。

（一）以患者为中心的修复治疗原则的内涵

以患者为中心的修复治疗原则，是指在口腔修复治疗过程中，医生应充分了解患者的口腔状况、需求和期望，制订个性化的治疗方案，并在治疗过程中关注患者的感受，及时调整治疗方案，确保治疗过程的安全、舒适和有效。这一原则体现了对患者的尊重和关怀，旨在实现患者口腔功能的恢复和美观的改善。

具体来说，以患者为中心的修复治疗原则包括以下几个方面：

1. 充分了解患者需求

医生应与患者进行充分的沟通，了解患者对口腔修复治疗的期望和需求，以及患者对治疗过程可能存在的担忧和疑虑。通过深入了解患者的需求和感受，医生可以为患者制订更加贴合实际的治疗方案。

2. 制订个性化治疗方案

根据患者的口腔状况、需求和期望，医生应制订个性化的治疗方案。这包括选择合适的修复材料、设计合理的修复体形态和颜色等，以最大限度地满足患者的需求。

3. 关注患者感受

在治疗过程中，医生应密切关注患者的感受，包括疼痛、不适等方面。如果患者出现任何不适或问题，医生应及时进行调整和处理，确保治疗过程的舒适性和安全性。

4. 提供健康教育

医生应向患者提供必要的口腔健康教育，帮助患者了解口腔修复治疗的相关知识，掌握正确的口腔卫生习惯，预防口腔疾病的发生。

（二）实施以患者为中心的修复治疗原则的策略

为了确保以患者为中心的修复治疗原则的有效实施，医生可以采取以下策略：

1. 建立良好的医患关系

医生应主动与患者建立信任、友好的关系，通过真诚的沟通和关怀，让患者感受到医生的关心和专业。这有助于增强患者的信心，提高治疗的配合度。

2. 全面评估患者状况

在制订治疗方案前，医生应对患者的口腔状况进行全面、细致的评估，包括牙齿排列、咬合关系、口腔健康状况等方面。这有助于医生更准确地了解患者的需求，制订更加合适的治疗方案。

3. 提供多种治疗选择

医生应向患者介绍多种可行的治疗选择，包括不同的修复材料、修复方式等，让患者根据自己的需求和偏好进行选择。这有助于增强患者的参与感和满意度。

4. 定期随访和调整

医生应定期对患者进行随访，了解治疗效果和患者的感受，如果发现问题或患者有任何不适，应及时进行调整和处理，确保治疗效果的稳定性和持久性。

（三）以患者为中心的修复治疗原则的重要性

以患者为中心的修复治疗原则在口腔修复学中具有重要意义，主要体现在以下几个方面：

1. 提高患者满意度

通过充分了解患者需求和期望，制订个性化的治疗方案，以及关注患者感受并及时调整治疗方案，医生可以显著提高患者的满意度。这有助于建立良好的医患关系，提高患者对医生的信任和认可。

2. 优化治疗效果

以患者为中心的修复治疗原则强调个性化治疗和精准治疗，这有助于实现更好的治疗效果。通过选择合适的修复材料和设计合理的修复体形态和颜色，医生可以最大限度地恢复患者的口腔功能和美观。

3. 提升医疗质量

以患者为中心的修复治疗原则要求医生在治疗过程中关注患者的需求和感受，这有助于提升医疗质量。医生需要不断提高自己的专业知识和技能水平，以满足患者的需求，提供更高质量的医疗服务。

4. 促进口腔健康事业的发展

以患者为中心的修复治疗原则是口腔健康事业发展的重要方向之一。通过关注患者的需求和感受，提高治疗效果和患者满意度，有助于推动口腔健康事业的持续发展。

三、口腔功能与美观并重的修复目标

口腔修复学作为口腔医学的重要组成部分，旨在通过一系列技术手段恢复或改善患者的口腔功能，同时兼顾美观效果。在口腔修复过程中，功能与美观是两个核心目标，它们相互关联、相互促进，共同构成了口腔修复的理想状态。下面将详细探讨口腔功能与美观并重的修复目标，以及实现这一目标的具体方法和意义。

（一）口腔功能修复的重要性

口腔功能是指口腔器官在咀嚼、发音、吞咽等生理活动中所发挥的作用。口腔功能受损会导致患者的生活质量下降，甚至影响身体健康。因此，在口腔修复过程中，恢复口腔功能是首要任务。

具体来说，口腔功能修复包括以下几个方面：

1. 恢复咀嚼功能

通过修复缺失的牙齿或牙列，恢复患者的咀嚼能力，使其能够正常进食，保证营养摄入。

2. 改善发音功能

对于因口腔结构异常导致发音不清的患者，通过修复手术或佩戴矫正器等方法，改善发音功能，提高交流质量。

3. 恢复吞咽功能

针对因口腔疾病或损伤导致的吞咽障碍，通过修复技术恢复患者的吞咽功能，防止食物误入呼吸道。

在恢复口腔功能的过程中，医生需要充分了解患者的口腔状况和需求，制订个性化的治疗方案，确保治疗效果的准确性和有效性。

（二）口腔美观修复的需求

随着生活水平的提高和审美观念的改变，人们对口腔美观的要求越来越高。口腔美观不仅关系着个人的外在形象，还影响着自信心和心理健康。因此，在口腔修复过程中，美观修复同样重要。

美观修复主要包括牙齿的形态、颜色、排列等方面的调整。通过修复技术，可以改善牙齿的缺陷和不足，使牙齿更加整齐、美观。这不仅可以提升患者的自信心，还有助于改善口腔健康状况。

在实现美观修复的过程中，医生需要根据患者的面部特征、肤色、年龄等因素，制订个性化的修复方案。同时，还需要考虑修复体与周围牙齿的协调性，确保整体美观效果。

（三）功能与美观并重的修复目标

口腔功能与美观并重的修复目标是口腔修复学追求的理想状态。这一目标的实现需要综合考虑患者的口腔状况、需求以及审美观念，制订个性化的治疗方案。

具体来说，实现功能与美观并重的修复目标需要遵循以下原则：

1. 功能性优先

在制订治疗方案时，应首先确保口腔功能的恢复。在此基础上，再考虑美观修复的需求。

2. 个性化治疗

充分了解患者的个体差异和需求，制订符合其口腔状况和审美观念的个性化治疗方案。

3. 协调统一

在修复过程中，应注重口腔功能与美观的协调统一。既要恢复口腔功能，又要保证美观效果，避免出现功能与美观失衡的情况。

（四）实现功能与美观并重修复目标的方法

为了实现口腔功能与美观并重的修复目标，医生可以采用以下方法：

1. 精准诊断与评估

通过全面的口腔检查和评估，了解患者的口腔状况、功能需求和审美观念，为制订个性化治疗方案提供依据。

2. 先进技术的应用

借助数字化技术、生物材料、人工智能等先进技术手段，提高修复治疗的精确性和效率，实现更好的功能与美观效果。

3. 综合治疗方案的制订

根据患者的具体情况和需求，制订综合性的治疗方案。这可能包括牙齿修复、正畸治疗、口腔外科手术等多种治疗手段的组合应用。

4. 定期随访与维护

在治疗过程中及治疗后，定期对患者进行随访和维护，确保修复体的稳定性和持久性，同时及时发现并处理可能出现的问题。

（五）功能与美观并重修复目标的意义

实现口腔功能与美观并重的修复目标具有深远的意义。首先，有助于提高患者的生活质量。通过恢复口腔功能，患者可以正常进食、发音和吞咽，从而保持身体健康；通过改善口腔美观，患者可以增强自信心，提升社交能力。其次，有助于推动口腔修复学的发展。功能与美观并重的修复目标要求医生不断提高自己的专业知识和技能水平，以满足患者的需求；同时，它也促进了口腔修复学与其他学科的交叉融合，推动了技术的创新和进步。

四、修复治疗的整体性与系统性

在口腔医学领域，修复治疗是一项复杂而精细的工作，它要求医生在恢复患者口腔功能的同时，兼顾美观和舒适性。这一目标的实现离不开修复治疗的整体性和系统性思维。下面将详细探讨修复治疗的整体性和系统性原则，以及它们在实际应用中的重要性。

（一）修复治疗的整体性

修复治疗的整体性是指在治疗过程中，医生应将患者的口腔视为一个整体，综合考虑牙齿、牙周组织、颌骨、肌肉、神经等各个部分的关系，制订全面而协调的治疗方案。这种整体性思维有助于确保治疗效果的持久性和稳定性，避免局部治疗导致整体口腔环境失衡。

实现修复治疗的整体性需要医生具备全面的口腔医学知识，能够准确评估患者的口腔状况，并根据个体差异制订个性化的治疗方案。同时，医生应关注患者的生活习惯、咬合关系、口腔健康状况等因素，以便在治疗过程中进行必要的调整和优化。

（二）修复治疗的系统性

修复治疗的系统性则强调在治疗过程中，医生应遵循一定的治疗流程和规范，确保治疗的连贯性和协调性。系统性思维有助于减少治疗过程中的误差和不确定性，提高治疗效果的可靠性和可预测性。

修复治疗的系统性体现在以下几个方面：

1. 诊断与评估的系统性

医生应对患者进行全面的口腔检查和评估，包括牙齿的形态、颜色、排列、咬合关系等方面，以及牙周组织、颌骨等结构的健康状况。通过系统的诊断与评估，医生可以准确了解患者的口腔问题，为后续治疗提供有力依据。

2. 治疗方案的系统性

在制订治疗方案时，医生应根据患者的具体情况和需求，综合考虑各种治疗方法和材料的优缺点，制订出一套系统而完整的治疗方案。这一方案应包括治疗目标、治疗步骤、预期效果以及可能出现的风险和并发症等内容。

3. 治疗实施的系统性

在治疗过程中，医生应严格按照治疗方案进行操作，确保每一步骤的准确性和有效性。同时，医生应密切关注患者的反应和治疗效果，及时调整治疗方案，确保治疗的顺利进行。

4. 随访与维护的系统性

治疗结束后，医生应对患者进行定期的随访和维护，了解治疗效果的持久性和稳定性，对于可能出现的问题和并发症，应及时进行处理和干预，确保患者的口腔健康得到长期保障。

（三）整体性与系统性的关系及意义

整体性和系统性在修复治疗中相互关联、相互促进。整体性为系统性提供了基础和指导，确保治疗过程的全面性和协调性；而系统性则使整体性得以具体化和实施，提高治疗效果的可靠性和可预测性。

在实际应用中，整体性和系统性思维对于修复治疗具有重要意义。首先，有助于提高治疗效果的质量和稳定性。通过综合考虑患者的口腔状况和需求，制订全面而系统的治疗方案，可以确保治疗过程的准确性和有效性，减少误差和不确定性。其次，有助于提升患者的满意度和信任度。医生在治疗过程中关注患者的整体口腔环境和个体差异，以及治疗过程中的连贯性和协调性，可以增强患者对医生的信任和认可，提高患者的满意度和配合度。最后，有助于推动口腔修复学的发展和创新。通过对修复治疗的整体性和系统性进行研究和实践，可以不断积累经验和教训，推动技术的改进和创新，为口腔修复学的发展做出更大的贡献。

（四）如何实现修复治疗的整体性与系统性

要实现修复治疗的整体性与系统性，医生需要从以下几个方面着手：

1. 加强学习与实践

医生应不断学习和掌握新的口腔医学知识和技术，提高自己的专业素养和实践能力。通过参与学术会议、阅读专业文献、积累临床经验等方式，不断更新自己的知识和技能，为修复治疗的整体性和系统性提供有力支持。

2. 注重团队协作与沟通

修复治疗涉及多个学科和领域的知识，需要医生、技师、护士等多个团队成员的协作和配合。因此，医生应注重团队协作和沟通能力的培养，与团队成员建立良好的合作关系，共同为患者提供优质的修复治疗服务。

3. 关注患者需求与反馈

医生在治疗过程中应充分关注患者的需求和感受，及时了解患者的反馈和意见。通过与患者的沟通和交流，医生可以更好地了解患者的期望和顾虑，为患者制订更加贴心和个性化的治疗方案。

4. 建立完善的治疗流程和规范

医院和科室应建立完善的修复治疗流程和规范，确保治疗过程的连贯性和协调性。通过制订标准化的操作流程、明确各环节的职责和要求、加强质量控制和风险评估等措施，可以提高修复治疗的整体性和系统性水平。

五、口腔健康与全身健康的关联理念

口腔健康作为人体健康的重要组成部分，与全身健康之间存在密切的联系。近年来，随着医学研究的深入和人们健康意识的提高，口腔健康与全身健康的关联理念逐渐得到广泛认同。下面将详细探讨口腔健康与全身健康的关联理念，阐述二者之间的相互影响和作用机制，以期提高公众对口腔健康重要性的认识，促进整体健康水平的提升。

（一）口腔健康对全身健康的影响

口腔健康状态直接关系着人们的饮食、言语、社交等方面，对全身健康产生着深远的影响。以下是口腔健康对全身健康的几个主要影响方面：

1. 消化系统健康

口腔是消化道的起始部位，负责食物的初步消化。口腔健康问题，如龋齿、牙周病等，可能导致咀嚼功能下降，影响食物的充分嚼碎，从而加重胃肠负担，引发消化不良等问题。

2. 心血管系统健康

口腔内的细菌及其代谢产物可能通过血液循环进入全身，对心血管系统造成损害。有研究表明，牙周病与心血管疾病之间存在着一定的关联，牙周病患者患心血管疾病的风险较高。

3. 免疫系统健康

口腔是人体免疫系统的重要组成部分，口腔内的细菌、病毒等微生物与免疫系统相互作用，共同维护口腔环境的稳定。口腔健康问题可能导致免疫系统功能下降，增加感染风险。

4. 妊娠与胎儿发育

孕妇的口腔健康状况对胎儿的发育也有影响。口腔感染可能导致孕妇出现早产、低体重儿等不良妊娠。同时，孕妇的口腔疾病还可能通过母婴传播影响胎儿的健康。

（二）全身健康对口腔健康的影响

全身健康状态同样对口腔健康产生着重要影响，以下是几个主要方面：

1. 代谢性疾病

糖尿病等代谢性疾病可能导致口腔环境失衡，增加口腔感染的风险。同时，口腔感染也可能加重糖尿病等疾病的病情，形成恶性循环。

2. 免疫系统疾病

免疫系统疾病如风湿性关节炎、系统性红斑狼疮等可能导致口腔黏膜病变，引发口腔溃疡、口腔干燥等症状，影响口腔健康。

3. 营养状况

营养不良或营养过剩都可能对口腔健康产生不良影响。例如，缺乏维生素 C 可能导致牙龈出血、肿胀等问题；而过度摄入糖分则可能增加龋齿的风险。

4. 精神与心理因素

精神压力过大、焦虑、抑郁等心理因素可能导致口腔黏膜溃疡、口干等口腔问题。同时，口腔疾病也可能加重患者的心理负担，形成恶性循环。

（三）口腔健康与全身健康关联理念的意义

口腔健康与全身健康关联理念的提出，强调了口腔健康在整体健康中的重要性，具有以下几个方面的意义：

1. 提高公众健康意识

通过普及口腔健康与全身健康的关联知识，引导公众重视口腔健康，提高自我保健能力，预防口腔疾病的发生。

2. 促进跨学科合作

口腔健康与全身健康的关联理念需要跨学科的合作与研究，推动口腔医学、内科学、免疫学等相关学科的交流与融合，共同为人们的健康服务。

3. 完善医疗服务体系

在医疗服务体系中，应将口腔健康纳入整体健康管理中，实现口腔健康与全身健康的协同治疗，提高医疗服务的质量和效率。

（四）实践口腔健康与全身健康关联理念的措施

为实践口腔健康与全身健康关联理念，我们可以从以下几个方面着手：

1. 加强口腔健康教育

通过媒体宣传、社区讲座、学校课程等途径，普及口腔健康知识，提高公众对口腔健康的重视程度。

2. 建立定期口腔检查制度

鼓励人们定期进行口腔检查，及时发现和治疗口腔疾病，预防口腔问题对全身健康的影响。

3. 促进跨学科合作与交流

加强口腔医学与其他学科的合作与交流，共同研究口腔健康与全身健康的关联机制，推动相关领域的发展与创新。

4. 完善医疗保障政策

将口腔健康纳入医疗保障体系，提高口腔疾病的诊疗水平和医疗服务的可及性，减轻患者的经济负担。

六、修复治疗的预防性与康复性理念

在口腔医学领域中，修复治疗是一项至关重要的医疗服务，其目的在于恢复或改善患者的口腔功能、形态和美观。在修复治疗过程中，预防性和康复性理念的应用对于提高治疗效果、改善患者生活质量具有重要意义。下面将详细探讨修复治疗的预防性与康复性理念，以及它们在实际应用中的价值。

（一）修复治疗的预防性理念

预防性理念是修复治疗中的基础思想，它强调在口腔疾病或损伤发生之前，通过采取一系列预防措施，减少疾病的发生率和损伤程度。预防性理念的应用有助于降低修复治疗的难度和复杂性，提高治疗成功率。

预防性理念在修复治疗中的应用主要体现在以下几个方面：

1. 口腔健康教育

医生应向患者普及口腔健康知识，包括正确的刷牙方法、牙线的使用、定期口腔检查等，使患者养成良好的口腔卫生习惯，预防口腔疾病的发生。

2. 早期诊断与治疗

医生应通过定期口腔检查，及时发现并处理口腔问题，如龋齿、牙周病等，防止疾病的进一步发展，减少修复治疗的需求。

3. 修复材料的选择

在修复治疗过程中，医生应根据患者的口腔状况和需求，选择合适的修复材料。优质的材料能够减少修复体的磨损和脱落，降低再次修复的风险。

4. 修复体的设计与制作

修复体的设计应充分考虑患者的口腔结构和功能需求，确保修复体能够稳定地固定在口腔中，减少因设计不当导致的脱落或损坏。

（二）修复治疗的康复性理念

康复性理念是修复治疗中的另一重要理念，它强调在口腔疾病或损伤发生后，通过修复治疗，恢复患者的口腔功能、形态和美观，提高患者的生活质量。康复性理念的应用有助于改善患者的口腔健康状况，增强其自信心和社交能力。

康复性理念在修复治疗中的应用主要体现在以下几个方面：

1. 口腔功能的恢复

修复治疗的首要目标是恢复患者的口腔功能，如咀嚼、发音等。医生应根据患者的具体情况，制订个性化的治疗方案，确保修复体能够满足患者的功能需求。

2. 口腔形态的改善

口腔形态的美观程度对患者的心理健康和社交能力具有重要影响。修复治疗应通过修复体的设计和制作，改善患者的口腔形态，使其更加自然、协调。

3. 舒适度的提升

修复体的舒适度直接影响着患者的使用体验和生活质量。医生在修复治疗过程中应充分考虑患者的舒适度需求，采用先进的制作技术和材料，减少修复体对口腔组织的刺激和不适。

4. 心理健康的关怀

口腔疾病或损伤往往会给患者带来一定的心理压力和负担。在修复治疗过程中，医生应关注患者的心理状况，提供必要的心理疏导和支持，帮助患者建立积极的心态，更好地应对治疗过程中的挑战。

（三）预防性与康复性理念的结合与应用

预防性和康复性理念在修复治疗中并不是孤立的，而是相互关联、相互促进的。预防性理念的应用有助于减少修复治疗的需求和难度，而康复性理念旨在通过修复治疗，恢复患者的口腔功能和美观，提高其生活质量。在实际应用中，医生应根据患者的具体情况和需求，将预防性和康复性理念有机结合，制订个性化的治疗方案，实现最佳的治疗效果。

此外，预防性和康复性理念的应用还需要注重跨学科的合作与交流。口腔修复治疗涉及口腔医学、材料科学、生物力学等多个学科的知识和技术，因此需要不同学科之间的紧密合作，共同推动修复治疗技术的发展和创新。

（四）预防性与康复性理念的意义与价值

预防性与康复性理念在修复治疗中的应用具有重要的意义和价值。首先，预防性与康复性理念的应用有助于降低口腔疾病的发生率和损伤程度，减轻患者的痛苦和经济负担。通过预防性措施的实施，可以减少修复治疗的需求，节约医疗资源。同时，康复性治疗可以恢复患者的口腔功能和美观，提高其生活质量和自信心。

其次，预防性与康复性理念的应用有助于提高修复治疗的成功率和效果。通过综合考虑患者的口腔状况、功能需求和心理状况，制订个性化的治疗方案，可以确保修复体的稳定性、舒适度和美观度，提高患者的满意度和信任度。

最后，预防性与康复性理念的应用有助于推动口腔修复学的发展和创新。通过不断探索和实践新的预防措施和康复技术，可以丰富和完善修复治疗的理论体系和技术手段，为更多患者提供更好的医疗服务。

第二节　口腔修复学的内容与任务

一、牙体缺损的修复治疗

牙体缺损是口腔医学中常见的疾病之一，它可能由龋齿、外伤、磨损等多种原因引起。牙体缺损不仅影响患者的咀嚼功能，还可能导致牙齿疼痛、敏感等问题，进而影响患者的生活质量。因此，牙体缺损的修复治疗显得尤为重要。下面将详细探讨牙体缺损的修复治疗方法、材料选择、治疗过程及预后管理等方面。

（一）牙体缺损的修复治疗方法

针对牙体缺损的修复治疗方法多种多样，主要包括以下几种：

1. 直接修复法

对于小范围的牙体缺损，可以采用直接修复法，如使用树脂材料进行填充。这种方法操作简便，成本低廉，适用于缺损较小且不涉及复杂结构的病例。

2. 间接修复法

对于较大范围的牙体缺损，或者需要恢复牙齿形态和功能的病例，常采用间接修复法。这包括制作全冠、部分冠、嵌体等修复体，通过黏结或固定于患牙上，以恢复牙齿的形态和功能。

3. 牙齿种植

在牙齿缺失的情况下，可以考虑采用牙齿种植的方法进行修复。牙齿种植包括植入人工牙根和安装牙冠两个步骤，能够恢复牙齿的完整性和功能。

（二）修复材料的选择

在牙体缺损的修复治疗中，选择合适的修复材料至关重要。常见的修复材料包括金属、陶瓷、树脂等。金属材料具有较好的强度和稳定性，但颜色与天然牙齿差异较大；陶瓷材料颜色自然，与牙齿相近，但脆性较大；树脂材料则具有操作简便、成本较低的优点，但耐磨性和强度相对较差。因此，在选择修复材料时，应根据患者的具体情况和需求进行综合考虑。

（三）治疗过程

牙体缺损的修复治疗过程通常包括以下步骤：

1. 口腔检查与诊断

在治疗前，医生会对患者的口腔进行全面的检查，包括牙齿缺损的程度、牙周组织的健康状况等。通过详细的诊断，确定最适合患者的修复治疗方案。

2. 预备患牙

根据所选的修复方法，对患牙进行必要的预备工作。这可能包括调整牙齿形态、去除腐质或病变组织等。

3. 制作修复体

对于间接修复法，需要在预备好患牙后，制取患牙的印模，送至技工室制作修复体。修复体的制作需要精确测量和精细加工，以确保其能够紧密贴合患牙并恢复其功能。

4. 安装修复体

修复体制作完成后，医生会将其安装到患牙上。对于全冠或部分冠等修复体，需要使用特殊的黏结剂进行固定；对于嵌体等修复体，则可能需要通过螺丝或其他固定装置进行固定。

5. 调整与磨合

安装完成后，医生会对修复体进行调整和磨合，以确保其能够正常行使功能并与周围牙齿协调一致。

（四）预后管理与维护

牙体缺损修复治疗完成后，患者需要注意以下几点以维护修复体的使用寿命和功能：

1. 口腔卫生

保持良好的口腔卫生习惯，定期刷牙、使用牙线和漱口水等清洁工具，以减少口腔细菌滋生和龋齿的发生。

2. 饮食注意

避免过硬、过黏或过热的食物，以免对修复体造成损伤或脱落。

3. 定期检查

定期到口腔医院进行复查，以便医生及时发现并处理可能出现的问题。医生会根据修复体的使用情况，提供相应的维护建议和治疗方案。

牙体缺损的修复治疗是口腔医学领域的重要研究方向。随着科技的不断进步和材料的创新，修复治疗的方法和技术也在不断更新和完善。未来，我们可以期待更加精准、高效、舒适的修复治疗方法的出现，为患者提供更好的口腔健康服务。同时，加强口腔健康教育，提高公众对口腔健康的重视程度和自我保健能力，也是预防牙体缺损等口腔问题的重要措施。

综上所述，牙体缺损的修复治疗是一个复杂而精细的过程，需要综合考虑患者的具体情况、修复方法的选择、修复材料的应用以及预后管理等多个方面。通过科学、规范的治疗和维护，我们可以有效地恢复患者的牙齿功能和美观，提高其生活质量。

二、牙列缺损的修复治疗

牙列缺损是口腔疾病中较为常见的一种，它可能由多种原因引起，如龋齿、牙周病、外伤等。牙列缺损不仅影响患者的咀嚼功能，还可能对患者的发音、面部美观及心理健康产生不良影响。因此，对牙列缺损进行及时、有效的修复治疗至关重要。下面将详细探讨牙列缺损的修复治疗方法、治疗过程及预后管理等方面。

（一）牙列缺损的修复治疗方法

针对牙列缺损的修复治疗方法主要包括活动义齿修复、固定义齿修复和种植义齿修复三种。

1. 活动义齿修复

活动义齿是利用剩余天然牙或黏膜作为支持，通过卡环固定在剩余天然牙上，同时利用基托使义齿保持在适当的位置行使咀嚼功能，患者可以自行摘戴的一种修复体。活动义齿的适用范围较广，无论是缺失一个牙、多个牙还是全口牙缺失，都可以采用活动义齿修复。其优点包括适用范围广、制作简便、价格相对低廉等。然而，活动义齿也存在一些缺点，如佩戴时可能感觉不适、需要定期清洁和调整等。

2. 固定义齿修复

固定义齿是利用缺牙间隙两端或一端的天然牙或牙根作为基牙，在基牙上制作固位体，并与人工牙连接成为一个整体，通过粘固剂将固位体粘固于基牙上，患者不能自行摘戴。固定义齿具有舒适度高、咀嚼效率高、美观性好等优点。但固定义齿修复需要磨除部分健康牙体组织，且对基牙的要求较高，适用范围相对较窄。

3. 种植义齿修复

种植义齿是通过手术将人工牙根植入缺牙部位的牙槽骨内，待其与牙槽骨结合后，再在上面安装基台和人工牙冠。种植义齿具有美观、舒适、功能恢复好等优点，逐渐成为牙列缺损修复的首选方法。然而，种植义齿修复需要较高的手术技巧和费用，且对患者的全身健康状况和局部骨质条件有一定要求。

（二）牙列缺损修复治疗的过程

牙列缺损修复治疗的过程包括诊断、治疗计划制订、修复体制作和安装调试等步骤。

1. 诊断

医生首先会对患者进行全面的口腔检查，包括缺牙数量、位置、邻牙状况、咬合关系等，同时评估患者的全身健康状况和口腔环境。通过 X 光检查、模型制作等手段，获取缺牙区的详细信息，为制订治疗方案提供依据。

2. 治疗计划制订

根据诊断结果，医生会制订个性化的治疗计划。治疗计划需要考虑患者的具体情况和需求，包括修复体的类型、材料选择、治疗周期和费用等。医生会与患者进行充分沟通，解释治疗方案的优缺点，取得患者的同意和配合。

3. 修复体制作

根据治疗计划，医生会进行修复体的制作。这包括基牙的准备、印模制取、模型制作、蜡型制作、铸造或注塑等步骤。在制作过程中，医生会严格遵循技术规范和操作要求，确保修复体的质量和精度。

4. 安装调试

修复体制作完成后，医生会进行安装调试。这包括将修复体固定在基牙上，调整咬合关系和邻接关系，确保修复体的稳定性和舒适性。在安装调试过程中，医生会根据患者的反馈进行适当的调整，以达到最佳的治疗效果。

（三）牙列缺损修复治疗的预后管理与维护

牙列缺损修复治疗完成后，患者需要进行长期的预后管理和维护，以确保修复体的使用寿命和效果。

1. 口腔卫生维护

患者需保持良好的口腔卫生习惯，定期刷牙、使用牙线和漱口水等清洁工具，避免口腔细菌滋生和龋齿的发生。

2. 饮食注意

患者应避免过硬、过黏或过热的食物，以免对修复体造成损伤或脱落。同时，保持均衡的饮食有助于口腔健康。

3. 定期复查

患者应定期到口腔医院进行复查，以便医生及时发现并处理可能出现的问题。复查内容包括检查修复体的稳定性、密合性、磨损情况等，并根据需要进行调整或修复。

牙列缺损的修复治疗是一项复杂而精细的工作，需要综合考虑患者的具体情况、修复方法的选择、治疗过程的实施以及预后管理等多个方面。随着口腔医学技术的不断进步和材料的创新，牙列缺损修复治疗的效果和舒适度也在不断提高。未来，我们可以期待更加先进、个性化的修复治疗方法的出现，为患者带来更好的口腔健康和生活质量。同时，加强口腔健康教育，提高公众对口腔健康的重视程度和自我保健能力，也是预防牙列缺损等口腔问题的重要措施。

综上所述，牙列缺损的修复治疗是一项具有重要意义的工作，它不仅能够恢复患者的咀嚼功能和面部美观，还能提高患者的生活质量。因此，我们应该重视并加强牙列缺损修复治疗的研究和实践，为患者提供更好的口腔健康服务。

三、牙列缺失的修复治疗

牙列缺失是指上颌或下颌牙列中的全部牙齿因各种原因而丧失，导致患者丧失牙齿及其支持的骨组织。这种情况不仅会严重影响患者的咀嚼、发音和面部美观，还可能对患者的心理健康和社交活动产生负面影响。因此，对牙列缺失进行及时、有效的修复治疗至关重要。下面将详细探讨牙列缺失的修复治疗方法、治疗过程、预后管理与维护及心理支持与康复指导等方面。

（一）牙列缺失的修复治疗方法

针对牙列缺失，修复治疗方法主要包括全口义齿修复和种植义齿修复两种。

1. 全口义齿修复

全口义齿是利用人工材料制作的基托和人工牙来恢复缺失的上下颌牙列及相关的解剖结构，并利用基托与黏膜的紧密贴合及边缘封闭产生的吸附力和大气压力，使义齿保持在上下颌牙槽嵴上的修复体。全口义齿具有制作简便、费用相对较低的优点，适用于多数牙列缺失的患者。然而，全口义齿的固位和稳定性相对较差，患者可能需要一段时间来适应。

2. 种植义齿修复

种植义齿是通过手术将人工牙根植入上下颌骨内，待其与骨组织结合后，再在上面安装基台和人工牙冠，以恢复缺失的牙齿及其功能。种植义齿具有美观、舒适、功能恢复好等优点，逐渐成为牙列缺失修复的首选方法。但种植义齿修复需要较高的手术技巧和费用，且对患者的全身健康状况和局部骨质条件有一定要求。

（二）牙列缺失修复治疗的过程

牙列缺失修复治疗的过程包括诊断、治疗计划制订、修复体制作和安装调试等步骤。

1. 诊断

医生首先会对患者进行全面的口腔检查，评估牙列缺失的程度、邻牙状况、咬合关系以及牙槽骨的情况。通过 X 光检查、CT 扫描等手段，获取更详细的口腔结构信息，为制订治疗方案提供依据。

2. 治疗计划制订

根据诊断结果，医生会制订个性化的治疗计划。治疗计划会考虑患者的具体情况和需求，包括修复体的类型、材料选择、治疗周期和费用等。医生会与患者进行充分沟通，解释治疗方案的优缺点，取得患者的同意和配合。

3. 修复体制作

根据治疗计划，医生会进行修复体的制作。这包括制取口腔印模、制作石膏模型、设计修复体形态和颜色、制作蜡型、铸造或注塑等步骤。在制作过程中，医生会严格遵循技术规范和操作要求，确保修复体的质量和精度。

4. 安装调试

修复体制作完成后，医生会进行安装调试。这包括将修复体放入口腔中，调整咬合关系和邻接关系，确保修复体的稳定性和舒适性。在安装调试过程中，医生会根据患者的反馈进行适当的调整，以达到最佳的治疗效果。

（三）牙列缺失修复治疗的预后管理与维护

牙列缺失修复治疗完成后，患者需要进行长期的预后管理和维护，以确保修复体的使用寿命和效果。

1. 口腔卫生维护

患者应保持良好的口腔卫生习惯，定期刷牙、使用牙线和漱口水等清洁工具，避免口腔细菌滋生和口腔疾病的发生。同时，定期到口腔医院进行口腔检查和洁牙，及时发现并处理可能出现的问题。

2. 饮食注意

患者应避免过硬、过黏或过热的食物，以免对修复体造成损伤或脱落。同时，保持均衡的饮食也有助于口腔健康。

3. 定期复查

患者应定期到口腔医院进行复查，以便医生及时发现并处理可能出现的问题。复查内容包括检查修复体的稳定性、密合性、磨损情况等，并根据需要进行调整或修复。

（四）心理支持与康复指导

牙列缺失往往会对患者的心理产生较大影响，可能导致自卑、焦虑等情绪问题。因此，在修复治疗过程中，医生应关注患者的心理状态，提供必要的心理支持和康复指导。通过解释治疗过程和效果，鼓励患者积极参与治疗，帮助患者建立信心，恢复正常的社交和生活。

此外，医生还应向患者提供关于修复体使用和维护的详细指导，包括如何正确佩戴和取下修复体、如何清洁和保养修复体等。通过提高患者的自我保健能力，延长修复体的使用寿命，提高患者的生活质量。

牙列缺失的修复治疗是一项复杂而精细的工作，需要综合考虑患者的具体情况、修复方法的选择、治疗过程的实施以及预后管理等多个方面。随着口腔医学技术的不断进步和材料的创新，牙列缺失修复治疗的效果和舒适度也在不断提高。未来，我们可以期待更加先进、个性化的修复治疗方法的出现，为患者带来更好的口腔健康和生活质量。同时，加强口腔健康教育，提高公众对口腔健康的重视程度和自我保健能力，也是预防牙列缺失等口腔问题的重要措施。

综上所述，牙列缺失的修复治疗是一项具有重要意义的工作。通过科学、规范的治疗和细致的预后管理，可以帮助患者恢复牙齿功能、改善面部美观、提高生活质量。因此，我们应继续深入研究牙列缺失的修复治疗方法和技术，为患者提供更好的口腔健康服务。

四、牙周疾病的修复治疗

牙周疾病是一类影响牙齿周围支持组织的口腔健康问题，主要包括牙龈炎、牙周炎等。这些疾病不仅会导致牙齿松动、移位甚至脱落，还可能引发一系列口腔和全身健康问题。因此，牙周疾病的修复治疗显得尤为重要。下面将详细探讨牙周疾病的修复治疗方法、治疗过程、预后管理与维护及心理支持与健康教育等方面。

（一）牙周疾病的修复治疗方法

针对牙周疾病，修复治疗方法主要包括基础治疗、手术治疗和修复重建三个方面。

1. 基础治疗

基础治疗是牙周疾病修复的首要步骤，主要包括口腔卫生指导、菌斑控制、消除局部刺激因素等。通过有效的口腔清洁和菌斑控制，可以减少细菌对牙周组织的破坏，为后续的修复治疗创造有利条件。

2. 手术治疗

对于牙周疾病较为严重的患者，可能需要进行手术治疗，如牙周翻瓣术、植骨术等。手术治疗旨在清除病变组织，恢复牙周组织的正常形态和功能。

3. 修复重建

在牙周疾病得到有效控制后，需要进行修复重建以恢复牙齿的完整性和美观性。这包括牙齿固定、义齿修复、种植修复等方法。通过修复重建，可以恢复患者的咀嚼功能、发音功能和面部美观。

（二）牙周疾病修复治疗的过程

牙周疾病修复治疗的过程包括诊断、治疗计划制订、治疗实施和预后管理四个阶段。

1. 诊断

医生首先会对患者进行全面的口腔检查，评估牙周疾病的严重程度、病变范围以及牙齿的松动度和移位情况。通过 X 光检查、牙周探诊等手段，获取更详细的诊断信息。

2. 治疗计划制订

根据诊断结果，医生会制订个性化的治疗计划。治疗计划会考虑患者的具体情况和需求，包括治疗方法的选择、治疗周期和费用等。医生会与患者进行充分沟通，解释治疗方案的优缺点，取得患者的同意和配合。

3. 治疗实施

根据治疗计划，医生会进行相应的治疗操作。这包括口腔卫生指导、菌斑控制措施的落实、手术治疗的开展以及修复重建的实施等。在治疗过程中，医生会密切关注患者的病情变化，及时调整治疗方案。

4. 预后管理

治疗完成后，患者需要进行长期的预后管理，以维护牙周组织的健康状态。这包括定期复查、口腔卫生维护、饮食调整等方面。医生会根据患者的具体情况制订个性化的预后管理方案，并提供必要的指导和支持。

（三）预后管理与维护

牙周疾病的修复治疗并非一蹴而就，患者需要长期进行预后管理与维护，以巩固治疗效果并预防复发。

1. 口腔卫生维护

患者应保持良好的口腔卫生习惯，定期刷牙、使用牙线、漱口水等清洁工具，以去除牙菌斑和食物残渣，减少细菌滋生。

2. 定期复查

患者应按照医生的建议定期进行口腔复查，以便医生及时发现并处理可能出现的问题。复查内容包括检查牙周组织的健康状况、评估牙齿的稳定性和功能恢复情况等。

3. 饮食调整

患者应避免食用过硬、过黏或刺激性的食物，以免对牙周组织造成损伤。同时，保持均衡的饮食也有助于口腔健康。

（四）心理支持与健康教育

牙周疾病的治疗过程可能较为漫长且复杂，患者需要承受一定的心理压力。因此，医生在治疗过程中应给予患者充分的心理支持，帮助他们建立信心，积极面对治疗。

此外，健康教育也是牙周疾病修复治疗的重要组成部分。医生应向患者普及口腔健康知识，教育他们如何正确刷牙、使用牙线等清洁工具，以及如何预防牙周疾病的发生。通过提高患者的自我保健能力，可以降低牙周疾病的复发率。

牙周疾病的修复治疗是一项复杂而精细的工作，需要综合考虑患者的具体情况、治疗方法的选择、治疗过程的实施以及预后管理等多个方面。随着口腔医学技术的不断进步和材料的创新，牙周疾病的修复治疗效果也在不断提高。未来，我们可以期待更加先进、个性化的修复治疗方法的出现，为患者带来更好的口腔健康和生活质量。

同时，加强口腔健康教育，提高公众对口腔健康的重视程度和自我保健能力，也是预防牙周疾病等口腔问题的重要措施。通过全社会的共同努力，我们可以有效降低牙周疾病的发病率，提高人们的口腔健康水平。

综上所述，牙周疾病的修复治疗是一项具有重要意义的工作。通过科学、规范的治疗和细致的预后管理，可以帮助患者恢复牙齿功能、改善口腔健康状况、提高生活质量。因此，我们应继续深入研究牙周疾病的修复治疗方法和技术，为患者提供更好的口腔健康服务。

五、口腔颌面部缺损的修复治疗

口腔颌面部缺损是指由于疾病、创伤或手术等原因导致的口腔颌面部组织的缺失或损伤。这种缺损不仅影响患者的外貌，还可能影响患者的咀嚼、发音、呼吸等生理功能，甚至对患者的心理健康和社交活动产生负面影响。因此，对口腔颌面部缺损进行及时、有效的修复治疗至关重要。下面将详细探讨口腔颌面部缺损的修复治疗方法、治疗过程及预后管理与维护等方面。

（一）口腔颌面部缺损的修复治疗方法

针对口腔颌面部缺损，修复治疗方法主要包括软组织修复、硬组织修复和功能性修复三种。

1. 软组织修复

软组织修复主要针对口腔颌面部皮肤、黏膜等软组织的缺损。修复方法包括直接拉拢缝合、皮瓣移植、口腔黏膜移植等。这些方法旨在恢复缺损部位的外观和功能，减少瘢痕形成。

2. 硬组织修复

硬组织修复主要涉及颌骨、牙齿等硬组织的缺损。修复方法包括骨移植、骨重建、种植修复等。这些方法旨在恢复缺损部位的形态和功能，提高患者的咀嚼效率和生活质量。

3. 功能性修复

功能性修复主要针对口腔颌面部缺损导致的生理功能障碍。修复方法包括赝复体制作、语音训练、吞咽功能训练等。这些方法旨在帮助患者恢复正常的生理功能，提高生活质量。

（二）口腔颌面部缺损修复治疗的过程

口腔颌面部缺损修复治疗的过程包括诊断、治疗计划制订、治疗实施和预后管理四个阶段。

1. 诊断

医生首先会对患者进行全面的口腔颌面部检查，评估缺损的部位、范围和程度，了解患者的病史和全身状况。通过影像学检查、实验室检查等手段，获取更详细的诊断信息。

2. 治疗计划制订

根据诊断结果，医生会制订个性化的治疗计划。治疗计划会考虑患者的具体情况和需求，包括修复方法的选择、治疗周期、费用等。医生会与患者进行充分沟通，解释治疗方案的优缺点，取得患者的同意和配合。

3. 治疗实施

根据治疗计划，医生会进行相应的治疗操作。这包括软组织修复、硬组织修复和功能性修复的具体实施过程。在治疗过程中，医生会密切关注患者的病情变化，及时调整治疗方案。

4. 预后管理

治疗完成后，患者需要进行长期的预后管理，以维护修复效果并预防并发症的发生。这包括定期复查、口腔卫生维护、功能训练等方面。医生会根据患者的具体情况制订个性化的预后管理方案，并提供必要的指导和支持。

（三）预后管理与维护

口腔颌面部缺损修复治疗的预后管理与维护至关重要，它关系着修复效果的持久性和患者的生活质量。

1. 口腔卫生维护

患者应保持良好的口腔卫生习惯，定期刷牙、使用牙线、漱口水等清洁工具，避免口腔感染的发生。同时，定期到口腔医院进行口腔检查和洁牙，及时发现并处理可能出现的问题。

2. 定期复查

患者应按照医生的建议定期进行复查，以便医生评估修复效果、检查有无并发症或复发情况。复查内容包括检查修复体的稳定性、密合性、功能恢复情况等。

3. 功能训练

针对口腔颌面部缺损导致的功能障碍，患者应进行相应的功能训练，如语音训练、吞咽功能训练等，以帮助患者恢复正常的生理功能。

4. 心理支持

口腔颌面部缺损可能对患者的心理产生较大影响，导致自卑、焦虑等情绪问题。因此，医生在治疗过程中应关注患者的心理状态，提供必要的心理支持和康复指导，帮助患者建立信心，积极面对生活。

口腔颌面部缺损的修复治疗是一项复杂而精细的工作，需要综合考虑患者的具体情况、缺损的部位和程度、修复方法的选择以及预后管理等多个方面。随着口腔医学技术的不断进步和材料的创新，口腔颌面部缺损的修复治疗效果也在不断提高。未来，我们可以期待更加先进、个性化的修复治疗方法的出现，为患者带来更好的口腔颌面部功能和外观恢复。

同时，加强口腔健康教育，提高公众对口腔颌面部缺损的认识和预防意识，也是降低缺损发生率和提高修复治疗效果的重要途径。通过全社会的共同努力，我们可以为口腔颌面部缺损患者提供更好的治疗和生活质量。

综上所述，口腔颌面部缺损的修复治疗是一项具有重要意义的工作。通过科学、规范的治疗和细致的预后管理，可以帮助患者恢复口腔颌面部功能、改善外观、提高生活质量。因此，我们应继续深入研究口腔颌面部缺损的修复治疗方法和技术，为患者提供更好的口腔健康服务。

六、口腔修复学在口腔疾病预防中的角色

口腔修复学作为口腔医学的一个重要分支，主要关注牙齿、牙周组织及口腔颌面部缺损的修复与重建。然而，随着医学模式的转变和口腔健康理念的深化，口腔修复学在口腔疾病预防中的作用逐渐受到重视。下面旨在探讨口腔修复学在口腔疾病预防中的角色，以期为提高口腔健康水平提供新的思路和方法。

（一）口腔修复学的基本概念与范畴

口腔修复学是应用生物力学、材料科学、美学和口腔医学等多学科的理论和技术，对口腔颌面部缺损进行修复和重建的学科。其修复对象包括牙齿、牙周组织、口腔黏膜、颌骨等，旨在恢复患者的咀嚼、发音、美观等功能，提高生活质量。

（二）口腔修复学在口腔疾病预防中的作用机制

口腔修复学在口腔疾病预防中的作用主要体现在以下几个方面：

1. 修复缺损，防止疾病进一步发展

口腔颌面部缺损不仅影响患者的外观和功能，还可能成为口腔疾病发生的隐患。通过口腔修复技术，可以及时修复缺损部位，防止疾病进一步发展。例如，牙齿缺失后，及时进行义齿修复，可以避免邻牙移位、对颌牙伸长等问题的出现，降低牙周病和颞下颌关节功能紊乱等口腔疾病的发生风险。

2. 恢复功能，提高口腔自洁能力

口腔修复技术可以恢复患者的咀嚼、发音等功能，使口腔器官恢复正常的生理状态。这有助于提高口腔的自洁能力，减少食物残渣和细菌在口腔内的滞留，从而降低口腔疾病的发生概率。

3. 改善口腔环境，降低疾病发生率

口腔修复技术还可以改善口腔环境，如调整咬合关系、修复口腔黏膜等。这些措施有助于减少口腔内的应力集中和摩擦损伤，降低口腔溃疡、口腔癌等疾病的发生率。

（三）口腔修复学在口腔疾病预防中的具体应用

口腔修复学在口腔疾病预防中的具体应用包括以下几个方面：

1. 早期修复缺损，预防疾病发生

对于口腔颌面部的早期缺损，如牙齿松动、牙周病初期等，口腔修复学可以通过松牙固定、牙周夹板等技术进行早期干预，防止疾病的进一步发展。这不仅可以减轻患者的痛苦，还可以降低后续治疗的难度和费用。

2. 个性化修复方案，提高预防效果

口腔修复学强调个性化治疗，根据患者的具体情况制订修复方案。这不仅可以提高修复效果，还可以更好地满足患者的需求。通过个性化的修复方案，可以更有效地预防口腔疾病的发生。

3. 结合其他口腔保健措施，强化预防作用

口腔修复学在口腔疾病预防中的作用并不是孤立的，它可以与其他口腔保健措施相结合，共同发挥预防作用。例如，在进行口腔修复治疗的同时，加强口腔卫生宣教，指导患者正确刷牙、使用牙线等清洁工具，定期进行口腔检查等，可以进一步提高口腔健康水平，降低口腔疾病的发生率。

（四）口腔修复学在口腔疾病预防中的挑战与展望

尽管口腔修复学在口腔疾病预防中发挥着重要作用，但也面临着一些挑战。首先，口腔修复技术的不断更新和进步对医生的专业知识和技能提出了更高的要求。其次，患者对口腔修复治疗的认知度和接受度仍需提高。此外，口腔修复治疗的费用也是影响患者就医的一个重要因素。

未来，随着口腔修复技术的不断发展和完善，以及公众口腔健康意识的提高，口腔修复学在口腔疾病预防中的作用将更加凸显。同时，政府和社会各界也应加大对口腔修复技术的支持和投入，提高口腔修复治疗的可及性和可负担性，为更多患者提供优质的口腔修复服务。

口腔修复学在口腔疾病预防中扮演着重要角色。通过修复缺损、恢复功能、改善口腔环境等措施，口腔修复学可以有效地降低口腔疾病的发生率，提高患者的口腔健康水平。然而，面对挑战和机遇并存的未来，我们需要不断探索和创新，推动口腔修复学在口腔疾病预防中发挥更大的作用。

综上所述，口腔修复学不仅是口腔颌面部缺损的修复与重建的重要手段，也是口腔疾病预防的重要一环。通过充分发挥口腔修复学在口腔疾病预防中的作用，我们可以为公众提供更加全面、有效的口腔健康服务，共同推动口腔健康事业的发展。

第三节　口腔修复学与相关学科

一、口腔修复学与口腔颌面外科交叉的领域

口腔修复学和口腔颌面外科作为口腔医学的两个重要分支，在临床实践中常常存在交叉和互补的关系。两者在口腔健康维护、疾病治疗和功能恢复等方面都有着紧密的联系。本节旨在探讨口腔修复学与口腔颌面外科之间的交叉领域，以及两者在口腔医学实践中的相互作用和影响。

（一）口腔修复学与口腔颌面外科的基本概述

口腔修复学主要关注牙齿、牙周组织及口腔颌面部缺损的修复与重建，旨在恢复患者

的咀嚼、发音、美观等功能，提高生活质量。而口腔颌面外科则是以外科手术为主要手段，治疗口腔颌面部疾病、损伤和畸形，包括牙齿拔除、颌骨骨折复位、肿瘤切除等。

尽管两者的侧重点不同，但在口腔健康领域，口腔修复学和口腔颌面外科常常需要相互协作，共同解决患者的口腔问题。因此，了解两者之间的交叉领域对于提高口腔医学的整体水平具有重要意义。

（二）口腔修复学与口腔颌面外科的交叉领域

1. 口腔颌面部缺损的修复与重建

口腔颌面部缺损是口腔修复学和口腔颌面外科共同关注的重要问题。对于因疾病、创伤或手术等原因导致的口腔颌面部缺损，两者需要密切合作，制订个性化的修复方案。口腔修复学可以利用各种修复材料和技术，如义齿、种植体等，恢复患者的牙齿和颌骨功能。而口腔颌面外科则可以通过外科手术，如骨移植、软组织重建等，为修复治疗提供必要的解剖基础。

2. 口腔颌面部肿瘤的治疗与康复

口腔颌面部肿瘤是口腔颌面外科的常见疾病，其治疗涉及手术切除、放疗和化疗等多种手段。在肿瘤治疗过程中，口腔修复学也发挥着重要作用。例如，在肿瘤切除后，口腔修复学可以通过制作义齿或进行软组织修复，帮助患者恢复咀嚼和发音功能。同时，口腔修复学还可以提供口腔护理和康复指导，降低肿瘤治疗后的并发症发生率，提高患者的生活质量。

3. 口腔颌面部创伤的救治与恢复

口腔颌面部创伤是口腔颌面外科的急诊范畴，其救治需要迅速、准确的进行。在救治过程中，口腔修复学也发挥着不可或缺的作用。例如，对于因交通事故或意外伤害导致的牙齿脱落或颌骨骨折，口腔修复学可以通过临时固定牙齿、制作颌骨外固定装置等手段，为患者的后续治疗提供支持和保障。同时，在创伤恢复阶段，口腔修复学还可以利用各种修复材料和技术，帮助患者恢复口腔功能和外观。

（三）口腔修复学与口腔颌面外科在临床实践中的相互作用与影响

在临床实践中，口腔修复学与口腔颌面外科之间的相互作用与影响体现在多个方面。首先，两者在诊断和治疗方案制订上需要密切沟通与合作，确保治疗方案的科学性和有效性。其次，在手术过程中，口腔修复学可以为口腔颌面外科手术提供必要的支持和辅助，如制作导板、提供修复材料等。最后，在术后康复阶段，口腔修复学还可以为患者提供个性化的康复指导和训练，帮助患者尽快恢复口腔功能和生活质量。

（四）口腔修复学与口腔颌面外科交叉领域的发展前景

随着口腔医学技术的不断进步和学科交叉融合趋势的加强，口腔修复学与口腔颌面外科之间的交叉领域将迎来更广阔的发展前景。未来，两者在口腔颌面部缺损修复、肿瘤治疗与康复、创伤救治与恢复等方面将进一步加强合作与交流，共同推动口腔医学事业的发展。同时，随着新材料、新技术的不断涌现，口腔修复学与口腔颌面外科也将不断创新和完善修复与治疗方法，为患者提供更加优质、高效的口腔健康服务。

口腔修复学与口腔颌面外科作为口腔医学的两个重要分支，在临床实践中存在着紧密的交叉与互补关系。两者在口腔颌面部缺损修复、肿瘤治疗与康复、创伤救治与恢复等方面都有着广泛的应用和合作空间。未来，随着口腔医学技术的不断进步和学科交叉融合的趋势加强，两者之间的交叉领域将迎来更广阔的发展前景。因此，我们应加强口腔修复学与口腔颌面外科之间的交流与合作，共同推动口腔医学事业的发展，为更多患者提供优质的口腔健康服务。

二、口腔修复学与口腔正畸学的关联与合作

口腔修复学与口腔正畸学作为口腔医学的重要分支，各自在口腔健康维护、功能恢复和美观改善等方面发挥着不可或缺的作用。两者在临床实践中存在着紧密的关联与合作关系，共同为患者提供全面、高效的口腔治疗服务。本节旨在探讨口腔修复学与口腔正畸学之间的关联与合作，以及两者在口腔医学实践中的相互影响和促进作用。

（一）口腔修复学与口腔正畸学的基本概述

口腔修复学主要关注牙齿、牙周组织及口腔颌面部缺损的修复与重建，旨在恢复患者的咀嚼、发音、美观等功能。而口腔正畸学则专注于牙齿排列不齐、咬合异常等问题的矫正，通过调整牙齿的位置和咬合关系，达到改善口腔功能和美观的目的。

尽管两者的治疗方法和侧重点有所不同，但在口腔健康领域，口腔修复学和口腔正畸学往往相互关联、相互影响。许多患者在接受正畸治疗的同时，也需要进行修复治疗以改善口腔功能或美观。因此，了解两者之间的关联与合作对于提高口腔医学的整体水平具有重要意义。

（二）口腔修复学与口腔正畸学的关联与合作领域

1. 修复前正畸治疗

在进行某些复杂的修复治疗前，如全口义齿修复、种植牙等，患者可能需要进行正畸治疗以调整牙齿的位置和咬合关系。这有助于为修复治疗提供更好的解剖基础和条件，提高修复效果。口腔正畸学医生可以通过矫正牙齿排列、改善咬合关系等手段，为后续的修复治疗创造有利条件。

2. 修复后正畸微调

在完成修复治疗后，有时需要对牙齿进行微调以达到更好的美观和功能效果。例如，在安装义齿或种植牙后，可能需要通过正畸手段调整邻牙的位置和角度，以获得更自然的外观和更舒适的咬合关系。口腔修复学和口腔正畸学医生可以在这一阶段进行紧密合作，共同制订微调方案并实施治疗。

3. 青少年正畸与修复治疗

青少年是正畸治疗的主要人群之一，因为在他们在生长发育过程中也可能出现牙齿缺损、畸形等问题。对于这类患者，口腔正畸学和口腔修复学医生需要在治疗过程中保持密切联系，共同关注患者的牙齿发育和口腔健康状况。在正畸治疗的同时，及时采取修复措施以改善患者的口腔功能和美观度。

（三）口腔修复学与口腔正畸学在临床实践中的相互促进与影响

在临床实践中，口腔修复学与口腔正畸学之间的相互促进与影响体现在多个方面。首先，两者在治疗方案制订上需要相互借鉴和协调，以确保治疗方案的全面性和有效性。其次，在治疗过程中，两者可以相互支持和辅助，提高治疗效果和患者满意度。例如，在修复治疗前进行正畸治疗可以为修复治疗提供更好的基础条件，而在修复治疗后进行正畸微调则可以进一步提高治疗效果和美观度。

此外，口腔修复学和口腔正畸学在材料和技术方面也在相互促进中不断发展。随着新材料、新技术的不断涌现，两者在修复和矫正方法上不断创新和完善，为患者提供更加优质、高效的治疗服务。

（四）口腔修复学与口腔正畸学关联与合作的发展前景

随着口腔医学的不断发展和人们口腔健康意识的提高，口腔修复学与口腔正畸学之间的关联与合作将更加紧密。未来，两者将在以下几个方面进一步加强合作与交流：

1. 治疗理念的融合与创新

口腔修复学和口腔正畸学将在治疗理念上进一步融合与创新，制定更加全面、个性化的治疗方案。医生将更加注重患者的整体口腔健康状况和功能需求，制订更加符合患者实际情况的治疗计划。

2. 技术与材料的共享与发展

随着新材料、新技术的不断涌现，口腔修复学和口腔正畸学将共享这些技术与材料的发展成果，共同推动口腔医学技术的进步。例如，数字化技术、3D 打印技术等将在这两个领域得到广泛应用，提高治疗的精确性和效率。

3. 跨学科合作与交流的加强

口腔修复学和口腔正畸学将加强与其他口腔医学分支以及相关学科的跨学科合作与交流，共同解决复杂的口腔问题。通过多学科协作，为患者提供更加全面、高效的治疗服务。

口腔修复学与口腔正畸学作为口腔医学的重要分支，在临床实践中存在着紧密的关联与合作关系。两者在治疗理念、技术材料以及跨学科合作等方面相互促进、相互影响，共同为患者提供全面、高效的口腔治疗服务。随着口腔医学的不断发展和人们口腔健康意识的提高，两者之间的关联与合作将更加紧密，为更多患者带来优质的口腔健康服务。

三、口腔修复学与牙周病学的协同治疗

口腔修复学与牙周病学作为口腔医学的两个重要分支，在口腔健康维护和治疗过程中发挥着至关重要的作用。两者在临床实践中经常需要相互协作，共同解决患者的口腔问题。本节旨在探讨口腔修复学与牙周病学之间的协同治疗关系，以及两者在牙周病治疗中的应用与影响。

（一）口腔修复学与牙周病学的基本概述

口腔修复学主要关注牙齿、牙周组织及口腔颌面部缺损的修复与重建，旨在恢复患者的咀嚼、发音、美观等功能。它利用各种修复材料和技术，如义齿、种植体、修复体等，来修复牙齿和口腔组织的缺损。

牙周病学则专注于牙周组织的健康维护和治疗，包括牙龈、牙周膜、牙槽骨等。牙周病是牙周组织发生的炎症性疾病，常常导致牙龈肿胀、出血、牙齿松动等问题。牙周病的治疗涉及基础治疗、手术治疗等多个方面，旨在控制炎症、恢复牙周组织的健康。

（二）口腔修复学与牙周病学协同治疗的重要性

口腔修复学与牙周病学的协同治疗对于提高治疗效果和患者满意度具有重要意义。首先，牙周组织的健康状态直接影响着修复治疗的效果和稳定性。如果患者的牙周组织存在炎症或疾病，修复体可能无法稳固地固定在牙齿上，导致修复失败或脱落。因此，在进行修复治疗前，牙周病学医生需要对患者的牙周状况进行评估和治疗，确保牙周组织的健康状态良好。

其次，口腔修复学医生在修复治疗过程中也需要充分考虑牙周组织的保护和恢复。例如，在制作修复体时，需要避免对牙周组织造成过度压迫或刺激；在修复缺损时，需要采用合适的材料和技术，以促进牙周组织的再生和恢复。

此外，对于一些复杂的口腔问题，如牙齿缺失伴随牙周病的患者，口腔修复学与牙周病学的协同治疗更是不可或缺。通过两者的紧密合作，可以制订个性化的治疗方案，综合考虑患者的牙齿、牙周组织以及口腔整体健康状况，实现最佳的治疗效果。

（三）口腔修复学与牙周病学协同治疗的应用与实例

1. 修复前牙周治疗

在进行修复治疗之前，牙周病学医生会对患者的牙周状况进行全面评估，包括牙龈健康、牙周袋深度、牙槽骨吸收情况等。如果存在牙周病，医生会制订相应的治疗方案，如洁牙、刮治、药物治疗等，以控制炎症、改善牙周组织的健康状况。只有当牙周组织达到一定的健康标准后，口腔修复学医生才能开始修复治疗，以确保修复体的稳固性和长期效果。

2. 修复过程中的牙周保护

在修复治疗过程中，口腔修复学医生需要特别注意对牙周组织的保护。例如，在制作牙冠或桥体时，需要精确测量牙齿的形态和位置，以避免对牙龈造成过度压迫。同时，在选择修复材料时，需要考虑其对牙周组织的生物相容性和刺激性。通过采用合适的修复技术和材料，可以减少对牙周组织的损伤和刺激，促进牙周组织的健康恢复。

3. 修复后牙周维护

修复治疗完成后，牙周病学医生还需要对患者进行定期的牙周维护治疗。这包括定期洁牙、检查牙周组织的健康状况、及时处理可能出现的牙周问题等。通过定期的牙周维护治疗，可以保持修复体的清洁和稳固性，延长其使用寿命，并预防牙周病的发生和发展。

（四）口腔修复学与牙周病学协同治疗的发展趋势

随着口腔医学技术的不断进步和学科交叉融合趋势的加强，口腔修复学与牙周病学的协同治疗将迎来更广阔的发展前景。未来，两者将在以下几个方面进一步加强合作与交流：

1. 精准化治疗方案的制订

借助先进的口腔检查技术和诊断手段，口腔修复学与牙周病学医生可以更精确地评估患者的牙齿和牙周状况，制订个性化的治疗方案。通过综合考虑患者的口腔健康状况、功能需求和美观要求，实现精准化治疗，提高治疗效果和患者满意度。

2. 新材料和新技术的应用

随着新材料和新技术的不断涌现，口腔修复学与牙周病学将在修复材料和治疗方法上不断创新和完善。例如，生物活性材料、3D 打印技术等的应用将为修复治疗和牙周病治疗提供新的手段和方法，进一步提高治疗效果和降低治疗成本。

3. 跨学科合作与交流的加强

口腔修复学与牙周病学将加强与其他口腔医学分支以及相关学科的跨学科合作与交流，共同解决复杂的口腔问题。通过多学科协作，形成综合治疗方案，为患者提供更加全面、高效的口腔健康服务。

口腔修复学与牙周病学作为口腔医学的重要分支，在临床实践中存在着紧密的协同治疗关系。两者在修复前的牙周治疗、修复过程中的牙周保护以及修复后的牙周维护等方面都发挥着重要作用。通过加强合作与交流，口腔修复学与牙周病学将共同推动口腔医学事业的发展，为患者提供更加优质、高效的口腔健康服务。

四、口腔修复学与口腔病理学的关系

口腔修复学和口腔病理学作为口腔医学的两个重要分支，各自在口腔健康的维护和治疗中扮演着不可或缺的角色。两者虽然侧重点不同，但在临床实践中却存在着紧密的关联。口腔修复学主要关注牙齿、牙周组织及口腔颌面部缺损的修复与重建；而口腔病理学专注于口腔疾病的病理机制、病变过程及组织变化的研究。两者在口腔疾病的诊断、治疗及预防等方面相互依存、相互促进，共同为患者的口腔健康服务。

（一）口腔病理学在口腔修复学中的应用

口腔病理学在口腔修复学中的应用主要体现在以下几个方面：

首先，口腔病理学为口腔修复学提供了重要的诊断依据。通过对病变组织的病理学进行检查，可以确定病变的性质、范围和程度，为修复治疗方案的制订提供准确的依据。例如，在牙齿缺损的修复中，口腔病理学可以帮助医生判断缺损的原因，是龋病、牙周病还是其他原因所致，从而制订针对性的修复方案。

其次，口腔病理学在口腔修复材料的选择和生物相容性评估中发挥着关键作用。不同的修复材料对口腔组织的生物相容性各异，口腔病理学可以通过研究材料与组织的相互作用，评估材料的生物安全性和有效性，为修复材料的选择提供依据。

最后，口腔病理学还可以用于检测口腔修复治疗的效果。通过定期观察病变组织的病理变化，可以评估修复治疗的效果，及时发现并处理可能出现的并发症或复发情况，确保修复治疗的长期稳定性。

（二）口腔修复学对口腔病理学的促进作用

口腔修复学同样对口腔病理学的发展起到了积极的促进作用。首先，口腔修复学的临床实践为口腔病理学提供了丰富的病例资源。通过修复治疗过程中的观察和记录，可以收集到大量关于口腔疾病病变过程和组织变化的资料，为口腔病理学的研究提供有力的支持。

其次，口腔修复学的发展也推动了口腔病理学技术的进步。随着修复材料和技术的不断创新，口腔病理学需要不断适应新的治疗方法和材料，完善其检查手段和评估标准。例如，随着数字化技术的发展，口腔修复学已经实现了精确的设计和制作修复体，口腔病理学也需要借助数字化技术，提高病理检查的准确性和效率。

最后，口腔修复学和口腔病理学的合作也促进了跨学科的研究和发展。两者在口腔医学领域的紧密合作，不仅可以解决一些复杂的口腔问题，还可以推动口腔医学整体水平的提高。通过共同研究和探索新的治疗方法和技术，可以为患者提供更加全面、高效的口腔健康服务。

（三）口腔修复学与口腔病理学在临床实践中的结合案例

在临床实践中，口腔修复学与口腔病理学的结合应用屡见不鲜。以义齿修复为例，当患者进行义齿修复时，口腔修复学医生会对患者的口腔状况进行全面评估，包括牙齿缺失的数量、位置、剩余牙齿的健康状况以及牙周组织的状况等。同时，口腔病理学医生会对患者的口腔组织进行病理学检查，以确定是否存在潜在的疾病或病变。

在修复方案制订过程中，口腔修复学医生会根据口腔病理学医生提供的诊断结果，综合考虑患者的实际情况和需求，制订个性化的修复方案。例如，对于存在牙周病的患者，修复方案可能需要在修复缺损的同时，加入牙周病治疗的内容，以改善牙周组织的健康状况，提高修复体的稳固性和使用寿命。

在修复治疗过程中，口腔修复学医生需要密切关注患者的口腔组织变化，及时发现并处理可能出现的并发症或复发情况。同时，口腔病理学医生也会定期对患者的口腔组织进行病理学检查，以评估治疗效果和预后情况。

（四）口腔修复学与口腔病理学关系的发展趋势

随着口腔医学的不断发展，口腔修复学与口腔病理学的关系将更加紧密。未来，两者将在以下几个方面进一步加强合作与交流：

首先，随着精准医疗的兴起，口腔修复学与口腔病理学将更加注重个性化治疗方案的制订。通过综合运用口腔病理学诊断结果和口腔修复学治疗技术，为患者提供更加精准、有效的治疗服务。

其次，随着新材料、新技术的不断涌现，口腔修复学与口腔病理学将共同探索新的治疗方法和技术。例如，利用生物材料和组织工程技术进行口腔组织再生修复，将为患者带来更好的治疗效果和生活质量。

最后，跨学科合作与交流将成为口腔修复学与口腔病理学关系发展的重要趋势。通过与其他学科的合作与交流，共同解决复杂的口腔问题，推动口腔医学领域的整体发展。

口腔修复学与口腔病理学作为口腔医学的两个重要分支，在临床实践中存在着紧密的关系，两者相互依存、相互促进，共同为患者的口腔健康服务。通过加强合作与交流，口腔修复学与口腔病理学将不断推动口腔医学领域的发展和创新，为患者提供更加优质、高效的口腔健康服务。

五、口腔修复学与口腔预防医学的结合

口腔修复学和口腔预防医学作为口腔医学的两个重要分支，各自在口腔健康的维护和治疗中发挥着重要作用。口腔修复学主要关注牙齿、牙周组织及口腔颌面部缺损的修复与重建，旨在恢复患者的咀嚼、发音、美观等功能；而口腔预防医学致力于口腔疾病的预防和控制，通过健康教育、口腔检查、疾病筛查等手段，降低口腔疾病的发病率和患病率。两者虽然侧重点不同，但在临床实践中却存在着紧密的关联，相互结合可以为患者提供更加全面、有效的口腔健康服务。

（一）口腔预防医学在口腔修复学中的应用

口腔预防医学在口腔修复学中的应用主要体现在以下几个方面：

首先，口腔预防医学通过健康教育，提高患者对口腔健康的认识和重视程度，增强患者的自我保健能力。这对于口腔修复患者尤为重要，因为只有患者具备了一定的口腔健康知识，才能更好地配合修复治疗，促进修复体的稳固和口腔健康的恢复。

其次，口腔预防医学通过定期的口腔检查和疾病筛查，及时发现并处理口腔疾病和病变，为口腔修复提供必要的支持和保障。例如，在牙齿缺损修复前，口腔预防医学可以帮助医生评估患者的牙周状况，及时发现并治疗牙周病，为修复治疗创造良好的条件。

最后，口腔预防医学可以为口腔修复患者提供个性化的口腔保健方案。根据患者的口腔健康状况和需求，制订合适的口腔清洁、护理和保健措施，降低口腔疾病的复发风险，提高修复体的使用寿命。

（二）口腔修复学对口腔预防医学的促进作用

口腔修复学同样对口腔预防医学的发展起到了积极的促进作用。首先，口腔修复学的临床实践为口腔预防医学提供了丰富的病例资源和经验借鉴。通过修复治疗过程中的观察和记录，可以收集到大量关于口腔疾病的发生、发展和预防方面的信息，为口腔预防医学的研究提供有力的支持。

其次，口腔修复学的技术创新和材料更新为口腔预防医学提供了新的手段和工具。例如，随着数字化技术的发展，口腔修复学已经实现了精确的设计和制作修复体，这不仅可以提高修复治疗的效果和质量，还可以为口腔预防医学提供更加准确、便捷的口腔检查和疾病筛查手段。

最后，口腔修复学和口腔预防医学的合作还可以共同推动口腔健康教育的发展。两者可以结合各自的专业知识和经验，共同制订和推广口腔健康教育内容和方法，提高公众对口腔健康的认识和重视程度，降低口腔疾病的发病率和患病率。

（三）口腔修复学与口腔预防医学结合的实践意义

口腔修复学与口腔预防医学的结合具有深远的实践意义。首先，它有助于形成全面的口腔健康管理体系。通过修复与预防的有机结合，可以实现对口腔疾病的全方位防控，提高口腔健康管理的效果和效率。

其次，结合两者的优势可以更好地满足患者的需求。口腔修复学关注缺损的修复，而

口腔预防医学关注疾病的预防，两者的结合可以为患者提供从预防到治疗的全方位服务，提升患者的满意度和信任度。

最后，口腔修复学与口腔预防医学的结合有助于推动口腔医学的整体发展。通过两者的相互交流和合作，可以共同探索新的治疗方法和技术，推动口腔医学的创新与进步。

（四）口腔修复学与口腔预防医学结合的未来展望

随着口腔医学的不断发展和社会对口腔健康需求的不断提高，口腔修复学与口腔预防医学的结合将更加紧密。未来，两者将在以下几个方面进一步加强合作与交流：

首先，加强跨学科的研究与合作。口腔修复学与口腔预防医学需要与其他相关学科进行跨学科的研究与合作，共同探索新的治疗方法和技术，为口腔健康提供更加全面、高效的服务。

其次，推动数字化技术在口腔修复与预防中的应用。数字化技术可以提高口腔修复与预防的准确性和效率，未来两者将共同推动数字化技术在口腔医学领域的应用和发展。

最后，加强口腔健康教育的普及与推广。口腔修复学与口腔预防医学将共同加强口腔健康教育的普及与推广，提高公众对口腔健康的认识和重视程度，促进全民口腔健康水平的提升。

口腔修复学与口腔预防医学作为口腔医学的两个重要分支，在临床实践中存在着紧密的结合关系。两者相互依存、相互促进，共同为患者的口腔健康服务。通过加强合作与交流，口腔修复学与口腔预防医学将不断推动口腔医学领域的发展和创新，为患者提供更加优质、高效的口腔健康服务。同时，随着社会的不断进步和人们对口腔健康需求的不断提高，两者的结合将具有更加广阔的应用前景和发展空间。

六、口腔修复学与口腔材料学的相互促进

口腔修复学和口腔材料学作为口腔医学的两个重要分支，各自在口腔健康的维护和治疗中发挥着不可或缺的作用。口腔修复学主要关注牙齿、牙周组织及口腔颌面部缺损的修复与重建；而口腔材料学专注于研究和开发用于口腔修复和治疗的材料。两者在临床实践中相互依存、相互促进，共同推动口腔医学的发展。

（一）口腔材料学在口腔修复学中的应用与促进

口腔材料学的发展为口腔修复学提供了丰富多样的修复材料，极大地丰富了修复手段和方法。随着科技的进步，口腔修复材料不断更新换代，从传统的金属、陶瓷材料到现代的复合树脂、生物活性玻璃陶瓷等，这些材料不仅具有更好的生物相容性和美观性，而且具有更高的强度和耐久性。这些新材料的应用使得口腔修复治疗更加精准、高效，为患者带来了更好的治疗效果和生活质量。

同时，口腔材料学的研究为口腔修复学提供了理论基础和实验支持。通过对修复材料的性能、生物相容性、安全性等方面进行研究，口腔材料学为口腔修复学提供了科学依据，帮助医生选择合适的修复材料和方案，提高了修复治疗的成功率。

（二）口腔修复学对口腔材料学的推动与反馈

口腔修复学的临床实践为口腔材料学提供了宝贵的反馈和推动。在修复治疗过程中，

医生会遇到各种复杂的病例和实际问题，这些问题往往与修复材料的性能和使用有关。医生将这些问题反馈给口腔材料学研究人员，为材料学的研究提供了方向和目标。同时，医生会根据临床需求提出新的材料需求，推动口腔材料学不断创新和发展。

此外，口腔修复学的发展也促进了口腔材料学与其他学科的交叉融合。随着生物医学工程、纳米技术、3D 打印技术等领域的快速发展，口腔修复学与这些学科的交叉融合为口腔材料学的研究和应用带来了新的机遇和挑战。通过与其他学科的合作与交流，口腔材料学可以借鉴和引入新的技术和方法，推动口腔修复材料的研究和发展。

（三）口腔修复学与口腔材料学相互促进的实践案例

在临床实践中，口腔修复学与口腔材料学的相互促进关系得到了充分体现。以种植牙为例，种植牙是一种通过手术将人工牙根植入牙槽骨内，再在其上安装牙冠的修复方法。在这一过程中，口腔材料学为种植牙提供了高质量的种植体和牙冠材料，如钛合金种植体、陶瓷牙冠等。这些材料具有良好的生物相容性和美观性，能够满足患者的需求。

同时，口腔修复学医生根据患者的具体情况和需求，选择合适的种植体和牙冠材料，并制订个性化的治疗方案。在手术过程中，医生需要充分考虑材料的性能和特点，确保手术的顺利进行和患者的舒适度。

通过种植牙的实践案例，我们可以看到口腔修复学与口腔材料学在临床实践中的紧密合作和相互促进。口腔材料学为口腔修复学提供了优质的修复材料，而口腔修复学根据临床需求能够推动口腔材料学的创新和发展。

（四）口腔修复学与口腔材料学相互促进的未来展望

随着科技的不断进步和口腔医学的深入发展，口腔修复学与口腔材料学的相互促进关系将更加紧密。未来，两者将在以下几个方面进一步加强合作与交流：

首先，随着新材料、新技术的不断涌现，口腔材料学将继续为口腔修复学提供更多优质、高效的修复材料。这些新材料将具有更好的生物相容性、美观性和耐久性，能够满足患者日益增长的口腔修复需求。

其次，口腔修复学将继续推动口腔材料学的创新和发展。通过临床实践中的反馈和需求，口腔修复学将为口腔材料学提供新的研究方向和目标。同时，口腔修复学将积极引入新的技术和方法，推动口腔修复治疗的精准化和个性化。

最后，口腔修复学与口腔材料学将加强与其他学科的交叉融合。通过与其他学科的合作与交流，共同探索新的治疗方法和技术手段，为口腔健康提供更加全面、高效的服务。

口腔修复学与口腔材料学作为口腔医学的两个重要分支，在临床实践中相互依存、相互促进。口腔材料学为口腔修复学提供了优质多样的修复材料和技术支持，而口腔修复学通过临床实践为口腔材料学提供反馈和推动。两者之间的紧密合作和相互促进推动了口腔医学的不断发展和进步。

未来，随着科技的进步和口腔医学的深入发展，口腔修复学与口腔材料学的相互促进关系将更加紧密。两者将继续加强合作与交流，共同探索新的治疗方法和技术手段，为患者的口腔健康提供更加优质、高效的服务。同时，也将推动口腔医学整体水平的提高，为人类口腔健康事业的发展做出更大的贡献。

第二章　口腔修复学的基本理论与发展

第一节　口腔修复学的基本理论

一、牙体解剖与生理功能

牙体解剖是口腔医学中不可或缺的一个研究领域，它主要关注牙齿的形态、结构以及各个部分之间的相互关系。而生理功能则是指牙齿在口腔环境中所承担的各种生物学功能。牙体解剖与生理功能之间有着密切的联系，深入了解牙体解剖有助于更好地理解牙齿的生理功能，从而指导口腔疾病的预防和治疗。

（一）牙体解剖的基本特征

牙齿是人体最坚硬的器官，其形态和结构复杂多样。牙齿主要由牙冠、牙颈和牙根三部分组成。其中，牙冠是牙齿暴露在口腔中的部分，具有不同的形态和大小，以适应不同的咀嚼需求。牙颈是牙冠与牙根之间的狭窄部分，起着连接和过渡的作用。牙根则是牙齿固定在牙槽骨中的部分，其形态和长度因牙齿种类和个体差异而异。

牙齿的内部结构包括牙釉质、牙本质、牙骨质和牙髓。牙釉质是覆盖在牙冠表面的坚硬组织，具有极高的硬度和耐磨性。牙本质是牙齿的主体部分，位于牙釉质和牙骨质之间，含有丰富的胶原纤维和矿物质。牙骨质则覆盖在牙根表面，与牙槽骨相连。牙髓位于牙齿的中心部位，包含神经、血管和结缔组织，对牙齿的营养和感觉功能起着重要作用。

（二）牙齿的生理功能

牙齿在口腔环境中承担着多种生物学功能，主要包括咀嚼、发音和语言辅助、保持面部形态以及维持口腔健康等。

1. 咀嚼功能

牙齿是消化系统的第一道关口，通过咀嚼作用将食物破碎成小块，为后续的消化过程提供便利。不同形态的牙齿在咀嚼过程中发挥着不同的作用，如门齿主要负责切割食物，尖牙则用于撕裂食物，而磨牙则负责将食物研磨成细糊状。

2. 发音和语言辅助

牙齿在发音和语言形成过程中起着重要作用。它们与唇、舌等口腔结构共同协作，形成不同的音调和音节，使人类能够发出清晰、准确的语言。

3. 保持面部形态

牙齿对于面部形态的维持具有重要意义。它们支撑着面部软组织，使面部轮廓更加美观。牙齿的排列和形态也会影响面部的美观度，如整齐的牙齿可以使笑容更加灿烂动人。

4. 维持口腔健康

牙齿与口腔环境密切相关，它们共同维护着口腔的生态平衡。牙齿表面的牙釉质具有一定的抗菌作用，可以抵抗口腔中的有害细菌。同时，牙齿的咀嚼作用有助于促进唾液分泌，保持口腔湿润，降低口腔疾病的风险。

（三）牙体解剖与生理功能的关系

牙体解剖与生理功能之间存在着密切的联系。首先，牙齿的形态和结构决定了其在口腔环境中的功能表现。例如，牙冠的形态和大小影响了牙齿的咀嚼效率，牙根的形态和长度则决定了牙齿在牙槽骨中的固定程度。其次，牙齿的生理功能也反过来影响着其解剖结构。例如，长期咀嚼硬物可能导致牙齿磨损，使牙釉质变薄；而牙齿缺失或排列不齐则可能影响发音和语言功能。

因此，在口腔医学实践中，我们需要综合考虑牙体解剖和生理功能两方面的因素。在诊断和治疗口腔疾病时，要充分了解患者的牙齿形态和结构特点，以及牙齿在口腔环境中的功能表现。通过合理的治疗方案和措施，恢复或改善牙齿的解剖结构和生理功能，提高患者的生活质量和口腔健康水平。

（四）牙体解剖与生理功能的研究意义

牙体解剖与生理功能的研究不仅有助于深入理解牙齿的形态、结构和功能特点，还为口腔疾病的预防和治疗提供了理论基础和实践指导。通过对牙齿解剖结构的深入研究，我们可以更好地了解牙齿的生长、发育和衰老过程，为口腔疾病的早期诊断和治疗提供依据。同时，对牙齿生理功能的研究也有助于我们制订更加科学、合理的口腔保健措施，预防口腔疾病的发生和发展。

此外，牙体解剖与生理功能的研究还具有重要的临床应用价值。在口腔修复、正畸和种植等领域，对牙齿解剖结构和生理功能的深入了解有助于医生制订更加精准、有效的治疗方案，提高治疗效果和患者满意度。同时，随着科技的不断进步和口腔医学的不断发展，牙体解剖与生理功能的研究将为未来的口腔医学创新和发展提供新的思路和方法。

牙体解剖与生理功能作为口腔医学的两个重要方面，在口腔健康维护和疾病治疗中发挥着不可或缺的作用。通过对牙齿形态、结构和功能的深入研究，可以更好地理解牙齿在口腔环境中的作用，为口腔疾病的预防和治疗提供科学依据和实践指导。未来，随着科技的不断进步和口腔医学的不断发展，牙体解剖与生理功能的研究将继续推动口腔医学领域的创新和发展。

二、修复体的生物力学原理

修复体是口腔医学中用于修复牙齿缺失、损伤或畸形的重要治疗手段。其设计和应用不仅需考虑美学效果，更要注重生物力学原理的合理性。生物力学原理在修复体的应用中起着至关重要的作用，它涉及修复体与牙齿、牙周组织之间的相互作用，以及修复体在口腔环境中的稳定性和耐久性。下面将详细探讨修复体的生物力学原理，以期加深对修复体设计和应用的理解。

（一）修复体的生物力学基础

生物力学是一门研究生物体在力学作用下的反应和变化的学科。在口腔医学中，生物力学原理主要应用于修复体的设计和制作。修复体的生物力学基础主要包括牙齿和牙周组织的力学特性、修复材料的力学性能以及修复体与牙齿、牙周组织之间的相互作用。

牙齿作为人体最坚硬的器官，其力学特性主要表现为高强度和韧性。牙周组织则起着支撑和固定牙齿的作用，其力学特性表现为一定的弹性和可塑性。修复材料的力学性能则包括硬度、强度、韧性、耐磨性等，这些性能直接影响着修复体的使用效果和寿命。

修复体与牙齿、牙周组织之间的相互作用是生物力学原理在修复体设计中的核心。修复体既需要与牙齿表面形成良好的结合，同时又要考虑到牙周组织的适应性和生物相容性。因此，修复体的设计应遵循生物力学原理，以确保其稳定性和长期效果。

（二）修复体的力学分布与应力分析

修复体的力学分布是指修复体在口腔环境中受到的力学作用及其分布情况。这包括咬合力、咀嚼力等外力对修复体的影响，以及修复体内部应力的分布情况。合理的力学分布是修复体稳定性和耐久性的关键。

应力分析是修复体设计中不可或缺的一环。通过对修复体在不同力学作用下的应力分布进行分析，可以预测修复体的潜在问题和失效模式。这有助于在设计阶段对修复体进行优化，提高其抗疲劳和抗断裂能力。

在修复体的力学分布与应力分析中，有限元分析是一种常用的方法。通过构建修复体及其周围组织的有限元模型，可以模拟修复体在口腔环境中的受力情况，从而得到更为准确和全面的应力分析结果。

（三）修复体的设计与优化

修复体的设计应遵循生物力学原理，以实现最佳的功能和美学效果。在设计过程中，需要充分考虑牙齿的形态、大小、位置以及牙周组织的状况。同时，需根据患者的咀嚼习惯、口腔健康状况等因素进行个性化设计。

修复体的优化是在设计基础上进行的改进和提升。通过对修复体的形态、结构、材料等方面进行优化，可以进一步提高其生物力学性能和使用效果。例如，通过改变修复体的形态和结构，可以减少应力集中区域，提高修复体的抗疲劳性能；通过选用具有优良力学性能的修复材料，可以延长修复体的使用寿命。

（四）修复体的生物相容性与稳定性

生物相容性是修复体在口腔环境中能否与周围组织良好适应的关键。修复体应具有良好的生物相容性，以减少对牙周组织的刺激和免疫反应。同时，修复体应具有足够的稳定性，以确保其在口腔环境中的长期固定和使用。

为了提高修复体的生物相容性和稳定性，可以采取多种措施。例如，选用生物相容性好的修复材料，可以减少对牙周组织的刺激；通过优化修复体的设计和制作工艺，可以提高其与牙齿表面的结合力。此外，加强患者的口腔卫生指导和护理，也有助于减少修复体周围组织的炎症和感染。

（五）修复体的临床应用与评估

修复体的临床应用是检验其生物力学原理合理性的重要环节。在临床应用中，需要充分考虑患者的个体差异和需求，以及口腔环境的复杂性。通过选择合适的修复体类型、材料和制作工艺，以及制订个性化的治疗方案，可以实现最佳的治疗效果。

对修复体的评估也是确保其生物力学原理合理性的关键。评估内容包括修复体的功能效果、美学效果、生物相容性和稳定性等方面。通过定期检查和评估，可以及时发现并处理修复体存在的问题，确保其长期有效使用。

三、口腔修复的美学原理

口腔修复，作为口腔医学的一个重要分支，旨在通过一系列技术手段恢复或改善牙齿及其周围组织的形态和功能。在这一过程中，美学原理的运用显得尤为关键。口腔修复的美学原理不仅关注牙齿的形态、色泽和排列，还涉及面部轮廓、唇齿关系和微笑美学等多个方面。下面将详细探讨口腔修复的美学原理，以期为口腔修复实践提供美学指导。

（一）牙齿形态的美学原理

牙齿形态是口腔修复美学的基础。理想的牙齿形态应具备的特点：牙冠长度适中，与邻牙协调；牙颈部呈流畅曲线，与牙龈组织完美衔接；牙尖和牙窝点清晰，有利于咀嚼功能的发挥；牙齿表面光滑，无明显缺损或裂纹。在修复过程中，医生应根据患者的牙齿特点和面部形态，设计符合美学原理的修复体，以恢复牙齿的自然美。

（二）牙齿色泽的美学原理

牙齿色泽是影响口腔美观的重要因素。自然健康的牙齿通常呈现出淡黄色的光泽。在口腔修复中，医生需通过选择合适的修复材料和染色技术，使修复体的色泽与邻牙相协调，避免色差过大或过于突兀。同时，还需考虑患者的年龄、性别和肤色等因素，以实现个性化的美学修复。

（三）牙齿排列的美学原理

牙齿排列整齐、间距适中是口腔美观的重要体现。在修复过程中，医生应根据患者的牙齿排列情况，通过正畸、修复或种植等手段，调整牙齿的位置和角度，使牙齿排列更加美观。同时，还需注意修复体与邻牙的衔接关系，避免出现高低不平或错位等现象。

（四）面部轮廓的美学原理

牙齿的形态和位置对面部轮廓具有重要影响。理想的面部轮廓应呈现出和谐、均衡的特点。在口腔修复中，医生需充分考虑牙齿与面部轮廓的关系，通过调整牙齿的形态和位置，改善面部轮廓的缺陷。例如，对于上颌前突的患者，可通过修复体调整牙齿的倾斜度，使面部轮廓更加柔和；对于下颌后缩的患者，则可通过种植牙或正畸治疗，增加下颌的突度，提升面部立体感。

（五）唇齿关系的美学原理

唇齿关系是口腔美学的重要组成部分。理想的唇齿关系应呈现出自然、和谐的特点，即唇部形态与牙齿排列相互协调，形成美丽的微笑曲线。在修复过程中，医生需关注患者的唇齿关系，通过调整牙齿的高度、宽度和形态，使唇部在静态和动态状态下均能展现出美观的形态。同时，还需考虑患者的口型、唇厚等因素，以实现个性化的美学修复。

（六）微笑美学原理

微笑是人们表达情感和展示自信的重要方式。一个美丽的微笑往往能给人留下深刻的印象。在口腔修复中，医生需注重微笑美学的运用，通过调整牙齿的形态、色泽和排列，使患者在微笑时能够展现出自然、迷人的笑容。这需要对患者的微笑特点进行深入分析，了解他们的笑容弧度和牙齿显露度，从而制订个性化的修复方案。

（七）美学修复的实践应用

在口腔修复实践中，美学原理的运用需要综合考虑患者的牙齿状况、面部形态、年龄、性别和肤色等多个因素。医生应根据患者的具体情况，制订个性化的修复方案，并在修复过程中不断调整和优化，以达到最佳的美学效果。同时，医生需加强与患者的沟通和交流，了解他们的期望和需求，共同制订符合患者期望的美学修复方案。

（八）美学修复的未来展望

随着口腔医学技术的不断发展和人们对口腔美观需求的日益提高，美学修复在口腔修复领域中的地位将越来越重要。未来，美学修复将更加注重个性化、精准化和数字化的发展趋势，通过引入先进的数字化技术和材料科学成果，口腔修复医生能够更精确地评估患者的口腔状况，制订更加个性化的修复方案，并实现更高质量的美学修复效果。

总之，口腔修复的美学原理涉及多个方面，需要综合考虑牙齿形态、色泽、排列以及面部轮廓、唇齿关系和微笑美学等因素。通过运用美学原理，口腔修复医生能够为患者提供个性化的美学修复方案，帮助他们恢复或改善口腔美观，提升自信心和生活质量。同时，随着技术的不断进步和人们对口腔美观需求的提高，美学修复将在口腔修复领域发挥越来越重要的作用。

四、修复体的材料学基础

修复体作为口腔医学领域的重要治疗手段，其成功与否往往取决于所选用的材料。修复体材料学是口腔修复学的重要组成部分，它涵盖了材料的物理性质、化学性质、生物相容性、加工性能等多个方面。下面将详细探讨修复体的材料学基础，以期为口腔修复实践提供理论依据。

（一）修复体材料的分类与特性

修复体材料种类繁多，根据其在口腔中的应用，可以大致分为金属材料、陶瓷材料、高分子材料和复合材料等几大类。每类材料都有其独特的物理和化学特性，适用于不同的修复需求和患者情况。

金属材料具有良好的强度和韧性，常用于制作牙冠、桥体和种植体等。其中，贵金属材料如黄金、白金等具有良好的生物相容性和耐腐蚀性，但价格昂贵；非贵金属材料如不锈钢、钛合金等，则价格相对较低，但生物相容性稍差。

陶瓷材料具有优异的美观性和生物相容性，特别适用于前牙修复。按结构可分为玻璃陶瓷和氧化铝陶瓷等，其中玻璃陶瓷具有良好的透光性和色泽，但强度稍低；氧化铝陶瓷则具有较高的强度和硬度，但加工难度较大。

高分子材料如树脂、塑料等，具有良好的加工性能和较低的成本，常用于临时修复或经济受限的患者。然而，高分子材料的耐磨性和强度相对较低，长期使用的效果可能不如金属和陶瓷材料。

复合材料则是将两种或多种材料结合在一起，以充分利用各种材料的优点。例如，金属陶瓷复合材料结合了金属的强度和陶瓷的美观性，成为修复体材料领域的研究热点。

（二）修复体材料的生物相容性

生物相容性是评价修复体材料优劣的重要指标之一。理想的修复体材料应具有良好的生物相容性，即与人体组织接触时不会引起炎症、过敏或其他不良反应。因此，在选择修复体材料时，需要考虑其对口腔环境的影响，如唾液成分的改变、微生物的滋生等。

金属材料的生物相容性主要取决于其表面性质和成分。贵金属材料如黄金、白金等表面不易形成氧化物，因此生物相容性较好；而非贵金属材料如不锈钢、钛合金等，则可能因表面氧化或离子析出而引发过敏反应。

陶瓷材料的生物相容性通常优于金属材料，因为它们具有稳定的化学性质和良好的耐磨性。然而，某些陶瓷材料在口腔环境中可能发生微小颗粒脱落，长期吸入可能会对肺部造成不良影响。

高分子材料的生物相容性因种类而异。例如，一些高分子材料在口腔中可能释放出有害物质，引起组织炎症或过敏反应。因此，在选择高分子材料时，需要严格控制其质量和加工过程。

（三）修复体材料的加工性能

修复体材料的加工性能直接关系着修复体的制作效率和精度。理想的修复体材料应具有良好的可塑性和可加工性，以便制作出符合患者口腔形态和功能的修复体。

金属材料具有较好的加工性能，可以通过铸造、切削等方法制作成各种形状的修复体。陶瓷材料则具有较高的硬度和脆性，加工难度较大，通常采用烧结、研磨等方法进行制作。高分子材料则具有较好的可塑性，可以通过注塑、压制等方法进行成型。

复合材料的加工性能取决于其组成材料的性质。一些复合材料结合了多种材料的优点，同时具有较好的加工性能，使得修复体的制作更加灵活和高效。

（四）修复体材料的发展趋势

随着科技的不断进步和口腔修复需求的日益提高，修复体材料也在不断更新和发展。未来，修复体材料将更加注重生物相容性、美观性和功能性等方面的提升。

一方面，新型生物活性材料如生物陶瓷、生物玻璃等将成为研究的热点。这些材料具有良好的生物相容性和骨结合能力，有望为口腔修复提供更为持久和稳定的解决方案。

另一方面，随着 3D 打印技术的普及和应用，修复体材料的加工性能将得到进一步提升。3D 打印技术可以精确地制作出符合患者口腔形态的修复体，同时减少材料的浪费和加工时间。

此外，纳米技术的应用也将为修复体材料的发展带来新的突破。纳米材料具有独特的物理和化学性质，可以改善修复体的耐磨性、强度和生物相容性等方面的性能。

总之，修复体的材料学基础是口腔修复实践中的重要组成部分。在选择和使用修复体材料时，需要综合考虑其物理性质、化学性质、生物相容性和加工性能等多个方面。随着科技的不断进步和新型材料的不断涌现，相信未来修复体材料的性能能够得到进一步提升，为口腔修复提供更加可靠和有效的解决方案。

五、修复体的制作工艺与流程

修复体制作工艺是口腔修复学的核心技术之一，它涉及精确的测量、细致的设计、精细的制作以及严格的质量控制等多个环节。一个成功的修复体不仅需要具备优良的材料基础，还需要经过精细的制作工艺来确保其与患者口腔的适应性和美观性。下面将详细探讨修复体的制作工艺与流程，以期为口腔修复实践提供指导。

（一）初步检查与诊断

在制作修复体之前，口腔医生首先需要对患者的口腔状况进行全面的检查和诊断。这包括检查牙齿的缺失、磨损、排列情况，评估牙周组织的健康状况，以及了解患者的口腔功能和需求。通过初步检查和诊断，医生可以确定修复体的类型、数量以及制作方案。

（二）制取印模与模型制作

制取印模是制作修复体的关键步骤之一。医生会使用专用的印模材料，如硅橡胶或藻酸盐，来制取患者口腔的精确印模。印模材料应具有良好的流动性和稳定性，以确保印模的准确性和完整性。制取印模后，医生会将印模送至实验室，由技术人员根据印模制作石膏模型。石膏模型应精确复制患者口腔的形态和尺寸，为后续的修复体制作提供基础。

（三）设计修复体

在得到石膏模型后，技术人员会根据医生的要求和患者的需求，设计修复体的形态、颜色、大小等参数。设计过程中需要充分考虑修复体与邻牙的协调性、咬合关系的恢复以及美观性的提升。同时，需要根据修复体的材料特性，确定合适的制作工艺和加工方法。

（四）蜡型制作与包埋铸造

对于金属或金属陶瓷修复体，蜡型制作是关键的中间步骤。技术人员会使用专用的蜡材料，在石膏模型上制作修复体的蜡型。蜡型应精确反映修复体的设计形态和尺寸。制作完成后，蜡型会被包埋在特制的铸造材料中，经过高温熔化蜡材、金属液注入等步骤，形成金属修复体的基本形态。

（五）瓷层制作与烧结

对于陶瓷或金属陶瓷修复体，瓷层制作是必不可少的环节。技术人员会在金属基底上涂覆瓷粉，通过逐层叠加、雕刻、打磨等步骤，形成修复体的瓷层。瓷层的制作需要高超的技艺和丰富的经验，以确保修复体的美观性和耐用性。制作完成后，瓷层会经过高温烧结，使其与金属基底紧密结合，形成完整的修复体。

（六）试戴与调整

修复体制作完成后，医生会将其试戴在患者的口腔中，检查其适应性和咬合关系。试戴过程中，医生会对修复体进行必要的调整，如修正形态、调整高度、调整颜色等，以确保其与患者口腔的完全适应。同时，医生会检查修复体的稳定性和舒适性，确保患者在使用过程中不会感到不适。

（七）粘固与完成

经过试戴和调整后，医生会使用专用的粘固剂将修复体固定在患者的牙齿上。粘固过程中需要确保修复体与牙齿之间的间隙被完全填充，以免出现松动或脱落的情况。粘固完成后，医生会进行最后的检查和调整，确保修复体的稳定性和美观性达到最佳状态。

（八）随访与维护

修复体安装完成后，医生会定期对患者进行随访，了解修复体的使用情况和患者的反馈。在随访过程中，医生会检查修复体的稳定性和完整性，以及患者的口腔卫生状况。如果发现修复体有损坏或脱落的情况，医生会及时进行修复或更换。同时，医生会向患者提供口腔保健建议，以延长修复体的使用寿命。

（九）质量控制与持续改进

在整个修复体制作工艺中，质量控制是至关重要的环节。实验室应建立完善的质量控制体系，对每一个制作步骤进行严格把关，确保每一件修复体都符合质量标准。同时，还应注重持续改进，不断优化制作工艺和流程，提高修复体的制作效率和质量。

总之，修复体的制作工艺与流程是一个复杂而精细的过程，需要口腔医生和实验室技术人员的密切合作与共同努力。通过精确的测量、细致的设计、精细的制作以及严格的质量控制，可以为患者制做出适应性强、美观性高的修复体，帮助他们恢复口腔功能和自信。随着科技的不断进步和口腔修复学的发展，相信未来修复体的制作工艺将更加完善和创新，为更多患者带来福音。

六、修复体的长期稳定性与维护

修复体的长期稳定性对于保持口腔健康和患者生活质量具有重要意义。随着时间的推移，修复体可能会受到多种因素的影响，导致其稳定性和功能性下降。因此，定期的维护和保养至关重要，以确保修复体的持久性和患者的满意度。下面将详细探讨修复体的长期稳定性与维护问题，以期为口腔修复实践提供有价值的参考。

（一）修复体长期稳定性的影响因素

修复体的长期稳定性受多种因素的影响，主要包括以下几个方面：

1. 材料性能

修复体材料的物理和化学性质直接影响其稳定性。例如，金属材料的耐腐蚀性、陶瓷材料的硬度和韧性、高分子材料的耐磨性等，都会影响修复体的使用寿命。

2. 制作工艺

修复体的制作工艺对其稳定性有着至关重要的影响。精细的制作工艺能够确保修复体的形态、尺寸和功能的准确性，从而提高其稳定性。

3. 口腔环境

口腔环境是修复体稳定性的关键因素。唾液成分、pH、微生物种类和数量等都会影响修复体的稳定性和使用寿命。

4. 患者使用习惯

患者的使用习惯也是影响修复体稳定性的重要因素。例如，咬合力过大、偏侧咀嚼等不良习惯都可能导致修复体的损坏或脱落。

（二）修复体的日常维护与保养

为了保持修复体的长期稳定性，患者需要定期进行维护和保养，以下是一些关键的维护措施：

1. 定期口腔检查

患者应定期到口腔医生处进行口腔检查，以便及时发现并处理修复体可能存在的问题。口腔医生会对修复体的形态、颜色、功能等进行全面评估，确保其处于良好状态。

2. 正确清洁

患者应掌握正确的清洁方法，定期清洁修复体及其周围的牙齿和牙龈。使用软毛牙刷和温和的牙膏，避免使用过于粗糙的清洁工具或化学清洁剂，以免对修复体造成损伤。

3. 避免咬硬物

患者应尽量避免咬硬物或过度使用修复体，以免对其造成过大的压力和磨损。在饮食时，尽量选择软食，避免过于坚硬或黏稠的食物。

4. 注意口腔卫生

保持良好的口腔卫生习惯对于维护修复体的稳定性至关重要。患者应定期刷牙、漱口，使用牙线或牙缝刷清洁牙缝，以减少口腔细菌滋生和牙菌斑的形成。

（三）修复体的专业维护与修复

除了日常的维护和保养外，修复体还需要定期接受专业的维护和修复，以下是一些常见的专业维护措施：

1. 修复体调整

随着时间的推移，修复体可能会因磨损或咬合关系改变而出现松动或不适。此时，口腔医生会对修复体进行调整，以恢复其稳定性和功能。

2. 修复体重制

当修复体出现严重损坏或无法修复时，需要重新制作修复体。口腔医生会根据患者的口腔状况和需求，重新设计并制作适合患者的修复体。

3. 修复体加固

在某些情况下，为了增强修复体的稳定性和耐用性，可以采用加固措施。例如，在修复体底部添加金属支架或加强瓷层等。

（四）提高修复体长期稳定性的策略

为了提高修复体的长期稳定性，可以从以下几个方面着手：

1. 选用优质材料

选择具有良好物理和化学性能的材料制作修复体，以提高其耐用性和稳定性。

2. 改进制作工艺

不断优化修复体的制作工艺和流程，确保每一件修复体都能达到最佳的形态和功能。

3. 加强患者教育

向患者普及口腔保健知识和修复体的维护方法，提高患者的自我保健意识和能力。

4. 定期随访与评估

建立定期随访制度，对修复体的稳定性和功能进行定期评估，及时发现并处理问题。

第二节　口腔修复技术的发展

一、牙体缺损修复技术的进展

牙体缺损是口腔常见疾病之一，严重影响着患者的咀嚼功能、发音及面部美观。随着医学技术的不断进步，牙体缺损修复技术也得到了长足的发展。下面将详细探讨牙体缺损修复技术的进展，以期为临床实践提供有益的参考。

（一）传统修复技术的回顾

传统牙体缺损修复技术主要包括金属烤瓷修复、全瓷修复和树脂修复等。这些技术各有特点，适用于不同程度的牙体缺损。然而，传统修复技术也存在一些局限性，如金属烤瓷修复可能引起过敏反应、色泽不自然，全瓷修复对牙体预备要求较高，树脂修复容易变色等。

（二）现代修复技术的进展

随着材料科学和医学技术的不断进步，现代牙体缺损修复技术取得了显著进展，以下是一些具有代表性的技术：

1. 数字化修复技术

数字化修复技术利用计算机辅助设计（CAD）和计算机辅助制造（CAM）技术，实现了修复体的精确设计和制作。通过口内扫描或印模技术获取患者口腔的三维数据，利用设计软件进行修复体的设计，再通过 CAM 技术制作修复体。这种技术大大提高了修复体的制作精度和效率，减少了患者就诊次数和痛苦。

2.3D 打印技术

3D 打印是一种快速成型技术，可以根据设计数据直接打印出修复体。在牙体缺损修复中，3D 打印技术可用于制作金属支架、陶瓷修复体等。这种技术具有制作周期短、精度高等优点，为修复体的制作提供了新的选择。

3. 生物材料修复技术

随着生物材料的发展，越来越多的生物材料被应用于牙体缺损修复中。这些材料具有良好的生物相容性和生物活性，可以促进组织的再生和修复。例如，生物活性玻璃陶瓷材料具有良好的骨结合能力，可用于牙槽骨缺损的修复；生长因子和干细胞技术也在牙体缺损修复中展现出广阔的应用前景。

4. 粘接技术的发展

粘接技术作为牙体缺损修复的关键环节，也在不断进步。现代黏结剂具有更强的黏结力、更好的耐久性和更低的刺激性，能够确保修复体与牙体的紧密结合，提高修复体的稳定性和使用寿命。

（三）个性化修复技术的应用

随着个性化医疗理念的普及，个性化修复技术也在牙体缺损修复中得到了广泛应用。个性化修复技术根据患者口腔的具体情况和需求，量身定制修复方案，实现修复体的形态、颜色、功能等方面的个性化定制。这不仅可以提高修复体的美观性和舒适性，还可以更好地满足患者的需求，提高患者的生活质量。

随着科技的不断进步和口腔医学的深入研究，牙体缺损修复技术将继续向更高效、更精确、更个性化的方向发展。未来，我们可以期待以下几个方面的进展：

1. 材料科学的创新

新型生物材料、智能材料等的研发和应用，将为牙体缺损修复提供更优质的选择。

2. 数字化技术的深入应用

随着数字化技术的不断发展，我们可以预见未来牙体缺损修复将实现更高效的设计、制作和安装，进一步提高修复体的质量和患者的满意度。

3. 再生医学的突破

随着再生医学的研究深入，未来我们可能通过干细胞、生长因子等技术实现牙体组织的再生和修复，为牙体缺损患者带来更大的福音。

4. 远程医疗与智能诊断的应用

通过远程医疗技术，患者可以在家中接受专业的口腔检查和诊断；智能诊断系统则可以通过大数据和人工智能技术，为医生提供更准确的诊断依据和治疗建议。

二、牙列缺损修复技术的创新

牙列缺损是口腔健康领域常见的问题之一，它可能由多种原因引起，如龋病、牙周病、外伤等。牙列缺损不仅影响患者的咀嚼功能、发音清晰度，还可能对患者的面部美观和心理健康产生负面影响。因此，牙列缺损修复技术一直是口腔医学领域研究的重点。近年来，随着材料科学、计算机科学和生物医学工程等领域的快速发展，牙列缺损修复技术也取得了显著的创新和进步。

（一）数字化技术的应用

数字化技术已经成为现代牙列缺损修复技术的重要支撑。通过口内扫描技术，医生可以获取患者口腔的三维数字模型，避免了传统印模技术中可能出现的误差和不适。利用这些数字模型，医生可以在计算机上进行精确的修复体设计和模拟，确保修复体与患者口腔的完美匹配。此外，数字化技术还可以应用于修复体的制作过程中，通过 CAD/CAM 技术实现修复体的快速、精确制作，大大提高了修复效率和质量。

（二）新材料的应用

新材料的应用也是牙列缺损修复技术创新的重要方面。传统的修复材料如金属、陶瓷等虽然具有一定的优点，但也存在一些局限性，如金属材料的色泽不自然、陶瓷材料的脆性较大等。近年来，随着生物相容性材料和复合材料的研发，牙列缺损修复材料的选择变得更加丰富和多样。例如，生物活性玻璃陶瓷材料具有良好的骨结合能力，可用于牙槽骨缺损的修复；高分子复合材料则具有优异的力学性能和美观性，可用于制作各种复杂的修复体。

（三）微创技术的应用

微创技术也是近年来牙列缺损修复技术创新的热点之一。传统的修复方法往往需要进行大量的牙体涂补，这可能会对患者的牙齿造成不可逆的损伤。而微创技术旨在以最小的创伤实现最佳的修复效果。例如，微创种植技术可以在不损伤周围牙齿的情况下，通过微小的切口将种植体植入牙槽骨中，实现牙齿的修复和重建。此外，微创修复技术还包括微创拔牙、微创备牙等，这些技术的应用可以极大地减少患者的痛苦和恢复时间。

（四）功能性修复技术的探索

功能性修复技术是指在修复牙列缺损的同时，注重恢复患者的咀嚼功能、发音功能和面部美观。传统的修复方法往往只关注修复体的形态和颜色，而忽视了其功能性。随着人们对口腔健康和生活质量要求的提高，功能性修复技术逐渐成为研究的重点。例如，通过模拟牙齿的咀嚼运动轨迹和力学分布，可以设计出更符合生理需求的修复体；利用生物力学原理，可以优化修复体的结构和材料，提高其承载能力和耐久性。

（五）个性化修复技术的实现

个性化修复技术是指根据患者的具体情况和需求，量身定制修复方案。传统的修复方法往往采用标准化的修复体和设计方案，无法满足患者的个性化需求，而个性化修复技术可以通过数字化技术和 3D 打印技术等手段，实现修复体的精确设计和制作。医生可以根据患者的口腔结构、咬合关系、面部特征等因素，设计出符合患者个性化需求的修复体，从而提高患者的满意度和生活质量。

（六）未来发展趋势

展望未来，牙列缺损修复技术将继续朝着更加精准、微创、功能化和个性化的方向发展。随着人工智能和机器学习等技术的不断发展，我们可以预见未来牙列缺损修复将实现更加智能化的诊断和治疗。此外，随着再生医学和组织工程等领域的深入研究，未来可能通过干细胞治疗、组织再生等手段实现牙列缺损的完全修复和重建。

综上所述，牙列缺损修复技术的创新是口腔医学领域不断发展的重要体现。通过数字化技术、新材料、微创技术、功能性修复技术和个性化修复技术的应用和推广，我们可以为患者提供更加优质、高效和个性化的修复服务，帮助他们恢复口腔健康和生活质量。同时，我们也应继续加强跨学科合作和学术交流，推动牙列缺损修复技术的不断创新和发展。

三、种植修复技术的成熟与应用

种植修复技术作为现代口腔医学领域的重要分支，以其独特的优势和效果，在牙齿缺失修复中发挥着日益重要的作用。随着医疗技术的不断进步和人们对口腔健康要求的不断提高，种植修复技术逐渐走向成熟，为众多患者带来了福音。下面将详细探讨种植修复技术的成熟过程、应用现状以及未来发展趋势。

（一）种植修复技术的成熟过程

种植修复技术自问世以来，经历了多个发展阶段，逐步实现了技术的成熟和优化，以下是种植修复技术成熟过程中的几个关键阶段：

1. 基础研究阶段

种植修复技术的早期研究主要集中在生物材料、种植体设计以及种植体与骨组织结合机制等方面。通过大量的实验研究和临床实践，科学家逐渐掌握了种植体植入骨组织的关键技术，为后续的临床应用奠定了坚实基础。

2. 临床应用探索阶段

随着基础研究的深入，种植修复技术开始进入临床应用探索阶段。这一阶段，医生通过不断尝试和实践，逐渐掌握了种植修复的适应症、手术技巧以及术后护理等方面的知识。同时，也积累了丰富的临床经验，为种植修复技术的进一步成熟提供了有力支持。

3. 技术优化与普及阶段

随着技术的不断进步和临床经验的积累，种植修复技术逐渐实现了优化和普及。种植体的设计更加合理，材料性能更加优异，手术操作更加简便。同时，种植修复技术的适应症范围不断扩大，越来越多的患者受益于这项技术。

（二）种植修复技术的应用现状

目前，种植修复技术已经广泛应用于口腔修复领域，成为牙齿缺失修复的首选方法之一，以下是种植修复技术在不同方面的应用现状：

1. 单颗牙齿缺失修复

对于单颗牙齿缺失的患者，种植修复技术可以通过植入种植体和安装牙冠的方式，恢复牙齿的形态和功能。这种修复方式不仅美观自然，而且能够保持口腔的完整性，提高患者的生活质量。

2. 多颗牙齿缺失修复

对于多颗牙齿缺失的患者，种植修复技术可以通过植入多个种植体，并安装桥体或义齿的方式，实现多颗牙齿的修复。这种修复方式能够恢复患者的咀嚼功能和面部美观，提高患者的自信心。

3. 无牙颌修复

对于无牙颌的患者，种植修复技术可以通过植入多个种植体，并安装全口义齿的方式，实现全口牙齿的修复。这种修复方式能够显著提高患者的咀嚼效率和口腔舒适度，改善患者的生活质量。

（三）种植修复技术的优势与局限性

种植修复技术之所以能够得到广泛应用，与其独特的优势密不可分，以下是种植修复技术的主要优势：

1. 美观自然

种植修复技术能够恢复牙齿的自然形态和颜色，使修复后的牙齿与周围牙齿协调一致，达到美观的效果。

2. 功能性强

种植修复技术能够恢复牙齿的咀嚼功能和发音功能，使患者能够正常进食和交流。

3. 舒适度高

种植修复技术不需要依赖邻牙或黏膜进行固位，减少了传统修复方式可能带来的不适感。

然而，种植修复技术也存在一定的局限性。例如，手术操作相对复杂，需要较高的技术水平和经验；种植体的成功植入和长期稳定性受到多种因素的影响，如患者的全身健康状况、口腔环境等。因此，在应用种植修复技术时，需要充分考虑患者的具体情况和需求，制订个性化的治疗方案。

随着医疗技术的不断进步和人们对口腔健康要求的不断提高，种植修复技术将继续迎来新的发展机遇和挑战，以下是种植修复技术的未来发展趋势与展望：

1. 数字化技术的应用

数字化技术将在种植修复领域发挥越来越重要的作用。通过数字化扫描、设计和制造等技术手段，可以实现种植体的精确植入和修复体的个性化制作，提高修复效果和患者满意度。

2. 生物材料的发展

随着生物材料科学的不断进步，未来种植修复技术将使用更加优异的生物材料。这些材料将具有更好的生物相容性、力学性能和美学效果，能够进一步提高种植体的成功率和长期稳定性。

3. 个性化治疗方案的制订

未来种植修复技术将更加注重个性化治疗方案的制订。医生将根据患者的具体情况和需求，综合考虑多种因素，制订最适合患者的治疗方案，实现精准治疗。

4. 跨学科合作与研究

种植修复技术涉及口腔医学、材料科学、生物医学工程等多个学科领域。未来，跨学科合作与研究将成为推动种植修复技术发展的重要力量。通过不同学科之间的交流和合作，可以共同解决种植修复领域面临的难题和挑战，推动技术的不断创新和发展。

综上所述，种植修复技术已经走向成熟，并在口腔修复领域发挥着越来越重要的作用。未来，随着医疗技术的不断进步和人们对口腔健康要求的提高，种植修复技术将继续迎来新的发展机遇和挑战。我们期待通过不断的努力和创新，为更多患者带来更好的口腔健康和更高的生活质量。

四、附着体与固定修复技术的发展

在口腔修复学中，附着体与固定修复技术一直占据着重要的地位。随着医学和材料科学的进步，这两种技术也在不断发展和完善，为患者提供了更加精准、舒适和持久的修复方案。下面旨在探讨附着体与固定修复技术的历史演变、当前应用及未来发展趋势。

（一）附着体技术的发展

附着体技术是一种通过精密设计的连接结构，将修复体与口腔内的基牙或种植体牢固连接的修复方法。其发展历程经历了从简单到复杂、从单一到多样的转变。

早期，附着体设计相对简单，主要依赖机械固定原理，如卡环、扣环等。这些设计虽然能够实现基本的固定功能，但美观性和舒适性较差，且长期使用易导致基牙损伤。

随着技术的进步，精密附着体开始出现并逐渐普及。精密附着体利用更为复杂的机械结构，如磁性附着体、球锁附着体等，实现了更高的固定效果和更好的美观性。这些附着体设计精巧，能够减少基牙损伤，提高患者舒适度。

近年来，数字化技术为附着体设计带来了革命性的变化。通过计算机辅助设计和制造（CAD/CAM）技术，医生可以精确测量患者口腔数据，设计出完全符合患者口腔结构的附着体。这不仅提高了修复的精准度，还大大缩短了制作周期。

（二）固定修复技术的发展

固定修复技术是指通过固定方式将修复体固定在基牙或种植体上，以恢复牙齿的形态和功能。随着材料科学和粘接技术的进步，固定修复技术也在不断发展。

传统的固定修复技术主要依赖金属烤瓷冠或全瓷冠等修复体，通过黏结剂将其固定在基牙上。这些修复体虽然能够实现较好的固定效果，但美观性和生物相容性有待提高。

随着陶瓷材料的发展，全瓷固定修复技术逐渐成熟并广泛应用。全瓷材料具有良好的美观性和生物相容性，能够实现与自然牙齿相似的色泽和透明度。同时，全瓷修复体的强度也得到了显著提高，能够满足患者日常使用的需求。

此外，种植体支持的固定修复技术也得到了快速发展。通过植入种植体来模拟天然牙根的功能，再在其上安装修复体，可以实现更高的稳定性和舒适度。这种修复方式不仅适用于单颗牙齿缺失的修复，还可以用于多颗牙齿缺失甚至全口牙齿缺失的修复。

（三）附着体与固定修复技术的结合应用

在实际应用中，附着体与固定修复技术往往不是孤立的，而是相互结合、相互补充的。例如，在复杂口腔环境下，医生可能会采用附着体与固定修复相结合的方式来提高修复体的稳定性和舒适性。通过设计合理的附着体结构，将修复体与基牙或种植体牢固连接；同时利用固定修复技术的优势，确保修复体的美观性和功能性。

随着数字化技术的应用，附着体与固定修复技术的结合应用也变得更加精准和高效。医生可以利用数字化技术精确测量患者口腔数据，设计出符合患者需求的个性化修复方案；同时利用 CAD/CAM 技术制作出精确的修复体和附着体，实现快速、高效的修复过程。

（四）未来发展趋势

展望未来，附着体与固定修复技术的发展将呈现以下趋势：

1. 数字化技术的应用将更加广泛

随着数字化技术的不断进步，其在附着体与固定修复技术中的应用将更加深入和广泛。从口腔数据的精确测量到修复体和附着体的个性化设计，再到快速、高效的制作过程，数字化技术将贯穿整个修复过程。

2. 材料科学的进步将推动修复体性能的提升

随着新材料的不断涌现，附着体与固定修复技术所使用的材料也将不断更新换代。这些新材料将具有更好的美观性、生物相容性和机械性能，为修复体的长期稳定性和舒适性提供有力保障。

3. 个性化修复将成为主流

随着人们对口腔健康和美观性的要求不断提高，个性化修复将成为未来附着体与固定修复技术发展的重要方向。医生将根据患者的具体情况和需求，制订个性化的修复方案，实现精准、舒适和持久的修复效果。

综上所述，附着体与固定修复技术作为口腔修复学的重要组成部分，其发展历程充满了创新和进步。未来，随着医学和材料科学的不断发展，这两种技术将继续完善和优化，为患者提供更加优质、个性化的修复服务。

五、无托槽修复技术的兴起

随着口腔医学领域的不断进步，无托槽修复技术作为一种新型的牙齿修复方法，逐渐受到广大患者和口腔医生的青睐。该技术以其独特的优势，为牙齿修复带来了革命性的变革。下面将深入探讨无托槽修复技术的兴起背景、技术优势、应用现状以及未来发展趋势。

（一）无托槽修复技术的兴起背景

过去，传统的牙齿修复方法如金属托槽矫正等，虽然能够在一定程度上改善牙齿排列和外观，但存在诸多不足。金属托槽矫正不仅影响美观，还可能引起口腔不适和牙齿敏感等问题。此外，传统的修复方法通常需要较长时间的治疗周期，给患者的生活带来诸多不便。

随着口腔医学技术的不断创新，无托槽修复技术应运而生。它采用先进的材料和技术手段，实现了牙齿修复的高效、美观和舒适。无托槽修复技术的兴起，不仅满足了患者对美观和舒适性的需求，也提高了口腔修复的效果和质量。

（二）无托槽修复技术的技术优势

1. 美观度高

无托槽修复技术采用透明或接近牙齿颜色的材料，如陶瓷或高分子复合材料，使修复后的牙齿与周围牙齿颜色一致，几乎无法察觉修复痕迹，大大提高了美观度。

2. 舒适性好

无托槽修复技术避免了传统金属托槽的笨重和不适感，减少了口腔内的异物感，使患者在治疗过程中能够保持舒适的状态。

3. 治疗周期短

无托槽修复技术采用高效的矫正方法，如隐形矫正器等，能够在较短时间内实现牙齿的排列和修复，缩短了治疗周期，减轻了患者的负担。

4. 适用范围广

无托槽修复技术适用于多种牙齿问题，如牙齿拥挤、牙齿间隙、牙齿错位等，能够满足不同患者的修复需求。

（三）无托槽修复技术的应用现状

目前，无托槽修复技术已经广泛应用于口腔修复领域，成为牙齿修复的重要方法之一。越来越多的患者选择无托槽修复技术来改善牙齿问题，提高生活质量。

口腔医生也积极推广和应用无托槽修复技术，通过不断学习和实践，来提高技术水平和服务质量。同时，随着无托槽修复技术的不断创新和完善，其适应证范围也在不断扩大，为更多患者带来了福音。

（四）无托槽修复技术的未来发展趋势

1. 个性化定制

随着数字化技术的不断发展，无托槽修复技术将更加注重个性化定制。通过精确的口腔扫描和数据分析，医生可以为患者制订更加精准的修复方案，实现个性化治疗。

2. 材料创新

无托槽修复技术的材料创新也将成为未来发展的重要方向。新型材料的研发将进一步提高修复体的美观度、舒适度和耐用性，满足患者更高的需求。

3. 技术融合

未来，无托槽修复技术有望与其他先进技术相融合，如 3D 打印技术、人工智能等。这些技术的融合将进一步提高无托槽修复技术的效率和精度，为患者带来更好的治疗效果。

4. 跨学科合作

口腔修复是一个涉及多个学科领域的复杂过程。未来，无托槽修复技术的发展将更加注重跨学科合作，与正畸学、牙周病学等相关学科进行紧密合作，共同推动口腔修复技术的进步。

无托槽修复技术的兴起为牙齿修复领域带来了革命性的变革。它以其美观度高、舒适性好、治疗周期短等优势，受到广大患者和口腔医生的青睐。随着技术的不断创新和完善，无托槽修复技术将在未来发挥更加重要的作用，为更多患者带来美丽、健康的笑容。

然而，我们也应看到，无托槽修复技术的发展仍面临着一些挑战和问题，如技术操作的复杂性、材料成本的限制等。因此，我们需要不断加强技术研发和人才培养，推动无托槽修复技术的进一步发展和普及。

同时，我们应关注患者的需求和反馈，不断优化治疗方案和服务流程，提高患者满意度和信任度。只有这样，无托槽修复技术才能在口腔修复领域发挥更大的作用，为更多患者带来福祉。

展望未来，无托槽修复技术将继续与数字化技术、新材料技术等相结合，实现更高效、更精准的治疗，相信在不久的将来，无托槽修复技术将成为口腔修复领域的主流方法之一，为人们的口腔健康事业做出更大的贡献。

六、修复技术的智能化与精准化

随着科技的不断发展，口腔修复技术正经历着前所未有的变革。其中，智能化与精准化作为两大核心趋势，正在推动口腔修复领域迈向新的高度。下面将深入探讨修复技术的智能化与精准化的内涵、发展现状以及未来展望。

（一）修复技术智能化的内涵与发展

修复技术的智能化，是指通过应用先进的人工智能、机器学习等技术手段，使修复过程更加自动化、高效化和个性化。智能化的修复技术不仅能够提高修复效果，还能减少人为误差，提升患者体验。

近年来，随着大数据和云计算的普及，修复技术的智能化得到了快速发展。口腔医生可以利用这些技术，对患者的口腔数据进行精准分析，从而制订更加个性化的修复方案。同时，智能机器人和自动化设备的出现，也使得修复过程中的一些烦琐操作得以自动化完成，大大提高了修复效率。

在智能化修复技术的推动下，口腔修复领域正逐步实现从“经验医学”向“精准医学”的转变。医生可以更加准确地判断患者的口腔状况，选择最适合的修复材料和方法，从而实现更好的修复效果。

（二）修复技术精准化的内涵与发展

修复技术的精准化，是指通过精确测量、精确设计和精确操作等手段，使修复体与患者口腔组织达到高度匹配，实现修复效果的最大化。精准化修复技术不仅能够提高修复体的稳定性和舒适性，还能减少并发症的发生，提高患者满意度。

随着三维扫描技术、计算机辅助设计（CAD）和计算机辅助制造（CAM）等技术的发展，修复技术的精准化得到了极大的提升。医生可以利用这些技术，对患者的口腔进行精确的三维扫描，获取详细的口腔数据。然后，通过CAD软件设计出与患者口腔组织高度匹配的修复体模型，再利用CAM技术制作出精确的修复体。

此外，精准化修复技术还包括对修复过程的精确控制。医生可以通过先进的设备和技术手段，对修复体的位置、角度和力度进行精确调整，确保修复体与患者口腔组织的完美匹配。这种精确控制不仅能够提高牙齿的修复效果，还能减少修复过程中患者的不适感和并发症。

（三）智能化与精准化修复技术的融合应用

智能化与精准化修复技术并不是孤立的，而是相互融合、相互促进的。在实际应用中，医生可以将智能化技术应用于精准化修复过程中，实现更高效、更准确地修复。

例如，在牙齿种植修复中，医生可以利用智能化技术对患者的口腔数据进行精确分析，制订出个性化的种植方案。然后，通过精准化技术制作出与患者口腔组织高度匹配的种植体，并利用智能机器人进行精确植入。这样不仅能够提高种植体的稳定性和成功率，还能减少患者的痛苦和恢复时间。

此外，在义齿修复、牙齿矫正等领域，智能化与精准化修复技术也有着广泛的应用。这些技术的融合应用不仅提高了修复效果和质量，还为患者带来了更好的治疗体验和更高的满意度。

（四）未来展望与挑战

随着科技的不断进步和应用领域的不断拓展，修复技术的智能化与精准化将迎来更加广阔的发展前景。未来，我们可以期待更多的创新技术和手段应用于口腔修复领域，实现更高效、更精准的修复效果。

然而，我们也应清醒地认识到，智能化与精准化修复技术的发展还面临一些挑战和问题。例如，技术成本较高、操作复杂度增加、数据安全与隐私保护等问题都需要我们进一步研究和解决。

因此，我们需要加强技术研发和创新，推动智能化与精准化修复技术的不断进步和完善。同时，我们还应加强跨学科合作与交流，借鉴其他领域的先进经验和技术手段，共同推动口腔修复领域的发展。

此外，我们还应注重人才培养和教育培训工作。通过加强专业培训和技能提升，培养一批具备高度专业素养和创新能力的口腔修复人才，为智能化与精准化修复技术的发展提供有力的人才保障。

总之，修复技术的智能化与精准化是口腔修复领域的重要发展趋势。随着科技的不断进步和应用领域的不断拓展，我们有理由相信，未来的口腔修复技术将更加高效、精准和个性化，为患者的口腔健康和美丽带来更多的福音。

第三节　口腔修复设备和材料的发展

一、新型口腔修复设备的研发

随着科技的日新月异，口腔修复领域也迎来了技术革新的浪潮。新型口腔修复设备的研发，不仅提升了口腔修复治疗的效率和准确性，而且为患者带来了更为舒适和便捷的治疗体验。下面将对新型口腔修复设备的研发进行深入探讨，包括研发背景、技术特点、应用现状以及未来发展趋势等方面。

（一）研发背景

口腔修复作为口腔医学的重要分支，旨在恢复和改善患者的口腔功能及美观度。传统的口腔修复设备往往存在操作复杂、精度不足、治疗周期长等问题，难以满足现代口腔修复治疗的需求。因此，研发新型口腔修复设备成为推动口腔修复技术进步的迫切需求。

随着计算机技术、精密制造技术和生物材料科学等领域的快速发展，新型口腔修复设备的研发具备了更为坚实的基础。这些技术的融合与创新，为口腔修复设备的研发提供了广阔的空间和可能性。

（二）技术特点

新型口腔修复设备在研发过程中，注重技术创新与应用，呈现出以下特点：

1. 高精度测量技术

采用先进的三维扫描技术，能够实现对患者口腔结构的精确测量，为后续的修复设计提供准确的数据支持。

2. 个性化修复设计

借助计算机辅助设计软件，医生可以根据患者的口腔数据，进行个性化的修复体设计，满足不同患者的治疗需求。

3. 自动化制造技术

利用数控机床、3D 打印等先进技术，实现修复体的自动化制造，提高生产效率，降低制作成本。

4. 智能化操作系统

设备配备智能化的操作系统，能够简化操作流程，降低操作难度，使医生能够更轻松地进行口腔修复治疗。

（三）应用现状

目前，新型口腔修复设备已经在口腔修复领域得到广泛应用，并取得了显著的治疗效果。这些设备在以下几个方面发挥了重要作用：

1. 义齿修复

新型口腔修复设备能够精确制作与患者口腔组织高度匹配的义齿，提高义齿的稳定性和舒适度，改善患者的生活质量。

2. 牙齿矫正

通过利用数字化技术和智能化操作系统，新型口腔修复设备能够实现牙齿矫正的精准定位和调整，缩短治疗周期，提高矫正效果。

3. 牙齿美容修复

新型口腔修复设备能够实现对牙齿颜色、形态和排列的精准调整，为患者带来美观自然的修复效果。

此外，新型口腔修复设备还在口腔种植、牙周病治疗等领域发挥着重要作用，为口腔修复治疗提供了更多的选择和可能性。

（四）未来发展趋势

随着科技的不断发展，新型口腔修复设备的研发将继续向更高层次迈进。未来，我们可以预见以下几个发展趋势：

1. 智能化水平提升

未来的口腔修复设备将更加智能化，能够自动完成更多的操作任务，降低医生的操作负担，提高治疗效率。

2. 精准度进一步提高

随着测量技术和制造技术的不断进步，新型口腔修复设备的精准度将得到进一步提升，为患者带来更为精确的修复效果。

3. 个性化治疗更加突出

未来的口腔修复设备将更加注重个性化治疗的需求，能够根据患者的个体差异，制定更为精准的治疗方案。

4. 多学科融合

新型口腔修复设备的研发将更加注重跨学科的合作与交流，借鉴其他领域的先进技术，推动口腔修复技术的进步。

新型口腔修复设备的研发是口腔修复领域技术创新的重要体现，为口腔修复治疗带来了革命性的变革。这些设备不仅提高了治疗效率和准确性，还为患者带来了更为舒适和便捷的治疗体验。

然而，我们也应认识到，新型口腔修复设备的研发仍面临着一些挑战和问题，如技术更新速度快、设备成本较高等。因此，我们需要不断加强技术研发和创新，推动新型口腔修复设备的普及和应用。随着科技的不断进步和应用领域的不断拓展，新型口腔修复设备的研发将迎来更为广阔的发展前景。我们有理由相信，未来的口腔修复设备将更加智能化、精准化和个性化，为口腔修复领域的发展注入新的活力。

总之，新型口腔修复设备的研发是推动口腔修复技术进步的重要力量。我们应该继续关注和支持这一领域的研究与发展，为口腔修复治疗的不断创新和进步贡献力量。

二、数字化口腔扫描设备的应用

随着科技的飞速发展，数字化技术已经深入口腔医学的各个领域，其中数字化口腔扫描设备的应用尤为突出。数字化口腔扫描设备以其高精度、高效率、低误差等优势，为口腔修复、口腔种植、正畸治疗等提供了全新的解决方案。下面将详细探讨数字化口腔扫描设备的应用及其带来的变革。

（一）数字化口腔扫描设备的技术原理

数字化口腔扫描设备利用光学原理，通过特定的扫描探头在患者口腔内进行三维扫描，获取口腔内部的详细数据。这些数据随后被传输到计算机中，通过软件处理生成高精度的三维模型。这一技术原理使得数字化口腔扫描设备能够实现对口腔结构的快速、准确捕捉。

（二）数字化口腔扫描设备的应用领域

1. 口腔修复

在口腔修复领域，数字化口腔扫描设备的应用极大地提高了修复的精度和效率。传统的口腔修复过程往往依赖于手工制作石膏模型，这一过程不仅耗时耗力，而且误差较大。而数字化口腔扫描设备则可以在几分钟内完成口腔的精确扫描，生成的三维模型可以直接用于修复体的设计和制作。这不仅缩短了修复周期，还提高了修复体的适配度和舒适度。

2. 口腔种植

在口腔种植领域，数字化口腔扫描设备同样发挥着重要作用。通过精确扫描患者的口腔结构，医生可以准确地评估种植区域的骨量和软组织情况，从而制定出更为合理的种植方案。此外，数字化口腔扫描设备还可以用于制作种植导板，指导手术的精确进行，提高种植成功率。

3. 正畸治疗

正畸治疗是数字化口腔扫描设备的另一个重要应用领域。通过扫描患者的牙齿和颌骨结构，医生可以制定出更为精确的正畸治疗方案。同时，数字化口腔扫描设备还可以用于制作透明的正畸矫治器，这种矫治器不仅美观舒适，而且能够实现对牙齿的精确调整。

（三）数字化口腔扫描设备的优势

1. 高精度

数字化口腔扫描设备采用先进的光学扫描技术，能够实现口腔结构的精确捕捉。与传统的石膏模型相比，数字化模型具有更高的精度和更少的误差，为口腔修复、种植和正畸治疗提供了更为可靠的依据。

2. 高效率

数字化口腔扫描设备的操作简便快捷，可以在短时间内完成口腔的精确扫描。这不仅节省了患者的等待时间，还提高了医生的工作效率。同时，数字化模型可以直接用于后续的设计和制作，进一步缩短了治疗周期。

3. 舒适度高

传统的口腔修复和正畸治疗过程往往需要患者多次就诊，且制作石膏模型时需要使用一些可能对口腔造成不适的材料。而数字化口腔扫描设备则避免了这些问题，患者在扫描过程中几乎不会感到任何不适，提高了治疗的舒适度。

（四）数字化口腔扫描设备的发展前景

随着科技的不断进步和应用领域的不断拓展，数字化口腔扫描设备的发展前景十分广阔。未来，我们可以预见以下几个发展趋势：

1. 技术不断创新

随着光学技术、图像处理技术和人工智能技术的不断发展，数字化口腔扫描设备的精度和效率将得到进一步提升。同时，设备的操作将更加简便，使得更多的医生和患者能够受益于这项技术。

2. 应用领域不断扩大

除了口腔修复、种植和正畸治疗外，数字化口腔扫描设备还有望在口腔颌面外科、牙周病治疗等领域发挥更大的作用。随着医生对这项技术认识的加深和患者需求的不断增加，其应用领域将进一步扩大。

3. 个性化治疗更加突出

数字化口腔扫描设备为个性化治疗提供了有力支持。未来，医生可以根据患者的个体差异和需求，制定出更为精准和个性化的治疗方案，从而提高治疗效果和患者满意度。

数字化口腔扫描设备的应用为口腔医学领域带来了革命性的变革。它以其高精度、高效率、低误差等优势，为口腔修复、种植和正畸治疗等提供了全新的解决方案。随着技术的不断进步和应用领域的不断拓展，数字化口腔扫描设备的发展前景十分广阔。我们有理由相信，在未来的口腔医学领域，数字化口腔扫描设备将发挥更加重要的作用，为更多的患者带来福音。

三、高性能修复材料的研发

随着医疗技术的不断进步，口腔修复材料的研发与应用也取得了显著的进展。高性能修复材料作为口腔修复领域的重要组成部分，其研发与应用对于提高口腔修复治疗的效果和患者的生活质量具有重要意义。下面将对高性能修复材料的研发进行深入探讨，包括研发背景、技术特点、应用现状以及未来发展趋势等方面。

（一）研发背景

口腔修复治疗旨在恢复和改善患者的口腔功能及美观度，而修复材料的选择直接影响着治疗效果的优劣。传统的修复材料往往存在强度不足、耐磨性差、生物相容性不佳等问题，难以满足现代口腔修复治疗的需求。因此，研发高性能修复材料成为推动口腔修复技术进步的迫切需求。

随着材料科学的不断发展，新型高性能修复材料的研发具备了更为坚实的基础。这些材料不仅具有优异的物理性能和化学性能，还具备良好的生物相容性和生物活性，为口腔修复治疗提供了更为广阔的选择空间。

（二）技术特点

高性能修复材料在研发过程中注重技术创新与性能提升，呈现出以下技术特点：

1. 高强度与耐磨性

高性能修复材料采用先进的制备工艺和配方设计，使其具有高强度和优异的耐磨性，能够满足口腔修复治疗对材料力学性能的要求。

2. 良好的生物相容性

高性能修复材料通过优化材料成分和表面处理技术，降低对口腔组织的刺激和免疫反应，提高材料的生物相容性，减少并发症的发生。

3. 生物活性与骨结合能力

部分高性能修复材料具有生物活性，能够与骨组织形成化学键合，提高修复体与骨组织的结合强度，促进骨再生和修复。

4. 易加工与成型

高性能修复材料具有良好的可塑性和加工性能，能够方便地制作成各种形状和尺寸的修复体，满足不同患者的治疗需求。

（三）应用现状

目前，高性能修复材料已经在口腔修复领域得到了广泛应用，并取得了显著的治疗效果。这些高性能修复材料主要应用于以下几个方面：

1. 义齿修复

高性能修复材料可用于制作义齿的基托和牙齿部分，提高义齿的强度和稳定性，改善患者的咀嚼功能和美观度。

2. 牙齿矫正

高性能修复材料可用于制作牙齿矫正器，如隐形矫正器和固定矫正器，具有优异的力学性能和舒适度，提高矫正效果。

3. 种植修复

高性能修复材料可用于制作种植体的基台和修复体部分，提高种植体的稳定性和美观度，促进种植体与周围组织的结合。

此外，高性能修复材料还可应用于口腔颌面外科、牙周病治疗等领域，为口腔修复治疗提供了更多的选择和可能性。

（四）未来发展趋势

随着科技的不断发展，高性能修复材料的研发将继续向更高层次迈进。未来，我们可以预见以下几个发展趋势：

1. 材料性能进一步优化

通过深入研究材料的结构与性能关系，优化材料的制备工艺和配方设计，进一步提高材料的强度、耐磨性和生物相容性等性能。

2. 多功能化集成

未来的高性能修复材料将更加注重多功能化集成，如同时具备抗菌、抗炎、促进组织再生等多种功能，以满足口腔修复治疗的多元化需求。

3. 个性化定制

随着 3D 打印技术、人工智能等先进技术的应用，未来的高性能修复材料将更加注重个性化定制，根据患者的具体需求和口腔结构，制作出更为精准的修复体。

4. 绿色环保

在材料研发过程中，将更加注重环保理念，选择环保材料和生产工艺，降低材料生产和使用过程中的环境污染。

高性能修复材料的研发是口腔修复领域技术创新的重要体现，为口腔修复治疗提供了更为优质和高效的材料选择。随着科技的不断进步和应用领域的不断拓展，高性能修复材料的性能将得到进一步优化和提升，为口腔修复治疗带来更为显著的效果。

然而，高性能修复材料的研发仍面临着一些挑战和问题，如材料成本的降低、生产工艺的简化等。因此，我们需要不断加强技术研发和创新，推动高性能修复材料的普及和应用，为更多患者带来更好的治疗效果和生活质量。

未来，高性能修复材料将在口腔修复领域发挥更加重要的作用，为口腔医学的发展注入新的活力和动力。我们有理由相信，随着技术的不断进步和应用的不断拓展，高性能修复材料将为口腔修复治疗带来更加美好的明天。

四、生物相容性材料的创新

生物相容性材料，作为医学领域的重要组成部分，其创新与发展对于提高医疗质量、改善患者生活质量具有深远意义。随着科学技术的不断进步，生物相容性材料在材料性能、制备方法、应用领域等方面均取得了显著进展。下面将重点探讨生物相容性材料的创新，包括创新背景、创新技术、应用现状以及未来发展趋势等方面。

（一）创新背景

随着医学领域的快速发展，对于生物相容性材料的需求日益增加。传统的生物材料往往存在生物相容性差、易引发免疫反应等问题，无法满足现代医疗的需求。因此，研发具有优异生物相容性的新材料成为医学领域的重要任务。同时，材料科学的不断发展，为生物相容性材料的创新提供了更为坚实的基础。

（二）创新技术

生物相容性材料的创新技术涉及多个方面，以下将重点介绍几种具有代表性的创新技术：

1. 表面改性技术

表面改性技术是提高生物相容性材料性能的重要手段之一。通过对材料表面进行化学修饰、物理处理或生物涂层等方式，可以改善材料的表面性质，提高其与生物组织的相容性。例如，利用生物活性分子对材料表面进行修饰，可以使其具有更好的细胞黏附、增殖和分化能力，从而提高材料的生物相容性。

2. 纳米技术

纳米技术为生物相容性材料的创新提供了新的思路。通过纳米技术制备的生物材料具有独特的纳米结构和性能，如高比表面积、良好的生物活性等。这些特性使得纳米生物材料在生物医学领域具有广泛的应用前景，如药物载体、组织工程支架等。

3.3D 打印技术

3D 打印技术为生物相容性材料的定制化制备提供了可能。通过 3D 打印技术，可以根据患者的具体需求，精确制备出具有特定形状、尺寸和结构的生物相容性材料。这种定制化制备方式不仅可以提高治疗效果，还可以降低并发症的发生率。

（三）应用现状

生物相容性材料的创新已经在多个领域得到广泛应用，以下将介绍几个典型的应用案例：

1. 组织工程

在组织工程领域，生物相容性材料作为组织工程的支架材料，为细胞的黏附、增殖和分化提供了良好的环境。通过利用生物相容性材料制备的组织工程支架，可以修复或替代受损的组织器官，恢复其功能。

2. 药物载体

生物相容性材料在药物载体方面也具有广泛应用。通过将药物包裹或固定在生物相容性材料中，可以实现药物的缓释和靶向输送，提高药物的治疗效果并降低副作用。

3. 医疗器械

生物相容性材料在医疗器械领域的应用也日益广泛。例如，人工关节、牙科植入物等医疗器械，采用生物相容性材料制备，可以减少对周围组织的刺激和免疫反应，提高患者的舒适度和生活质量。

（四）未来发展趋势

随着科学技术的不断进步和应用领域的不断拓展，生物相容性材料的创新将呈现以下发展趋势：

1. 多功能化

未来的生物相容性材料将更加注重多功能化的发展。通过集成多种功能于一体，如药物释放、生物传感、组织再生等，以满足复杂多变的生物医学需求。

2. 个性化定制

随着精准医疗的兴起，个性化定制将成为生物相容性材料的重要发展方向。通过利用3D打印技术、生物信息学等手段，实现生物相容性材料的个性化制备和应用。

3. 智能化

智能化是生物相容性材料创新的另一个重要方向。通过引入智能响应机制，如温度响应、pH响应等，使生物相容性材料能够根据环境变化做出相应的响应，提高治疗效果和安全性。

生物相容性材料的创新是医学领域发展的重要推动力。通过表面改性、纳米、3D打印等创新技术的应用，生物相容性材料在性能和应用方面取得了显著进展。未来，随着科学技术的不断进步和应用领域的不断拓展，生物相容性材料将呈现出多功能化、个性化定制和智能化等发展趋势，为医学领域的发展注入新的活力。

然而，生物相容性材料的创新仍面临着一些挑战和问题，如材料的安全性和长期稳定性等。因此，我们需要继续加强创新研究和应用开发，提高生物相容性材料的性能和质量，为患者提供更加安全、有效的医疗服务。同时，加强跨学科合作和国际交流，共同推动生物相容性材料领域的创新发展，为人类的健康事业做出更大的贡献。

五、修复材料的美观性能提升

随着人们生活水平的提高，对口腔修复治疗的要求也越来越高。除了恢复口腔功能外，修复体的美观性也成为患者关注的焦点。修复材料的美观性能直接关系着修复体的视觉效果和患者的满意度。因此，提升修复材料的美观性能成了当前口腔修复领域的重要研究方向。下面将深入探讨修复材料美观性能提升的技术手段、应用现状以及未来发展趋势等方面。

（一）修复材料美观性能提升的技术手段

1. 材料选择与优化

修复材料的选择是提升美观性能的关键。传统的修复材料往往存在色泽单一、透明度差等问题，难以满足患者对美观性的需求。因此，研发具有优异色泽和透明度的修复材料成了首要任务。通过优化材料的成分和制备工艺，可以使其呈现出更加自然、逼真的色泽和透明度，提高修复体的美观度。

2. 表面处理技术

表面处理技术对于提升修复材料的美观性能也具有重要意义。通过对修复材料表面进行特殊处理，如抛光、喷砂等，可以改善其表面的光滑度和光泽度，使其更加接近天然牙齿的外观。此外，还可以利用表面涂层技术，在修复材料表面形成一层具有特定色泽和光泽度的薄膜，进一步增强其美观性能。

3. 数字化技术的应用

随着数字化技术的快速发展，其在口腔修复领域的应用也越来越广泛。通过数字化技术，可以精确地获取患者口腔的三维数据，并据此设计出具有优异美观性能的修复体。同时，数字化技术还可以实现修复体的个性化定制，根据患者的牙齿形态、色泽等特征，制作出与患者口腔环境完美融合的修复体，提高美观度和舒适度。

（二）应用现状

目前，修复材料美观性能提升的技术手段已经在口腔修复领域得到广泛应用。许多新型的修复材料，如陶瓷材料、树脂材料等，都具有优异的色泽和透明度，能够满足患者对美观性的需求。同时，表面处理技术和数字化技术的应用也使得修复体的美观性能得到了进一步提升。

然而，修复材料美观性能的提升仍面临着一些挑战和问题。例如，如何保持修复材料在长期使用过程中的色泽稳定性和透明度，如何更好地模拟天然牙齿的微观结构和光学特性等。这些问题需要我们继续加强研究和探索，寻找更加有效的技术手段来解决。

（三）未来发展趋势

随着科技的不断进步和应用领域的不断拓展，修复材料美观性能的提升将呈现以下发展趋势：

1. 材料创新与技术进步

未来，我们将看到更多具有优异美观性能的修复材料被研发出来。这些材料将具有更加自然的色泽、更高的透明度和更好的生物相容性。同时，新的制备工艺和表面处理技术也将不断涌现，为修复材料的美观性能提升提供更多可能性。

2. 个性化定制与精准修复

随着数字化技术的深入应用，修复体的个性化定制将成为可能。通过获取患者口腔的精确数据，可以制作出与患者口腔环境完美融合的修复体，实现精准修复。这将大大提高修复体的美观度和舒适度，满足患者的个性化需求。

3. 多学科交叉与融合

修复材料美观性能的提升需要借鉴多个学科的知识和技术。未来，我们将看到材料科学、生物医学工程、计算机科学等多个学科在口腔修复领域的交叉与融合。这种跨学科的合作将为我们提供更多创新思路和解决方案，推动修复材料美观性能的提升取得更大突破。

修复材料美观性能的提升是口腔修复领域的重要研究方向。通过材料选择与优化、表面处理技术以及数字化技术的应用等手段，可以有效提升修复体的美观性能，提高患者的满意度。然而，这一领域仍面临着诸多挑战和问题，需要我们不断加强研究和探索。

未来，随着科技的不断进步和应用领域的不断拓展，我们有理由相信，修复材料的美观性能将得到进一步提升，更多具有优异美观性能的修复材料被研发出来，为口腔修复治疗提供更加优质的选择。同时，个性化定制和精准修复将成为可能，为患者带来更加舒适和美观的口腔环境。让我们共同期待这一领域的未来发展，为人类的口腔健康事业贡献更多力量。

六、修复材料的耐久性与安全性

随着医疗技术的不断进步，修复材料在口腔修复、骨科、整形外科等领域的应用日益广泛。修复材料的耐久性与安全性直接关系着患者的治疗效果和身体健康，因此成为医学领域关注的重点。下面将详细探讨修复材料的耐久性与安全性的相关问题，包括其修复材料的耐久性、安全性以及当前的应用现状等，以期为修复材料的研发与应用提供有益的参考。

（一）修复材料的耐久性

1. 耐久性的影响因素

修复材料的耐久性受到多种因素的影响，主要包括材料的物理性质、化学性质、生物相容性以及使用环境等。物理性质如硬度、韧性、耐磨性等，直接决定了材料在使用过程中的抗疲劳和抗破损能力。化学性质如稳定性、耐腐蚀性等，则影响材料在口腔环境或其他生物环境中的长期稳定性。生物相容性则是修复材料与人体组织相互作用的关键因素，良好的生物相容性能够减少炎症反应和组织排斥，从而提高材料的耐久性。此外，使用环境，如温度、湿度、pH 等也会对修复材料的耐久性产生影响。

2. 提升耐久性的方法

提升修复材料的耐久性需要从多个方面入手。首先，优化材料的制备工艺，通过精确控制材料的成分和结构，提高其物理和化学性能。其次，采用先进的表面处理技术，如涂层、镀膜等，增强材料的耐磨性和耐腐蚀性。加强材料的生物相容性研究，通过改善材料的生物活性，降低其与人体组织的免疫反应，从而提高其耐久性。最后，充分考虑使用环境对材料耐久性的影响，选择合适的修复材料和设计方案，以适应不同的口腔环境或其他生物环境。

（二）修复材料的安全性

1. 安全性的影响因素

修复材料的安全性同样受多种因素的影响。首先，材料的毒性是安全性评价的重要指标之一。一些修复材料可能含有对人体有害的化学物质，如重金属、有害添加剂等，这些物质在使用过程中可能释放到人体内部，造成潜在的健康风险。其次，材料的生物相容性也是影响安全性的关键因素。如果修复材料与人体组织发生不良作用，可能导致炎症、感染等并发症的发生。此外，修复材料的加工和使用过程也可能产生安全隐患，如加工过程中产生的粉尘、使用过程中的误操作等。

2. 提高安全性的措施

提高修复材料的安全性需要从源头抓起，严格控制材料的生产和使用过程。首先，选择无毒或低毒的材料原料，避免使用对人体有害的化学物质。其次，加强材料的生物相容性研究，确保材料在人体内能够稳定存在并与周围组织和谐共生。此外，优化材料的加工和使用流程，减少粉尘、气体等有害物质的产生和排放。同时，加强操作人员的培训和监管，确保能够正确、安全地使用修复材料。

（三）应用现状与发展趋势

目前，随着科技的不断进步和医学领域的深入研究，修复材料的耐久性与安全性得到了显著提升。许多新型的修复材料如陶瓷、高分子复合材料等，在物理性能、化学稳定性和生物相容性等方面都表现出优异的性能。同时，随着数字化技术和精密加工技术的不断发展，修复材料的制备和加工精度也得到了提高，进一步提升了其耐久性和安全性。

然而，尽管修复材料的耐久性与安全性已经取得了显著进步，但仍存在一些挑战和问题。例如，一些新型修复材料在长期使用过程中可能出现性能退化或失效的情况；同时，不同患者的个体差异可能对修复材料的耐久性和安全性产生影响。因此，未来需要继续加强修复材料的研发和创新，不断提高其性能和质量；同时，加强个性化治疗和精准修复技术的研究和应用，以更好地满足患者的需求并提高治疗效果。

第四节　口腔种植修复技术的现状与发展

一、种植体的设计与材料创新

随着医疗技术的不断进步，种植体在口腔修复、骨科等领域的应用越来越广泛。种植体的设计和材料创新直接关系着患者的治疗效果和生活质量。因此，深入探讨种植体的设计与材料创新具有重要的现实意义和应用价值。下面将围绕种植体的设计原则、材料创新以及创新趋势与未来发展等方面展开论述，以期为种植体的研发与应用提供有益的参考。

（一）种植体的设计原则

种植体的设计应遵循以下原则：

1. 生物相容性

种植体应具有良好的生物相容性，与人体组织能够和谐共生，避免产生免疫反应或排斥现象。这要求种植体材料应具备无毒、无刺激、无致敏等特点。

2. 稳定性与强度

种植体需要具备足够的稳定性和强度，以承受口腔或骨骼环境中的各种力学作用。设计时应考虑种植体的形状、尺寸、表面结构等因素，以确保其能够牢固地固定在骨组织中。

3. 功能与美观

种植体应能够恢复患者的生理功能，如咀嚼、发音等，同时应具备良好的美观性，以满足患者的心理需求。设计时需综合考虑种植体的颜色、形态、透明度等因素，以使其与周围组织相协调。

（二）种植体材料的创新

种植体材料的创新是推动种植技术发展的关键。目前，种植体材料主要包括金属、陶瓷和生物高分子材料等。以下是对这些材料的创新发展的探讨：

1. 金属材料

传统的种植体金属材料如钛合金等，虽然具有较好的生物相容性和力学性能，但存在耐腐蚀性差、易产生金属离子释放等问题。因此，新型金属材料的研究主要集中在提高耐腐蚀性和降低金属离子释放量方面。例如，通过表面处理技术来改善金属材料的耐腐蚀性能，或采用新型合金材料降低金属离子的释放量。

2. 陶瓷材料

陶瓷材料具有优异的生物相容性和化学稳定性，且硬度高、耐磨性好。近年来，随着纳米技术的不断发展，纳米陶瓷材料在种植体领域的应用越来越广泛。纳米陶瓷材料具有更高的强度和韧性，能够更好地适应口腔或骨骼环境。此外，通过调控陶瓷材料的成分和结构，还可以实现对其颜色、透明度等美观性能的优化。

3. 生物高分子材料

生物高分子材料具有良好的生物相容性和可降解性，能够模拟人体组织的结构和功能。在种植体领域，生物高分子材料主要用于制作临时性或可降解性的种植体。通过优化材料的分子结构和降解速率，可以实现种植体与人体组织的逐步融合和替代。此外，生物高分子材料还可与其他材料复合使用，以提高种植体的整体性能。

（三）创新趋势与未来发展

随着科技的不断进步和医疗需求的日益提高，种植体的设计与材料创新呈现出以下趋势：

1. 个性化定制

借助数字化技术和 3D 打印技术等先进技术，可以实现种植体的个性化定制。根据患者的具体情况和需求，设计出具有独特形状、尺寸和表面结构的种植体，以最大限度地提高治疗效果和患者满意度。

2. 多功能化

未来的种植体不仅需要恢复患者的生理功能，还应具备抗菌、抗炎、促进组织再生等多种功能。这要求种植体材料应具备更多的生物活性成分和特殊的表面结构，以实现对口腔或骨骼环境的调控和优化。

3. 绿色环保

随着环保意识的提高，绿色环保材料在种植体领域的应用将越来越广泛。研发具有优异性能且环保的种植体材料，降低生产和使用过程中的环境污染，将成为未来种植体材料创新的重要方向。

二、种植修复的适应证与禁忌证

种植修复是一种通过植入人工种植体来恢复牙齿功能和美观的口腔修复技术。随着医学技术的不断进步，种植修复在口腔医学领域的应用越来越广泛。然而，并非所有情况都适合进行种植修复，因此，了解种植修复的适应证与禁忌证对于确保治疗效果和患者安全至关重要。下面将详细探讨种植修复的适应证与禁忌证，以期为口腔医生在临床实践中提供有益的参考。

（一）种植修复的适应证

种植修复的适应证主要包括以下几个方面：

1. 单个或多个牙齿缺失

当患者出现单个或多个牙齿缺失时，种植修复是一种理想的修复方式。通过植入人工种植体，可以恢复牙齿的咀嚼功能和美观度，提高患者的生活质量。

2. 牙周病导致的牙齿脱落

牙周病是一种常见的口腔疾病，严重时可能导致牙齿脱落。对于这类患者，种植修复不仅可以恢复牙齿，还可以改善牙周组织的健康状况，预防进一步的牙齿脱落。

3. 颌骨缺损修复

颌骨缺损可能由于外伤、肿瘤切除等原因导致。种植修复可以通过植入种植体来恢复颌骨的形态和功能，提高患者的咀嚼能力和面部美观度。

4. 美观需求

对于一些对牙齿美观度有较高要求的患者，如牙齿颜色、形态不佳等，种植修复可以通过定制化的修复体来满足患者的美观需求。

（二）种植修复的禁忌证

虽然种植修复在口腔修复领域具有广泛的应用前景，但并非所有情况都适合进行种植修复，以下是一些种植修复的禁忌证：

1. 全身性疾病

患有严重的心脏病、高血压、糖尿病等全身性疾病的患者，由于身体状况较差，可能无法承受种植修复手术的风险。因此，在进行种植修复前，需要对患者的全身状况进行全面评估。

2. 口腔局部病变

口腔局部存在急性炎症、感染、肿瘤等病变的患者，不宜进行种植修复。这些病变可能影响种植体的稳定性和愈合过程，增加手术风险。

3. 颌骨发育不良或骨质疏松

颌骨发育不良或骨质疏松可能导致种植体无法牢固地固定在骨组织中，从而影响种植修复的效果。对于这类患者，需要在术前进行详细的影像学检查，评估颌骨的骨质情况。

4. 不良的口腔卫生习惯

口腔卫生习惯不良的患者，如长期不刷牙、不使用牙线等，可能导致口腔环境恶劣，增加种植体感染的风险。因此，在进行种植修复前，需要患者改善口腔卫生习惯，保持口腔清洁。

5. 吸烟和酗酒

吸烟和酗酒可能对种植体的愈合产生不良影响，增加种植失败的风险。因此，对于吸烟和酗酒的患者，需要在术前进行充分的告知和劝导，尽量戒除这些不良习惯。

（三）适应证与禁忌证的评估与选择

在进行种植修复前，医生需要对患者的全身状况和口腔局部情况进行全面评估，以确定是否适合进行种植修复。这包括了解患者的病史、家族史、药物过敏史等信息，进行口腔检查、影像学检查等辅助检查。同时，医生还需要与患者充分沟通，了解患者的期望和需求，以便为患者制定个性化的治疗方案。

在选择适应证时，医生应综合考虑患者的年龄、性别、口腔健康状况等因素。对于年轻、健康、口腔状况良好的患者，种植修复通常是一种较为理想的选择；而对于年老体弱、口腔状况较差的患者，则需要谨慎评估种植修复的风险和效益。

在评估禁忌证时，医生应关注患者的全身性疾病、口腔局部病变、颌骨骨质情况等因素。对于存在禁忌证的患者，医生应给予相应的治疗建议或替代方案，如采用其他修复方式或改善口腔健康状况后再考虑种植修复。

三、即刻种植修复技术的应用

即刻种植修复技术，作为现代口腔修复领域的一项重要技术，能够在牙齿拔除后立即植入种植体，从而缩短治疗周期，减少患者的痛苦。随着口腔医学和材料科学的不断发展，即刻种植修复技术得到了广泛的应用和推广。下面将深入探讨即刻种植修复技术的应用原理、适应证、操作步骤、优缺点以及未来发展趋势，以期为口腔医生在临床实践中提供有益的参考。

（一）即刻种植修复技术的原理与适应证

即刻种植修复技术，顾名思义，是在牙齿拔除后立即植入种植体的一种修复方法。其原理在于利用牙齿拔除后形成的拔牙窝，立即植入种植体，以模拟天然牙齿的生理结构和功能。这种技术旨在减少患者的缺牙期，提高生活质量。

即刻种植修复技术主要适用于以下情况：

一是单个或多个牙齿缺失，且拔牙窝周围骨质条件良好；

二是外伤导致牙齿脱落，需要尽快恢复牙齿功能和美观；

三是牙周病患者，在牙齿拔除后需进行种植修复以改善口腔环境。

（二）即刻种植修复技术的操作步骤

即刻种植修复技术的操作步骤主要包括以下几个方面：

1. 术前准备

评估患者的全身状况和口腔局部情况，制订详细的治疗计划。对患者进行口腔清洁和消毒，为手术做好准备。

2. 牙齿拔除

在严格的无菌操作下，拔除病变牙齿，保留拔牙窝的完整性和稳定性。

3. 种植体植入

根据拔牙窝的大小和形状，选择合适的种植体进行植入。确保种植体的位置、深度和角度符合生理要求，以达到最佳的美学效果和咀嚼功能。

4. 缝合与固定

用可吸收缝合线对手术切口进行缝合，并用临时修复体固定种植体，以保持其稳定性和美观度。

5. 术后护理与随访

术后给予患者详细的护理指导，包括口腔卫生、饮食注意事项等。定期随访，观察种植体的愈合情况和功能恢复程度。

（三）即刻种植修复技术的优缺点分析

1. 即刻种植修复技术的优点

（1）缩短治疗周期：相较于传统种植修复，即刻种植修复技术能够立即植入种植体，减少了患者的缺牙期，使患者能够尽快恢复牙齿功能和美观。

（2）减轻患者痛苦：即刻种植修复技术减少了多次手术的痛苦和不便，提高了患者的舒适度。

（3）保护口腔环境：即刻种植修复技术有助于维持口腔环境的稳定，减少因缺牙导致的邻牙移位和牙槽骨吸收等问题。

2. 即刻种植修复技术存在的缺点

（1）技术难度高：即刻种植修复技术对医生的操作技能和经验要求较高，需要医生具备丰富的口腔修复知识和熟练的手术技巧。

（2）适应症局限：即刻种植修复技术并非适用于所有情况，需要严格评估患者的适应证，以确保手术的成功率和效果。

（3）术后风险较大：由于即刻种植修复技术需要在拔牙后立即进行手术，因此术后感染、出血等并发症的风险相对较高。

（四）即刻种植修复技术的未来发展趋势

随着口腔医学和材料科学的不断进步，即刻种植修复技术将呈现以下发展趋势：

1. 个性化定制

借助数字化技术和 3D 打印技术，可以实现种植体的个性化定制，以满足不同患者的需求和期望。

2. 生物相容性材料的发展

研发具有更高生物相容性和稳定性的种植体材料，降低术后并发症的发生率，提高种植体的长期存活率。

3. 跨学科合作

口腔医生与其他学科医生（如颌面外科医生、牙周病医生等）加强合作，共同制定综合治疗方案，提高即刻种植修复技术的治疗效果。

4. 智能化技术的应用

通过引入人工智能、机器学习等智能化技术，对即刻种植修复技术进行精准预测和优化，提高手术的成功率和患者的满意度。

四、种植修复的并发症与防治

种植修复作为一种现代口腔修复技术，虽然具有许多优点，但在临床应用中也存在一些潜在的并发症。这些并发症可能影响种植体的稳定性、功能恢复和患者的舒适度。因此，了解和掌握种植修复的并发症及其防治措施，对于确保治疗效果和患者安全至关重要。下面将详细探讨种植修复的并发症及其发生原因，并提出相应的防治措施等，以期为口腔医生在临床实践中提供有益的参考。

（一）种植修复的并发症及其发生原因

种植修复的并发症多种多样，常见的包括种植体松动脱落、感染、神经损伤、软组织损伤等。这些并发症的发生原因主要有以下几个方面：

1. 种植体设计或植入位置不当

种植体的设计不合理或植入位置不准确，可能导致种植体与周围组织不匹配，进而影响其稳定性。

2. 骨质条件不佳

患者的骨质条件较差，如骨质疏松、骨量不足等，可能导致种植体无法牢固地固定在骨组织中。

3. 口腔卫生不佳

患者口腔卫生习惯不良，可能导致种植体周围发生感染，影响种植体的愈合和稳定性。

4. 手术操作不当

手术过程中操作不当，如损伤邻牙、血管或神经等，可能导致并发症的发生。

（二）种植修复并发症的防治措施

针对种植修复的常见并发症，可以采取以下防治措施：

1. 术前评估和准备

在进行种植修复前，应对患者的全身状况和口腔局部情况进行全面评估，确保患者适合进行种植修复。同时，做好充分的术前准备，包括口腔清洁、消毒等，以降低感染的风险。

2. 合理设计和选择种植体

根据患者的具体情况，合理设计和选择种植体，确保其形状、大小、材质等与周围组织相匹配。在植入种植体时，要确保其位置准确、深度适中，以保证其稳定性。

3. 改善骨质条件

对于骨质条件不佳的患者，可以通过骨增量技术、植骨等方法改善骨质条件，提高种植体的稳定性。

4. 加强口腔卫生宣教

对患者进行口腔卫生宣教，强调口腔卫生的重要性，指导患者正确刷牙、使用牙线等，以保持口腔清洁。

5. 规范手术操作

医生在手术过程中应严格按照操作规范进行，避免损伤邻牙、血管或神经等。同时，术后要密切观察患者的恢复情况，及时发现并处理可能的并发症。

（三）特殊情况下的并发症防治

在某些特殊情况下，种植修复的并发症防治需要特别注意。例如，对于糖尿病患者，由于其血糖控制不佳可能导致伤口愈合延迟和感染风险增加，因此在种植修复前需要严格控制血糖水平。对于长期吸烟的患者，由于吸烟可能影响种植体的愈合和稳定性，需要劝导患者戒烟或至少减少吸烟量。此外，对于年龄较大、口腔健康状况较差的患者，需要更加谨慎地评估其适应证和禁忌证，以降低并发症的风险。

（四）并发症发生后的处理

当种植修复后发生并发症时，医生需要迅速而准确地做出处理。对于种植体松动脱落的情况，需要重新评估患者的骨质条件并重新设计种植体；对于感染，需要及时进行抗感染治疗并加强口腔卫生宣教；对于神经损伤或软组织损伤，需要进行相应的修复治疗并关注患者的恢复情况。在处理并发症的过程中，医生需要与患者保持良好的沟通，解释治疗过程和可能的结果，以减轻患者的焦虑和不安。

五、种植修复技术的长期效果评估

种植修复技术作为现代口腔医学的重要组成部分，已经广泛应用于牙列缺损的修复治疗中。随着医疗技术的不断进步和患者对口腔健康需求的提高，种植修复技术的长期效果评估显得尤为重要。长期效果评估不仅有助于了解种植体的稳定性、功能恢复以及患者满意度，还能为口腔医生提供临床决策依据，优化治疗方案。下面将从种植体的稳定性、功能恢复、并发症发生率、患者满意度等方面，对种植修复技术的长期效果进行评估，以期为口腔医生提供有益的参考。

（一）种植体的稳定性评估

种植体的稳定性是评估种植修复技术长期效果的重要指标之一。种植体的稳定性受多种因素的影响，包括骨质条件、种植体设计、手术操作等。长期观察发现，种植体在植入后初期，由于周围组织的愈合和改建，可能会出现一定程度的松动。然而，随着时间的推移，种植体与周围骨组织形成骨结合，稳定性逐渐增强。

评估种植体的稳定性，可以通过临床检查、影像学检查等方法进行。临床检查包括观察种植体周围的软组织情况、检查种植体的松动度等。影像学检查则主要利用 X 线、CT 等技术，观察种植体与周围骨组织的结合情况，评估种植体的稳定性和骨吸收情况。

（二）功能恢复评估

种植修复技术的目的在于恢复患者的咀嚼功能、发音功能和面部美观。因此，功能恢复是评估种植修复技术长期效果的重要方面。

在评估咀嚼功能时，可以通过观察患者咀嚼食物的能力、食物选择等方面进行判断。同时，可以利用咬合力测试仪器，对种植体的咬合力进行客观测量。发音功能的评估则主要通过患者的主观感受和语音分析等方法进行。面部美观的评估则需要结合患者的面部形态、种植体与邻牙的协调性等因素进行综合判断。

（三）并发症发生率评估

并发症是评估种植修复技术长期效果不可忽视的一个方面。常见的种植修复并发症包括感染、种植体松动脱落、软组织损伤等。并发症的发生不仅影响种植体的稳定性和功能恢复，还可能给患者带来额外的痛苦和经济负担。

评估并发症的发生率，需要对患者进行长期的随访观察，记录并发症的发生时间、类型、处理方法等。同时，需要对并发症的原因进行深入分析，以便为今后的临床实践提供经验教训。

（四）患者满意度评估

患者满意度是评估种植修复技术长期效果的重要指标之一。患者的满意度受多种因素的影响，包括种植体的稳定性、功能恢复、并发症发生率以及医生的服务态度等。

评估患者满意度，可以通过问卷调查、面对面访谈等方式进行。问卷调查可以设计包含多个方面的问题，如种植体的外观、功能、舒适度等，以便全面了解患者的感受。面对面访谈则可以更深入地了解患者的需求和期望，为今后的临床实践提供改进方向。

综合以上四个方面的评估结果，可以对种植修复技术的长期效果进行综合分析。种植体的稳定性良好、功能恢复满意、并发症发生率低且患者满意度高的种植修复治疗，可以认为是成功的。反之，若存在稳定性差、功能恢复不佳、并发症频发或患者满意度低等问题，则需要深入分析原因，采取相应措施进行改进。

六、种植修复技术的未来发展趋势

种植修复技术作为现代口腔医学领域的一项重要技术，随着科技的进步和患者需求的提升，正迎来前所未有的发展机遇。种植修复技术以其独特的优势，如恢复咀嚼功能、改善面部美观等，受到越来越多患者的青睐。然而，当前种植修复技术仍存在一些挑战，如手术操作的复杂性、并发症的防控等。因此，探索种植修复技术的未来发展趋势，对于推动口腔医学的进步具有重要意义。

（一）材料科学的突破与应用

种植修复技术的核心在于种植体与周围骨组织的结合。未来，随着材料科学的突破，种植体的材质将得到进一步优化。新型生物活性材料、纳米材料以及 3D 打印技术等的应用，将使得种植体具有更好的生物相容性、更高的稳定性和更低的并发症发生率。同时，这些新材料和新技术的应用将为种植体的个性化设计和精准制造提供可能，从而满足不同患者的需求。

（二）数字化技术的应用与发展

数字化技术已经成为口腔医学领域的重要支撑。未来，数字化技术将在种植修复技术的各个环节发挥更大的作用。通过数字化扫描、三维重建等技术，医生可以更加精准地评估患者的口腔状况，制订个性化的治疗方案。同时，数字化导航、机器人辅助等技术的应用，将使得种植手术的操作更加精确、高效，降低手术风险。此外，数字化技术还可以用于种植体的远程监测和维护，为患者提供更加便捷的服务。

（三）再生医学的融入与创新

再生医学是近年来兴起的一个新兴领域，其目标是通过激活或替代受损细胞和组织，实现组织和器官的再生。在种植修复领域，再生医学的融入将为解决一些难题提供新的思路。例如，利用干细胞技术促进种植体周围骨组织的再生，提高种植体的稳定性；利用组织工程技术构建具有生物活性的软组织，改善种植体的美观性。这些创新技术的应用，将使得种植修复技术更加完善、高效。

（四）智能化与远程医疗的发展

随着人工智能技术的不断发展，未来种植修复技术将实现更高程度的智能化。首先，通过智能诊断系统，医生可以更加准确地判断患者的病情，制订个性化的治疗方案。其次，智能手术机器人可以辅助医生进行手术操作，提高手术的精确性和安全性。最后，远程医疗技术的发展也将使种植修复服务更加便捷。患者可以通过在线平台咨询医生、预约手术、进行术后随访等，节省时间和精力。

（五）跨学科合作与融合

种植修复技术涉及口腔医学、材料科学、生物医学工程等多个领域。未来，跨学科合作与融合将成为推动种植修复技术发展的重要动力。通过加强不同学科之间的交流和合作，可以共同解决种植修复技术面临的难题，推动技术的创新和发展。同时，跨学科合作还可以促进人才培养和知识传播，为种植修复技术的普及和推广提供有力支持。

（六）患者教育与参与度的提升

随着患者口腔健康意识的提高，他们对种植修复技术的认知和需求也在不断增加。未来，种植修复技术的发展将更加注重患者教育和参与度的提升。通过普及种植修复知识、开展健康宣教活动等方式，提高患者对种植修复技术的认识和理解。同时，鼓励患者积极参与治疗方案的制订和手术过程的决策，增强患者的信任感和满意度。

第五节　口腔数字化修复技术的现状与发展

一、数字化口腔扫描与建模技术

随着科技的飞速发展，数字化技术已经渗透到口腔医学的各个领域，其中数字化口腔扫描与建模技术更是引领着口腔医学的革新。这种技术通过高精度的扫描设备获取患者口腔的三维数据，进而构建出精准的口腔模型，为后续的口腔治疗提供了可靠的数据支持。下面将深入探讨数字化口腔扫描与建模技术的原理、应用场景、优势、局限性及面临的挑战，以及未来发展趋势，以期对这一技术有更全面的了解。

（一）数字化口腔扫描技术的原理与设备

数字化口腔扫描技术主要依赖于高精度的口腔扫描仪。这种扫描仪通常采用光学原理，通过投射特定波长的光线到口腔内，捕捉反射回来的光线信息，进而生成口腔的三维数据。随着技术的不断进步，现在的口腔扫描仪已经能够实现非接触式、快速、高精度的扫描，大大提高了扫描的效率和准确性。

（二）数字化口腔建模技术的应用场景

数字化口腔建模技术在口腔医学领域有着广泛的应用。首先，在口腔修复领域，通过扫描患者的牙齿和口腔结构，可以制作出精确的修复体，如假牙、牙冠等，提高修复效果和患者满意度。其次，在口腔正畸领域，数字化建模技术可以帮助医生制订个性化的正畸方案，精确预测治疗效果，减少治疗时间和患者的不适感。最后，在口腔种植领域，数字化建模技术可以辅助医生进行精确的种植手术规划和导航，提高种植体的稳定性和成功率。

（三）数字化口腔扫描与建模技术的优势

数字化口腔扫描与建模技术相比传统的口腔测量方法具有诸多优势。首先，数字化技术可以实现非接触式测量，避免了传统方法中可能引入的误差和交叉感染的风险。其次，数字化扫描速度快、效率高，可以大大缩短患者的就诊时间。此外，数字化建模技术还可以实现口腔结构的精准再现，为医生提供更加全面、直观的信息，有助于制订更加精准的治疗方案。

（四）数字化口腔扫描与建模技术的局限性与挑战

尽管数字化口腔扫描与建模技术具有诸多优势，但也存在一些局限性和挑战。首先，高精度的扫描设备通常价格昂贵，对一些基层医疗机构来说，可能难以承担。其次，数字化技术的操作需要一定的专业知识和技能，对医生的培训和学习成本较高。此外，虽然数字化技术可以提高测量的精度和效率，但仍需要与其他临床信息进行综合分析，以确保治疗方案的准确性。

（五）数字化口腔扫描与建模技术的发展趋势

随着科技的不断进步和口腔医学的不断发展，数字化口腔扫描与建模技术将迎来更加广阔的发展前景。首先，随着人工智能和大数据技术的应用，数字化口腔扫描与建模技术将更加智能化和个性化，能够根据患者的具体情况提供更加精准的治疗方案。其次，随着材料科学的突破，口腔扫描仪的精度和稳定性将得到进一步提升，为口腔医学提供更加可靠的数据支持。此外，随着数字化技术的普及和推广，越来越多的医疗机构和医生将掌握和应用这一技术，为更多患者提供更加高效、精准的口腔治疗服务。

二、CAD/CAM 技术在修复中的应用

随着现代科技的不断发展，计算机辅助设计与制造（CAD/CAM）技术已广泛应用于口腔修复领域。CAD/CAM 技术以其高精度、高效率的特点，为口腔修复提供了全新的解决方案，极大地提高了修复体的制作质量和患者的满意度。下面旨在探讨 CAD/CAM 技术在修复中的应用，包括其优势、应用流程、实际应用案例以及未来发展趋势等方面，以期为口腔修复领域的进一步发展提供参考。

（一）CAD/CAM 技术的优势

CAD/CAM 技术在口腔修复中的应用具有诸多优势。首先，CAD/CAM 技术可以实现高精度的修复体设计。通过计算机软件的精确计算，可以确保修复体的形态、尺寸和位置与患者的口腔结构完美匹配，从而提高修复体的稳定性和舒适度。其次，CAD/CAM 技术可以缩短修复体的制作周期。传统的修复体制作方法需要经过多次手工操作和试戴调整，而 CAD/CAM 技术可以实现一次性完成修复体的设计和制作，大大缩短了治疗时间。此外，CAD/CAM 技术还可以降低修复体的制作成本，提高生产效率，为患者提供更加经济、高效的服务。

（二）CAD/CAM 技术在修复中的应用流程

CAD/CAM 技术在修复中的应用流程：首先，通过口腔扫描仪获取患者口腔的三维数据，建立数字化口腔模型。其次，利用 CAD 软件对数字化口腔模型进行修复体设计，包括形态、尺寸、位置等参数的设定。再次，将设计好的修复体数据导入 CAM 设备，进行修复体的制造。最后，对制作完成的修复体进行试戴和调整，确保其与患者的口腔结构完美匹配。

（三）CAD/CAM 技术在修复中的实际应用案例

CAD/CAM 技术在口腔修复中的应用已经越来越广泛。以全瓷牙冠修复为例，传统的制作方法需要经过多次手工操作和调整，而采用 CAD/CAM 技术则可以实现一次性完成牙冠的设计和制作。医生通过口腔扫描仪获取患者的牙齿数据，利用 CAD 软件进行牙冠设计，然后将设计数据导入 CAM 设备进行制造。这种方法不仅提高了牙冠的精度和美观度，还大大缩短了治疗时间，提高了患者的满意度。

（四）CAD/CAM 技术在修复中的未来发展趋势

随着科技的不断进步，CAD/CAM 技术在口腔修复中的应用将会更加广泛和深入。首先，随着高精度口腔扫描设备和 CAD/CAM 软件的研发，修复体的制作精度和效率将会进一步提高。其次，CAD/CAM 技术将与其他先进技术进行融合，如人工智能、3D 打印等，形成更加完善的口腔修复体系。此外，随着个性化医疗的发展，CAD/CAM 技术也将更加注重患者的个性化需求，为患者提供更加精准、舒适的修复治疗。

CAD/CAM 技术在口腔修复中的应用为修复治疗带来了革命性的变化。其高精度、高效率的特点使得修复体的制作质量和患者满意度得到了极大的提高。随着科技的不断发展，CAD/CAM 技术将在口腔修复领域发挥更加重要的作用，为更多患者带来更加优质的医疗服务。

然而，CAD/CAM 技术在修复中的应用也面临一些挑战和问题。例如，高精度的口腔扫描设备和 CAD/CAM 软件的成本较高，对一些基层医疗机构来说可能难以承担。此外，CAD/CAM 技术的操作需要一定的专业知识和技能，对医生的培训和学习成本也较高。因此，在推广 CAD/CAM 技术的过程中，需要注重成本控制和医生培训等方面的问题。

总的来说，CAD/CAM 技术在口腔修复中的应用具有广阔的发展前景和巨大的潜力。随着技术的不断进步和应用范围的扩大，相信 CAD/CAM 技术将为口腔修复领域带来更多的创新和突破，为更多患者带来更好的治疗效果和生活质量。

三、3D 打印技术在修复体制作中的应用

随着科技的不断进步，3D 打印技术作为一种前沿的制造技术，正逐渐渗透各个领域，其中口腔修复领域的应用尤为引人瞩目。3D 打印技术以其独特的优势，为修复体的制作带来了革命性的变化，不仅提高了修复体的制作精度和效率，还使得个性化修复成为可能。下面将对 3D 打印技术在修复体制作中的应用进行详细探讨，包括其技术原理与分类、优势、实际应用、案例分析以及未来发展趋势等方面。

（一）3D 打印技术的原理与分类

3D 打印技术，又称为增材制造，是通过逐层堆积材料的方式，根据三维模型数据制作出实体物体的技术。在口腔修复领域，3D 打印技术主要应用于修复体的制作。根据所使用的材料和打印原理的不同，3D 打印技术可分为多种类型，如熔融沉积成型（FDM）、光固化成型（SLA）、选择性激光烧结（SLS）等。这些技术各有特点，可根据具体需求选择合适的打印方式。

（二）3D 打印技术在修复体制作中的优势

3D 打印技术在修复体制作中具有诸多优势。首先，该技术可以实现高精度的制作。通过精确的 3D 模型数据，3D 打印机可以逐层堆积材料，制作出与原始模型几乎一致的修复体，大大提高了修复体的精度和适配性。其次，3D 打印技术具有高度的灵活性。它可以根据患者的具体需求和口腔状况，制作出个性化的修复体，满足患者的个性化需求。此外，3D 打印技术还可以缩短制作周期，提高生产效率，降低制作成本，为患者提供更加经济、高效的服务。

（三）3D 打印技术在修复体制作中的实际应用

3D 打印技术在修复体制作中的实际应用已经取得了显著的成果。在义齿制作方面，3D 打印技术可以根据患者的口腔数据，制作出与患者牙齿形态、颜色、大小等相匹配的义齿，提高患者的咀嚼功能和美观度。在牙冠和桥体制作方面，3D 打印技术可以精确复制患者牙齿的形态和结构，制作出高度适配的牙冠和桥体，提高修复的稳定性和舒适度。此外，3D 打印技术还可以应用于种植体、骨组织修复等领域，为口腔修复提供了更多的可能性。

（四）3D 打印技术在修复体制作中的案例分析

以某患者牙齿缺失的修复为例，传统的修复方法往往需要多次试戴和调整，才能达到较为满意的修复效果。而采用 3D 打印技术，医生首先通过口腔扫描仪获取患者的口腔数据，建立精确的 3D 模型；然后利用 3D 打印技术制作出与患者牙齿形态、颜色等相匹配的义齿。由于 3D 打印技术的高精度和灵活性，制作出的义齿与患者口腔的适配性得到了极大的提高，患者无须多次试戴和调整即可获得满意的修复效果。

（五）3D 打印技术在修复体制作中的未来发展趋势

随着科技的不断发展，3D 打印技术在修复体制作中的应用将会更加广泛和深入。首先，随着 3D 打印材料的不断创新和优化，修复体的性能将得到进一步提升。例如，开发具有更好生物相容性和机械性能的材料，将使得修复体更加耐用、舒适。其次，3D 打印技术将与其他先进技术进行融合，形成更加完善的口腔修复体系。例如，结合人工智能、大数据等技术，实现修复体的智能化设计和制造。此外，随着个性化医疗的兴起，3D 打印技术将在个性化修复体的制作中发挥更加重要的作用，为患者提供更加精准、舒适的治疗方案。

四、数字化修复技术的精准性与效率

随着数字化技术的迅猛发展，其在口腔修复领域的应用也日益广泛。数字化修复技术，以其高度的精准性和效率，为口腔修复带来了革命性的变革。下面将深入探讨数字化修复技术的精准性和效率，以期更好地理解和应用这一技术。

（一）数字化修复技术的精准性

1. 高精度扫描与建模

数字化修复技术首先依赖于高精度的口腔扫描设备，能够捕捉口腔的微小细节，生成精确的三维数字模型。相较于传统的印模技术，数字化扫描避免了因材料变形、操作误差等因素导致的精度损失，确保了修复体的形态、尺寸和位置的准确性。

2. 个性化设计与定制

基于高精度的数字模型，医生可以利用设计软件对修复体进行个性化设计与定制。通过精确的参数调整和模拟分析，可以确保修复体与患者口腔结构的完美匹配，提高修复的精准度和舒适度。

3. 精确的制作与加工

数字化修复技术利用计算机辅助制造（CAM）设备，根据设计好的数字模型精确制作修复体。CAM 设备采用先进的加工技术和材料，能够确保修复体的精度和质量，减少手工制作过程中的误差和不确定性。

（二）数字化修复技术的效率

1. 缩短治疗周期

传统的口腔修复过程通常需要多次试戴和调整，耗费大量的时间和精力；而数字化修复技术通过一次性获取精确的口腔数据，直接进行设计和制作，大大缩短了治疗周期。患者可以在较短时间内获得满意的修复效果，提高了治疗效率。

2. 提高生产效率

数字化修复技术采用自动化和智能化的生产方式，减少了手工制作环节，提高了生产效率。CAM 设备可以连续工作，不受时间和人力的限制，能够快速制作出多个修复体，满足大规模生产的需求。

3. 简化操作流程

数字化修复技术简化了操作流程，降低了操作难度。医生只需通过简单的操作即可获取口腔数据、进行设计和制作，无须烦琐的手工操作。这不仅减轻了医生的工作负担，还降低了操作过程中的错误率。

（三）数字化修复技术的实际应用与案例分析

数字化修复技术在临床应用中已经取得了显著的成果。以牙冠修复为例，通过数字化扫描和建模技术，医生可以精确获取患者牙齿的形态和尺寸信息，利用设计软件制作出与患者牙齿完美匹配的牙冠。然后，通过 CAM 设备精确制作牙冠，确保其精度和质量。这种数字化修复方式不仅提高了修复的精准性，还大大缩短了治疗周期，提高了患者的满意度。

此外，数字化修复技术还可以应用于种植体、义齿等多个领域。通过精确的数据获取和设计制作，可以实现更加精准的种植和修复效果，提高患者的口腔健康水平。

（四）数字化修复技术的发展趋势与前景

随着数字化技术的不断进步和应用领域的拓展，数字化修复技术将迎来更加广阔的发展前景。未来，数字化修复技术将更加智能化和个性化，能够根据患者的具体情况进行精准的治疗方案设计和制作。同时，随着新材料和新技术的应用，数字化修复体的性能和质量将得到进一步提升。

五、数字化修复技术的美学效果

随着口腔修复技术的不断进步，数字化修复技术以其独特的优势，在口腔美学修复领域发挥着越来越重要的作用。数字化修复技术不仅提高了修复的精准性和效率，更在美学效果上实现了突破，为口腔美学修复提供了更多可能。下面旨在深入探讨数字化修复技术的美学效果，以期为口腔美学修复的临床实践提供有益参考。

（一）数字化修复技术的美学优势

1. 个性化美学设计

数字化修复技术允许医生根据患者的面部特征、牙齿形态、肤色等因素，进行个性化的美学设计。通过精确的口腔扫描和三维建模，医生可以获取患者口腔的详细数据，进而利用设计软件制作出与患者面部特征相协调的修复体。这种个性化设计能够最大限度地满足患者的美学需求，实现自然、和谐的美学效果。

2. 色彩与质感的高度还原

数字化修复技术可以精确模拟牙齿的色彩和质感，使修复体与周围牙齿的色差和光泽度达到最小化。通过精确的色彩分析和材料选择，医生可以确保修复体在颜色、透明度、反光性等方面与天然牙齿高度一致，从而实现自然、逼真的美学效果。

3. 形态与功能的完美结合

数字化修复技术不仅关注美学效果，还注重修复体的功能性和舒适性。通过精确的设计和制作，数字化修复技术可以确保修复体在形态上与周围牙齿相协调，同时具备良好的咬合功能和咀嚼效率。这种形态与功能的完美结合，使得数字化修复技术在口腔美学修复领域具有独特的优势。

（二）数字化修复技术在美学修复中的应用

1. 前牙美学修复

前牙是口腔美学修复的重点区域，数字化修复技术在此领域的应用尤为广泛。通过精确的口腔扫描和设计，医生可以制作出与患者面部特征相协调的前牙修复体，如瓷贴面、全瓷冠等。这些修复体在形态、色彩和质感上均能与天然牙齿高度一致，实现自然、美观的美学效果。

2. 牙列缺损的美学修复

对于牙列缺损的患者，数字化修复技术可以通过种植体、桥体等方式进行美学修复。

医生可以根据患者的口腔数据和美学需求，精确设计和制作修复体，以恢复牙列的完整性和美观性。同时，数字化修复技术还可以实现种植体与周围牙齿的协调性和美观性，提高患者的自信心和生活质量。

3. 口腔软组织的美学修复

除了牙齿修复外，数字化修复技术还可以应用于口腔软组织的美学修复。例如，对于唇部、颊部等软组织的缺损或畸形，医生可以利用数字化技术进行精确的测量和设计，制作出合适的修复体或填充物，以改善患者的面部轮廓和美学效果。

（三）数字化修复技术美学效果的案例分析

以某患者前牙缺失的美学修复为例，通过数字化修复技术，医生首先对患者进行了精确的口腔扫描和三维建模，获取了详细的口腔数据。然后利用设计软件进行个性化的美学设计，选择与患者面部特征和牙齿形态相协调的修复体材料和颜色。最后通过 CAM 设备精确制作出了修复体，实现了自然、美观的美学效果。患者对此次修复效果非常满意，不仅恢复了牙齿的功能性，还提升了面部的美观度。

（四）数字化修复技术美学效果的评估与改进

为了确保数字化修复技术美学效果的持续性和稳定性，需要进行定期的评估和改进。医生可以通过患者反馈、临床检查等方式，对修复体的美学效果进行评估。对于存在的问题和不足，医生可以及时调整设计方案和制作参数，以改进修复体的美学效果。此外，随着数字化技术的不断发展和更新，医生还应积极学习和掌握新的技术和方法，以不断提高数字化修复技术的美学效果。

六、数字化修复技术的未来发展与挑战

随着科技的飞速发展，数字化修复技术作为口腔修复领域的一种新兴技术，正逐渐展现出其巨大的潜力和优势。然而，任何技术的发展都伴随着挑战与机遇。下面将深入探讨数字化修复技术的未来发展前景、面临的挑战以及应用对策与建议，以期为相关研究和应用提供有益的参考。

（一）数字化修复技术的未来发展

1. 技术创新与升级

随着人工智能、机器学习等技术的不断进步，数字化修复技术有望实现更加智能化和精准化的发展。例如，通过深度学习算法，系统可以自动识别和分析口腔数据，为医生提供更加精确的诊断和治疗建议。此外，新型材料的应用也将推动数字化修复技术的创新，如生物相容性更好、强度更高的修复材料，将进一步提高修复体的质量和持久性。

2. 应用领域的拓展

目前，数字化修复技术主要应用于牙齿修复、种植等领域。随着技术的不断发展，其应用领域有望进一步拓展。例如，数字化修复技术可用于口腔颌面部畸形、缺损的修复，为患者提供更加个性化的治疗方案。此外，数字化修复技术还可与其他医疗技术相结合，如与 3D 打印技术结合，实现修复体的快速定制和制作。

3. 远程医疗与互联网 + 口腔修复

随着互联网技术的普及，远程医疗已成为一种趋势。数字化修复技术有望与远程医疗相结合，实现患者与医生之间的实时互动和远程治疗。患者可以通过网络平台上传口腔数据，医生则可以通过远程会诊为患者提供诊断和治疗建议。这种模式的出现将极大地方便患者就医，降低就医成本，提高医疗资源利用效率。

（二）数字化修复技术面临的挑战

1. 技术标准化与规范化

随着数字化修复技术的广泛应用，如何制定统一的技术标准和规范成为亟待解决的问题。不同厂商生产的数字化设备可能存在差异，数据格式和兼容性也可能成为问题。因此，需要建立统一的技术标准和规范，以确保不同设备之间的数据互通和结果的可比性。

2. 数据安全与隐私保护

数字化修复技术涉及大量患者的口腔数据和个人信息，如何确保数据的安全性和隐私保护是一个重要的问题。在数据传输、存储和处理过程中，需要采取有效的加密和防护措施，防止数据泄露和滥用。同时，需要建立完善的数据管理制度，确保数据的合法使用和共享。

3. 专业人才的培养与储备

数字化修复技术需要具备较高专业知识和技能的人才来操作和维护。然而，目前相关领域的专业人才相对匮乏，这成为制约数字化修复技术发展的一个重要因素。因此，需要加强相关专业人才的培养和储备，提高从业人员的专业素质和技术水平。

4. 成本与效益的平衡

虽然数字化修复技术具有诸多优势，但其成本也相对较高。对一些经济条件有限的患者来说，可能难以承担数字化修复的费用。因此，如何在保证修复效果的同时降低成本，实现成本与效益的平衡，是数字化修复技术需要面对的一个挑战。

（三）应对策略与建议

1. 加强技术研发与创新

针对数字化修复技术面临的挑战，应加大技术研发和创新力度，推动技术的不断进步和升级。通过引入新技术、新材料和新方法，提高数字化修复技术的精准性、效率和安全性。

2. 完善技术标准与规范

建立统一的技术标准和规范，促进不同设备之间的数据互通和结果的可比性。同时，加强技术监管和评估，确保数字化修复技术的质量和安全。

3. 加强数据安全与隐私保护

建立完善的数据安全管理制度和隐私保护机制，确保患者的个人信息和数据安全。采用先进的数据加密和防护措施，防止数据泄露和滥用。

4. 培养与引进专业人才

加强相关专业人才的培养和引进力度，提高从业人员的专业素质和技术水平。通过举办培训班、研讨会等活动，促进经验交流和知识更新。

5. 推动多元化支付方式

探索多元化的支付方式，如医疗保险、商业保险等，以减轻患者的经济负担。同时，加强与政府、企业等合作，推动数字化修复技术的普及和应用。

第三章　口腔修复学临床实践与研究进展

第一节　口腔修复学临床实践中的常见问题及解决方案

一、修复体松动脱落的原因与处理

修复体作为口腔修复的重要手段，在恢复牙齿功能、改善口腔美观等方面发挥着关键作用。然而，在使用过程中，修复体有时会出现松动脱落的情况，这不仅影响修复效果，还可能对患者的口腔健康造成不良影响。因此，分析修复体松动脱落的原因，并采取相应的处理措施，对于提高修复体的稳定性和成功率具有重要意义。

（一）修复体松动脱落的原因

1. 黏结剂问题

黏结剂的选择、使用不当或老化失效是导致修复体松动脱落的重要原因之一。如果选择的黏结剂与修复体和基牙之间的化学结合力不强，或者在使用过程中未能充分搅拌均匀、涂抹均匀，都可能导致修复体与基牙之间的黏结不牢固，进而出现松动脱落的情况。此外，黏结剂随着时间的推移会发生老化，导致其性能下降，也可能导致修复体的松动脱落。

2. 修复体设计问题

修复体的设计不合理也是导致松动脱落的一个重要因素。如果修复体的形态、大小、厚度等设计不当，与基牙之间的匹配度不高，或者未能充分考虑患者的口腔环境和咀嚼习惯等因素，都可能导致修复体在使用过程中受到过大的力量，从而发生松动脱落。

3. 基牙问题

基牙的状况对修复体的稳定性有着重要影响。如果基牙存在牙周病、龋齿等病变，或者牙冠过短、牙颈部过细等情况，都可能导致修复体与基牙之间的固位力不足，容易发生松动脱落。此外，基牙的清洁度也是影响修复体稳定性的重要因素，如果基牙表面存在牙菌斑、牙结石等污垢，可能导致黏结剂无法充分附着，进而影响修复体的稳定性。

4. 患者使用不当

患者的使用习惯也是导致修复体松动脱落的一个不可忽视的因素。一些患者在使用过程中未能遵循医生的建议，如过度使用修复体咬硬物、用牙线或牙签不当等，都可能导致修复体受到损伤或松动脱落。

（二）修复体松动脱落的处理措施

1. 检查与诊断

当修复体出现松动脱落的情况时，首先应进行全面细致的检查与诊断。医生需仔细观察修复体的形态、位置、固位情况，以及基牙的状况和咬合关系等，以明确松动脱落的原因。同时，还需了解患者的使用习惯和生活方式，以便制订针对性的处理方案。

2. 清洁与处理基牙

针对基牙问题导致的修复体松动脱落，需对基牙进行彻底的清洁和处理。使用专业的口腔清洁工具去除基牙表面的牙菌斑、牙结石等污垢，保持基牙的清洁度。对于存在牙周病、龋齿等病变的基牙，需进行相应的治疗，恢复基牙的健康状态。

3. 重新设计并制作修复体

如果修复体的设计存在问题，需要重新设计并制作修复体。医生需根据患者的口腔状况、咀嚼习惯等因素，制订合理的修复体设计方案。同时，选择合适的材料，确保修复体的形态、大小、厚度等与基牙相匹配，以提高修复体的稳定性和舒适度。

4. 选用合适的黏结剂并正确操作

选择合适的黏结剂并正确操作是确保修复体稳定性的关键。医生需根据修复体和基牙的材料、性质等因素，选择具有较强化学结合力的黏结剂。在使用过程中，需确保黏结剂搅拌均匀、涂抹均匀，并遵循正确的操作步骤，以确保修复体与基牙之间的牢固黏结。

5. 患者教育与指导

对患者进行口腔健康教育和指导也是预防修复体松动脱落的重要措施。医生需向患者详细解释修复体的使用方法和注意事项，提醒患者避免过度使用修复体咬硬物、用牙线或牙签不当等行为。同时，建议患者定期到医院进行口腔检查和修复体的维护，以确保修复体的稳定性和口腔健康。

二、修复体边缘密合性问题的处理

在口腔修复领域，修复体的边缘密合性是一个至关重要的因素。良好的边缘密合性不仅可以保证修复体的稳定性和美观性，还可以有效防止口腔疾病的发生。然而，在实际操作中，修复体边缘密合性问题时有发生，这可能是由多种因素导致的。因此，下面将对修复体边缘密合性问题的原因进行分析，并提出相应的处理措施及注意事项，以期为口腔修复工作提供有益的参考。

（一）修复体边缘密合性问题的原因

1. 预备体设计不当

预备体的设计是修复体制作的关键环节之一。如果预备体的边缘形态、角度、深度等设计不合理，或者未能充分考虑到患者的口腔环境和咀嚼习惯等因素，都可能导致修复体边缘的密合性不佳。

2. 印模制取不准确

印模制取是获取患者口腔情况的重要步骤。如果印模材料选择不当、操作不规范或印模过程中受到干扰，都可能导致印模不准确，进而影响到修复体边缘的密合性。

3. 修复体制作过程中的误差

修复体的制作过程涉及多个环节，如蜡型制作、铸造、打磨等。在这些环节操作不当或技术不过关，都可能导致修复体边缘的形态、尺寸等出现误差，从而影响到其密合性。

4. 黏结剂的使用不当

黏结剂在修复体固定中起着关键作用。如果选择的黏结剂类型不适合、涂抹不均匀或固化时间不足等，都可能影响修复体与基牙之间的密合性。

（二）修复体边缘密合性问题的处理措施

1. 优化预备体设计

针对预备体设计不当导致的边缘密合性问题，应在设计过程中充分考虑患者的口腔环境和咀嚼习惯，确保预备体的边缘形态、角度、深度等符合修复要求。同时，加强医生的技术培训和经验积累，提高预备体设计的准确性和合理性。

2. 提高印模制取的准确性

为了获取准确的印模，应选择合适的印模材料，并严格按照操作规范进行印模制取。在印模过程中，应注意避免受到口腔分泌物、血液等因素的干扰，确保印模的清晰度和准确性。此外，定期检查和校准印模设备，确保其处于良好的工作状态。

3. 加强修复体制作过程中的质量控制

在修复体制作过程中，应严格控制各个环节的质量。例如，在蜡型制作阶段，应确保蜡型的形态、尺寸与预备体相匹配；在铸造阶段，应选择合适的铸造材料和方法，确保修复体的精度和强度；在打磨阶段，应使用合适的工具和技术，确保修复体边缘的光滑度和密合性。

4. 正确使用黏结剂

黏结剂的选择和使用对于修复体边缘的密合性至关重要，应根据修复体和基牙的材料、性质等因素选择合适的黏结剂类型。在使用过程中，应确保黏结剂涂抹均匀、厚度适中，并遵循正确的固化时间和温度要求。此外，加强医生的黏结技术培训，提高其操作技能和水平。

（三）修复体边缘密合性问题处理中的注意事项

1. 注重患者沟通与教育

在处理修复体边缘密合性问题时，与患者的沟通至关重要。医生应详细解释问题的原因、处理措施及预期效果，以获得患者的理解和配合。同时，加强口腔健康教育和指导，提高患者对口腔修复的认识和重视程度。

2. 定期复查与维护

修复体安装后，患者应定期进行口腔复查和修复体的维护。医生应仔细检查修复体的边缘密合性、稳定性及功能状态，及时发现并处理潜在问题。对于出现边缘密合性问题的修复体，应根据具体情况采取适当的处理措施，如重新制作、调整等。

3. 持续改进与创新

随着口腔修复技术的不断发展，我们应不断关注新技术、新材料和新方法的出现，并尝试将其应用于实际工作中。通过持续改进和创新，提高修复体边缘密合性的处理效果和质量，为患者提供更好的口腔修复服务。

三、修复体颜色匹配不佳的改善方法

在口腔修复过程中，修复体的颜色匹配是一个至关重要的环节。一个成功的修复体不仅要恢复牙齿的形态和功能，还要与周围牙齿的颜色相匹配，以达到美观的效果。然而，在实际操作中，修复体颜色匹配不佳的情况时有发生，这可能是由于多种因素导致的。因此，下面将对修复体颜色匹配不佳的原因进行分析，并提出相应的改善方法，以期提高修复体的美观度和患者的满意度。

（一）修复体颜色匹配不佳的原因

1. 牙齿颜色复杂性

牙齿的颜色受到多种因素的影响，包括牙釉质的厚度、牙本质的色泽、牙齿表面的牙菌斑和色素沉积等。此外，牙齿的颜色还会随着年龄、饮食习惯和口腔健康状况的变化而发生改变。因此，准确复制和匹配牙齿的颜色是一项极具挑战性的任务。

2. 色彩再现误差

在修复体的制作过程中，从牙齿比色、印模制取到修复体制作和安装等各个环节，都可能存在色彩再现误差。这些误差可能源于比色设备的精度、印模材料的颜色稳定性、修复体材料的颜色再现性以及制作过程中的技术操作等因素。

3. 患者个体差异

每个患者的牙齿颜色和口腔环境都是独特的，这增加了修复体颜色匹配的难度。此外，患者的心理状态和期望值也会对修复体的颜色匹配产生影响。一些患者可能对颜色的变化非常敏感，而另一些患者则可能更关注修复体的功能和舒适度。

（二）修复体颜色匹配不佳的改善方法

1. 提高比色准确性

比色是修复体颜色匹配的关键环节。为了提高比色的准确性，可以采用以下方法：

（1）使用先进的比色设备。选择具有高分辨率和良好色彩再现性的比色仪，以获取更准确的牙齿颜色信息。

（2）考虑牙齿颜色的动态变化。在比色时，应考虑牙齿颜色在不同光照条件下的变化，以及患者年龄、饮食习惯等因素对牙齿颜色的影响。

（3）综合评估多个牙齿的颜色。在比色时，不仅要关注待修复牙齿的颜色，还要综合考虑其周围牙齿的颜色，以确保修复体与周围牙齿的颜色协调。

2. 优化修复体制作过程

修复体的制作过程对颜色匹配同样具有重要影响。为了优化修复体的制作，可以采取以下措施：

（1）选择颜色稳定性好的修复体材料。在选择修复体材料时，应注重其颜色稳定性和与牙齿颜色的匹配度，以确保修复体在长期使用中颜色不易发生变化。

（2）精细打磨和抛光。在制作过程中，应注重修复体的精细打磨和抛光，以消除表面的瑕疵和不平整，使修复体的表面更加光滑、亮丽，提高颜色的均匀性和自然度。

（3）严格质量控制。在修复体的制作过程中，应建立严格的质量控制体系，对每个环节进行严密监控，确保修复体的颜色、形态和质量符合要求。

3. 加强患者沟通与教育

与患者保持良好的沟通是改善修复体颜色匹配的关键。医生应在治疗前充分了解患者的期望值和需求，并在治疗过程中及时与患者沟通，解释治疗过程和可能出现的问题。同时，医生应向患者普及口腔修复知识，提高其对修复体颜色匹配的认识和重视程度。

4. 引入数字化技术

随着数字化技术的不断发展，其在口腔修复领域的应用也越来越广泛。通过引入数字化技术，如数字化比色系统、3D 打印技术等，可以提高修复体颜色匹配的精度和效率。数字化技术可以精确获取牙齿的颜色信息和形态数据，并通过计算机模拟和优化修复体的设计，从而实现更准确的颜色匹配和更高效的制作过程。

5. 定期维护和调整

修复体安装后，由于口腔环境的变化和修复体材料的老化等原因，颜色匹配度可能会发生变化。因此，定期维护和调整是保持修复体颜色匹配的重要措施。医生应定期对患者进行口腔复查，检查修复体的颜色、形态和功能状态，并根据需要进行调整和维护。对于出现颜色变化或磨损的修复体，应及时进行修复或更换，以保持其良好的颜色匹配度和功能状态。

四、修复体舒适度问题的调整与优化

口腔修复体作为恢复牙齿功能和美观的重要手段，其舒适度对于患者的生活质量和满意度具有至关重要的影响。然而，在实际应用中，修复体舒适度问题时有出现，给患者带来不便和困扰。因此，对修复体舒适度问题的调整与优化显得尤为重要。下面将从修复体设计、材料选择、制作工艺、患者个体差异、后续维护与调整以及患者教育与自我指导等方面，探讨修复体舒适度问题的调整与优化方法。

（一）修复体设计优化

修复体的设计是影响其舒适度的关键因素之一。在设计过程中，应充分考虑患者的口腔结构和功能需求，确保修复体与周围组织的适应性。具体而言，以下几个方面值得注意：

1. 形态设计

修复体的形态应尽可能与天然牙齿相似，以减少对周围组织的刺激和压迫。同时，应根据患者的咬合习惯和咀嚼力度，合理设计修复体的形态和高度，确保其在口腔中的稳定性和舒适性。

2. 边缘设计

修复体的边缘应光滑、连续，避免锐利的边缘对口腔黏膜造成损伤。在边缘处理上，可以采用圆润的过渡设计，以减少对组织的刺激。

3. 颜色匹配

修复体的颜色应与周围牙齿相协调，以达到美观的效果。在选择修复体材料时，应注重其颜色稳定性和与天然牙齿的匹配度，以提高患者的满意度。

（二）材料选择优化

修复体材料的选择直接关系到其舒适度和生物相容性。在选择修复体材料时，应遵循以下原则：

1. 生物相容性好

修复体材料应具有良好的生物相容性，避免对口腔黏膜和牙周组织产生刺激和过敏反应。

2. 耐磨性强

修复体材料应具备较高的耐磨性，以应对口腔环境中的摩擦和磨损，保持其长期稳定性。

3. 美观度高

修复体材料应具有良好的光学性能和颜色稳定性，以实现与周围牙齿的协调匹配。

目前，市场上常见的修复体材料包括陶瓷、树脂和金属等。在选择材料时，应根据患者的具体情况和需求进行综合考虑，选择最适合的材料。

（三）制作工艺优化

修复体的制作工艺对其舒适度和精度具有重要影响。为提高修复体的舒适度，可以从以下几个方面优化制作工艺：

1. 精确印模

印模的精确度直接影响到修复体的适配性。在制取印模时，应选择合适的印模材料和工具，确保印模的清晰度和准确性。同时，应严格按照操作规范进行印模制取，避免印模过程中的误差。

2. 精细打磨

在制作过程中，应对修复体进行精细打磨，以消除表面的瑕疵和不平整。通过打磨，可以使修复体的边缘更加光滑、连续，减少对周围组织的刺激。

3. 严格质检

在修复体制作完成后，应进行严格的质量检查。通过检查修复体的形态、尺寸、颜色等方面是否符合要求，确保修复体的质量和舒适度达到标准。

（四）患者个体差异考虑

每个患者的口腔结构和功能需求都是独特的，因此在调整和优化修复体舒适度时，应充分考虑患者的个体差异。医生在进行治疗前，应详细询问患者的病史、口腔习惯和期望，以便制订个性化的治疗方案。同时，在治疗过程中，医生应根据患者的反馈和口腔环境的变化，及时调整修复体的设计和制作方案，以满足患者的需求和期望。

（五）后续维护与调整

修复体安装后，定期的维护和调整也是确保其舒适度的关键。随着时间的推移，患者的口腔环境可能发生变化，如牙齿移位、牙周病变等，这些都可能影响修复体的舒适度。因此，医生应定期对患者进行口腔复查，检查修复体的状态和功能，并根据需要进行调整和维护。对于出现问题的修复体，应及时进行修复或更换，以保持其良好的舒适度和功能状态。

（六）患者教育与自我护理指导

除了医生的专业调整和优化外，患者的自我护理意识和行为也对修复体的舒适度具有重要影响。医生应向患者普及口腔健康知识和修复体维护方法，教育患者如何正确清洁修复体、避免过度使用修复体以及定期进行口腔检查等。通过提高患者的自我护理能力，可以有效延长修复体的使用寿命，减少舒适度问题的发生。

修复体舒适度问题的调整与优化是一个综合性的过程，涉及修复体设计、材料选择、制作工艺以及患者个体差异等多个方面。通过不断优化这些方面，可以提高修复体的舒适度和患者的满意度。未来，随着口腔修复技术的不断发展和创新，相信会有更多更好的方法和材料用于修复体舒适度的改善，为患者带来更加舒适和美观的口腔修复体验。

在实际操作中，医生应根据患者的具体情况和需求，制订个性化的修复方案，并注重与患者的沟通和教育。同时，医生还应不断学习和掌握新的技术和材料，以提高自己的专业水平和服务质量。通过医患双方的共同努力，相信我们可以有效解决修复体舒适度问题，为患者带来更好的口腔健康和生活质量。

五、修复后咬合关系异常的调整

在口腔修复领域，咬合关系的调整是一项至关重要的任务。良好的咬合关系不仅能够确保口腔功能的正常发挥，还能够维护牙齿和牙周组织的健康。然而，在实际操作中，由于多种因素的影响，修复后咬合关系异常的情况时有发生。下面将对修复后咬合关系异常的原因进行分析，并提出相应的调整方法，以期为患者提供更加优质的口腔修复服务。

（一）修复后咬合关系异常的原因

1. 修复体设计不当

修复体的设计是影响咬合关系的关键因素之一。如果修复体的形态、尺寸或位置设计不当，就可能导致咬合关系异常。例如，修复体过高或过低，都可能影响牙齿的咬合接触点，导致咬合关系紊乱。

2. 修复体制作误差

修复体的制作过程中，由于技术操作不当或设备精度不足等原因，可能导致修复体的形态、尺寸或位置出现误差。这些误差在修复体安装后，就可能表现为咬合关系异常。

3. 患者口腔环境变化

患者的口腔环境是一个动态变化的过程。随着时间的推移，牙齿可能发生移位、磨损。或牙周组织可能发生变化。这些变化都可能导致原有的咬合关系发生改变，出现咬合异常的情况。

4. 咬合力量失衡

咬合力量的失衡也是导致咬合关系异常的重要原因之一。患者的咬合力量过大或过小，都可能对牙齿和修复体产生不良影响，导致咬合关系功能紊乱。

（二）修复后咬合关系异常的调整方法

1. 重新设计修复体

对于由于修复体设计不当导致的咬合关系异常，需要重新设计修复体。在设计过程中，应充分考虑患者的口腔结构和功能需求，确保修复体的形态、尺寸和位置与天然牙齿相协调，以实现良好的咬合关系。

2. 调整修复体位置和高度

如果修复体的位置和高度不合适，可以通过调整修复体的位置和高度来改善咬合关系。这通常需要使用专业的牙科工具和技术，对修复体进行精细的调整，以达到理想的咬合效果。

3. 修复体表面形态调整

修复体的表面形态对于咬合关系的稳定性具有重要影响。如果修复体的表面形态过于尖锐或不平整，可能导致咬合时的摩擦和不适。因此，可以对修复体表面进行打磨、抛光等处理，使其更加光滑、圆润，减少咬合时的摩擦和不适。

4. 咬合力量调整

对于咬合力量失衡的患者，可以通过调整咬合力量来改善咬合关系，如改变患者的咬合习惯、使用咬合调整器等方法来实现。在调整过程中，应注意避免过度调整或调整不足，以确保咬合力量的平衡和稳定。

5. 牙周组织治疗

如果咬合关系异常是由于牙周组织病变导致的，需要针对牙周组织进行治疗。这包括控制牙周炎症、恢复牙周组织的健康状态等。通过治疗牙周组织，可以改善牙齿的支持性和稳定性，从而调整咬合关系。

6. 患者教育与指导

在调整咬合关系的过程中，患者的配合和自我管理也至关重要。医生应向患者普及口腔健康知识和咬合关系调整的重要性，指导患者如何正确清洁和保养修复体，避免过度使用或不当使用修复体。同时，医生应定期对患者进行口腔复查，及时发现问题并进行调整。

（三）咬合关系调整后的注意事项

1. 定期复查

咬合关系调整后，患者应定期进行口腔复查，以确保修复体的稳定性和咬合关系的持久性。医生应对修复体的形态、位置和功能进行检查，及时发现并处理可能出现的问题。

2. 注意口腔卫生

口腔卫生是维护口腔健康的基础。患者应保持良好的口腔卫生习惯，定期刷牙、使用牙线或牙缝刷清洁牙缝，避免食物残渣和细菌在口腔内滋生。

3. 避免过度使用修复体

修复体虽然能够恢复牙齿的功能和美观，但其承受能力有限，患者应避免过度使用修复体，避免咬硬物或过度磨损修复体，以免影响其稳定性和使用寿命。

4. 及时就医

如果患者在咬合关系调整后出现任何不适或异常情况，应及时就医。医生会根据具体情况进行评估和处理，确保患者的口腔健康和舒适度。

修复后咬合关系异常的调整是一项复杂而精细的工作，需要医生具备丰富的临床经验和专业的技能知识。通过重新设计修复体、调整修复体位置和高度、修复体表面形态调整、咬合力量调整及牙周组织治疗等方法，可以有效改善咬合关系异常的情况。同时，患者的配合和自我管理也是实现良好咬合关系的重要因素。

未来，随着口腔修复技术的不断发展和创新，相信会有更多更好的方法和材料用于咬合关系异常的调整。同时，随着患者对口腔健康和美观的需求不断提高，咬合关系调整的重要性也将日益凸显。因此，我们应加强研究和探索，为患者提供更加优质、个性化的口腔修复服务。

六、修复体使用寿命的延长与维护

口腔修复体作为恢复牙齿功能和美观的重要手段，在患者的日常生活中扮演着至关重要的角色。然而，修复体的使用寿命受到多种因素的影响，如材料选择、制作工艺、患者个体差异以及日常维护等。因此，如何延长修复体的使用寿命并有效维护其功能和美观，成为口腔修复领域的重要课题。下面将从多个方面探讨修复体使用寿命的延长与维护策略，以期为临床实践提供有益的参考。

（一）优化修复体设计与制作

修复体的设计和制作是决定其使用寿命的关键因素。

首先，在设计阶段，医生应充分考虑患者的口腔结构、功能需求和咬合关系，确保修复体的形态、尺寸和位置与天然牙齿相协调。通过合理的设计，可以减少修复体在口腔中的受力不均和磨损，从而延长其使用寿命。

其次，在制作过程中，应选择高质量的材料和精细的工艺。材料的选择应兼顾生物相容性、耐磨性和美观度，以确保修复体在口腔环境中的稳定性和持久性。同时，制作工艺的精细程度也直接影响修复体的质量和寿命。因此，应采用先进的制作技术和设备，确保修复体的精度和表面光滑度，减少因制作误差导致的早期失效。

（二）加强患者教育与自我护理指导

患者的自我护理意识和行为对修复体的使用寿命具有重要影响。因此，医生应加强患者教育，普及口腔健康知识和修复体维护方法。首先，患者应了解修复体的材质、功能和使用注意事项，避免过度使用或不当使用导致的损坏。其次，患者应掌握正确的口腔清洁方法，定期刷牙、使用牙线或牙缝刷清洁牙缝，避免食物残渣和细菌在修复体周围滋生。最后，患者应定期到医院进行口腔复查，及时发现并处理修复体可能存在的问题。

（三）定期专业维护与检查

除了患者的自我护理外，定期的专业维护与检查也是延长修复体使用寿命的关键。口腔医生应定期对修复体进行检查，评估其状态和功能。这包括检查修复体的形态、颜色、质地以及周围组织的健康状况。通过定期检查，可以及时发现并处理修复体可能出现的磨损、松动或变色等问题，避免问题的进一步恶化。

此外，对于某些特定类型的修复体，如种植牙或烤瓷牙等，可能需要进行更为专业的维护和保养。这包括定期的清洁、调整和修复等操作，以确保其长期稳定地发挥功能。口腔医生应根据患者的具体情况和需求，制订个性化的维护计划，并严格按照计划执行。

（四）避免不良生活习惯与外力损伤

不良的生活习惯和外力损伤是导致修复体失效的常见原因。首先，患者应尽量避免吸烟、酗酒等不良习惯，这些习惯可能加速修复体的磨损和老化。其次，患者应注意避免咬硬物、过度使用修复体等行为，以免对修复体造成损伤。

在日常生活中，患者还应注意避免外力对修复体的直接冲击。例如，在进行体育活动或驾驶车辆时，应佩戴防护用具以减少意外损伤的风险。此外，对于某些特殊类型的修复体，如义齿等，患者还应注意妥善保管，避免丢失或损坏。

（五）及时修复与更换

当修复体出现损坏或功能丧失时，应及时进行修复或更换。口腔医生应根据患者的具体情况和需求，制订合适的修复方案。对于轻微的损坏，如磨损或松动等，可以通过调整、加固或更换部分材料等方式进行修复。对于严重的损坏或功能丧失，可能需要重新制作新的修复体以恢复牙齿的功能和美观。

在修复或更换修复体的过程中，医生应充分考虑患者的口腔结构和功能需求，确保新的修复体与患者的口腔环境相适应。同时，患者应积极配合医生的治疗计划，按时就诊并遵循医生的建议进行后续护理。

第二节　口腔修复学中的个性化治疗策略

一、根据患者需求制订个性化修复方案

在口腔修复领域，每位患者的口腔状况、功能需求以及审美观念都存在差异。因此，制订个性化的修复方案，以满足患者的具体需求，是口腔修复工作的重要一环。下面将探讨如何根据患者需求制订个性化修复方案，包括患者需求的评估、修复方案的设计、材料选择与个性化需求以及后续维护等方面，以期为临床实践提供有益的参考。

（一）全面评估患者需求

制订个性化修复方案的首要步骤是全面评估患者的需求。这包括了解患者的口腔健康状况、牙齿缺失或损坏的情况、咬合关系以及口腔功能需求等。其次应关注患者的审美观

念和对修复效果的期望。通过与患者的深入沟通，医生可以全面了解患者的需求，为后续制订修复方案提供重要依据。

（二）设计个性化修复方案

在了解患者需求的基础上，医生应根据患者的具体情况设计个性化的修复方案。修复方案的设计应充分考虑患者的口腔结构、功能需求和审美观念。例如，对于牙齿缺失的患者，可以选择种植牙、烤瓷牙或活动义齿等不同的修复方式；对于牙齿磨损或变色的患者，可以采用牙齿美白、贴面或全冠修复等方法。在设计修复方案时，医生还应考虑修复体的材料选择、制作工艺以及使用寿命等因素，以确保修复效果的持久性和稳定性。

（三）材料选择与个性化需求相结合

材料的选择是制订个性化修复方案的关键环节，不同的材料具有不同的性能特点，如耐磨性、美观度、生物相容性等。医生应根据患者的需求、口腔状况以及预算等因素，选择合适的修复材料。例如，对于需要恢复牙齿功能和美观度的患者，可以选择具有高强度和良好美观度的陶瓷材料；对于需要改善口腔环境的患者，可以选择具有抗菌性能的生物材料。通过个性化选择修复材料，可以更好地满足患者的需求，提高修复效果。

（四）考虑患者的舒适度和接受度

在制订个性化修复方案时，医生还应充分考虑患者的舒适度和接受度。修复体的舒适度直接关系到患者的使用体验和生活质量。因此，医生在设计修复体时，应注重其形态、尺寸和位置的合理性，确保修复体与患者的口腔结构相协调，减少不适感。同时，医生还应关注患者的接受度，尊重患者的意见和选择，确保修复方案符合患者的期望和需求。

（五）制订后续维护计划

个性化修复方案的制订不仅包括修复体的设计和制作，还应包括后续维护计划的制订。医生应向患者普及口腔健康知识和修复体维护方法，指导患者如何正确清洁和保养修复体，避免过度使用或不当使用导致的损坏。同时，医生应定期对患者进行口腔复查，及时发现并处理修复体可能存在的问题，确保修复效果的持久性和稳定性。

（六）定期沟通与反馈调整

在修复方案的实施过程中，医生与患者之间的定期沟通至关重要。医生应主动询问患者的使用感受，了解修复体的适应情况和存在的问题。根据患者的反馈，医生可以对修复方案进行必要的调整和优化，以满足患者的实际需求。这种动态的沟通和反馈机制有助于确保修复方案的个性化和有效性。

（七）综合考虑成本与效益

在制订个性化修复方案时，医生还应综合考虑成本与效益。修复方案的成本包括材料费、制作费、治疗费等，而效益则体现在修复效果、使用寿命以及患者满意度等方面。医生应根据患者的经济状况和需求，制订合理的修复方案，确保患者能够获得高性价比的修复服务。

根据患者需求制订个性化修复方案是口腔修复工作的重要任务。通过全面评估患者需求、设计个性化修复方案、选择合适的修复材料、考虑患者的舒适度和接受度、制订后续维护计划以及定期沟通与反馈调整等步骤，可以为患者提供更加优质、个性化的口腔修复服务。

未来，随着口腔修复技术的不断创新和发展，个性化修复方案将更加精准、高效。同时，随着患者口腔健康意识的提高和医疗服务的不断完善，个性化修复方案的需求也将不断增长。因此，我们应继续加强研究和探索，为患者提供更加优质、个性化的口腔修复方案。

在实践中，我们还应注重跨学科合作与交流，借鉴其他领域的先进经验和技术，以推动口腔修复领域的创新与发展。同时，应关注患者的心理需求和社会因素，为患者提供更加全面、人性化的医疗服务。

总之，根据患者需求制订个性化修复方案是口腔修复工作的核心任务之一。通过不断优化和完善修复方案的设计与实施过程，可以为患者提供更加优质、个性化的口腔修复服务，满足患者的实际需求，提高患者的生活质量和口腔健康水平。

二、利用数字化技术实现精准修复

随着科技的飞速发展，数字化技术已经深入各个领域，包括口腔修复领域。传统的口腔修复方法虽然经过长期实践，但在精度和效率方面仍存在一定的局限性。而数字化技术的引入，为口腔修复带来了革命性的改变，使得精准修复成为可能。下面将探讨如何利用数字化技术实现精准修复，包括数字化扫描、计算机辅助设计与制作、3D 打印技术以及数字化模拟等方面的应用。

（一）数字化扫描技术实现精确数据采集

数字化扫描技术是数字化修复的第一步，它通过专业的口腔扫描仪或 CT 扫描设备，对患者的口腔进行精确的三维数据采集。相较于传统的印模技术，数字化扫描具有更高的精度和更少的误差。扫描得到的数据可以实时传输到计算机中，为后续的计算机辅助设计与制作提供基础。

数字化扫描技术的应用不仅提高了数据采集的精度，还大大简化了操作流程。患者无须再忍受传统印模带来的不适，同时减少了因印模不准确而导致的修复体不合适的风险。

（二）计算机辅助设计与制作实现个性化修复方案

计算机辅助设计与制作（CAD/CAM）技术是数字化修复的核心环节。在获取了精确的口腔数据后，医生可以利用 CAD 软件进行修复体的设计。设计软件通常具有强大的三维建模和编辑功能，医生可以根据患者的具体情况和需求，设计出个性化的修复方案。

设计完成后，CAM 技术则负责将设计方案转化为实际的修复体。通过数控机床或 3D 打印设备，可以精确地制作出与设计方案完全一致的修复体。这种制作方法不仅提高了修复体的精度，还大大缩短了制作周期，提高了效率。

（三）3D 打印技术实现高效精确的制作

3D 打印技术是数字化修复中不可或缺的一环。它可以根据 CAD 设计的数据，逐层堆积材料，最终制作出具有复杂形状和结构的修复体。与传统的制作方法相比，3D 打印技术具有更高的精度和更短的制作周期。

在口腔修复领域，3D 打印技术可以应用于各种修复体的制作，如义齿、种植体、牙冠等。通过 3D 打印技术，可以制作出与患者口腔结构完美匹配的修复体，提高修复的精确度和舒适度。

（四）数字化模拟技术实现修复效果预测

数字化模拟技术是数字化修复的又一重要应用。在修复体制作之前，医生可以利用模拟软件对修复效果进行预测和评估。通过模拟软件，医生可以观察到修复体在患者口腔中的位置、形态以及与其他牙齿的咬合关系等，从而提前发现潜在的问题并进行调整。

数字化模拟技术的应用不仅提高了修复的精确度，还降低了修复失败的风险。它使医生能够在制作修复体之前，对修复方案进行全面的评估和优化，确保最终的修复效果能够满足患者的期望。

（五）数字化技术优化患者体验与沟通

除了提高修复的精度和效率外，数字化技术还可以优化患者体验和沟通。通过数字化扫描和模拟技术，医生可以向患者展示修复前后的对比效果，使患者更加直观地了解修复的过程和结果。这种可视化的沟通方式有助于增强患者对修复方案的信任和理解。

此外，数字化技术还可以简化修复过程中的一些烦琐步骤，如减少患者前往医院的次数、缩短等待时间等。这些改进有助于提高患者的满意度和就医体验。

（六）数字化技术的局限性与未来发展

尽管数字化技术在口腔修复领域具有广泛的应用前景，但仍存在一些局限性。例如，数字化设备的成本较高，可能限制了其在一些基层医疗机构的应用；同时，数字化技术的操作和维护需要一定的专业技能和经验。

未来，随着技术的不断进步和成本的降低，数字化技术有望在口腔修复领域得到更广泛的应用。随着人工智能、大数据等技术的不断发展，数字化技术还可以与其他先进技术相结合，为口腔修复带来更加精准、高效和个性化的解决方案。

三、结合生物材料实现功能性修复

在口腔修复领域，功能性修复一直是追求的目标。除了恢复牙齿的形态和美观外，更重要的是恢复牙齿的功能，使患者能够正常地进行咀嚼、发音等口腔活动。随着生物材料技术的不断发展，结合生物材料实现功能性修复已经成为可能。下面将探讨生物材料在功能性口腔修复中的应用，以及如何实现更加精准和有效的修复等。

（一）生物材料的特性及其在口腔修复中的应用

生物材料是指用于医疗目的，与生物体相互作用，能够执行、增进或恢复组织或器官功能的材料。在口腔修复中，生物材料具有生物相容性、生物活性、力学性能等特性，使得生物材料能够与口腔组织良好的结合，实现长期的稳定修复。

常见的生物材料包括陶瓷材料、金属材料、高分子材料等。陶瓷材料具有良好的美观性和生物相容性，适用于前牙修复；金属材料具有较高的强度和耐腐蚀性，适用于后牙修复和种植体；高分子材料则具有可塑性和弹性，适用于制作义齿等修复体。

（二）功能性修复的需求与挑战

功能性修复旨在恢复牙齿的咀嚼、发音等功能，这需要修复体不仅形态逼真，还要具备足够的强度和稳定性。然而，传统的修复方法往往难以同时满足这些需求。例如，传统的印模技术可能存在误差，导致修复体与口腔组织不匹配；传统的修复材料可能缺乏足够的生物相容性，导致组织排斥或炎症。

因此，结合生物材料实现功能性修复，需要解决以下几个关键问题：一是如何实现精准的数据采集和修复体设计；二是如何选择合适的生物材料，以满足修复体的力学性能和生物相容性要求；三是如何实现修复体与口腔组织的紧密结合，确保长期的稳定性。

（三）利用数字化技术实现精准设计与制作

数字化技术为功能性修复提供了精准的数据采集和设计手段。通过口腔扫描仪或 CT 扫描设备，可以获取患者口腔的三维数据，并利用计算机辅助设计软件进行修复体的精准设计。设计软件可以根据患者的口腔结构、牙齿形态和功能需求，设计出个性化的修复方案。

在制作过程中，可以采用数控机床或 3D 打印技术，根据设计数据制作出与口腔组织完美匹配的修复体。这种制作方法不仅提高了修复的精度，还大大缩短了制作周期，提高了效率。

（四）选择合适的生物材料实现功能性修复

选择合适的生物材料是实现功能性修复的关键。在选择生物材料时，需要考虑材料的力学性能、生物相容性、美观性等因素。例如，对于需要承受较大咀嚼力的修复体，可以选择具有较高强度和耐磨性的金属材料或陶瓷材料；对于需要恢复牙齿美观的修复体，可以选择具有良好光学性能和色泽稳定性的陶瓷或高分子材料。

此外，随着生物材料技术的不断发展，一些具有特殊功能的生物材料也被应用于口腔修复中。例如，一些生物活性材料能够促进口腔组织的再生和修复，提高修复体的生物相容性和稳定性；一些纳米材料则能够改善修复体的力学性能和耐磨性，延长其使用寿命。

（五）实现修复体与口腔组织的紧密结合

实现修复体与口腔组织的紧密结合是确保功能性修复长期稳定的关键。除了选择合适的生物材料外，还需要采用一些技术手段来提高修复体的附着力和稳定性。例如，可以在修复体表面进行特殊处理，增加其与口腔组织的黏附力；还可以采用一些生物活性涂层或黏结剂，促进修复体与口腔组织的结合。

此外，患者在使用修复体时也需要注意口腔卫生和保养，避免过度使用或不当使用导致的损坏或脱落。医生也应定期对患者进行口腔复查，及时发现并处理可能出现的问题。

（六）展望未来发展趋势

随着生物材料技术的不断进步和口腔修复需求的不断提高，结合生物材料实现功能性修复的前景将更加广阔。未来，我们可以期待更多具有特殊功能的生物材料被应用于口腔修复中，如具有自我修复能力的材料、能够响应环境变化的智能材料等。同时，数字化技术将继续推动口腔修复的精准化和个性化发展，为患者提供更加优质、高效的修复服务。

四、考虑患者心理因素的修复设计

口腔修复不仅涉及生理层面的恢复，更关乎患者的心理感受。一个成功的修复设计，除了满足生理需求外，还应充分考虑患者的心理因素，以确保患者获得最佳的修复体验和满意度。下面将深入探讨在口腔修复设计中如何考虑患者心理因素，以期为患者提供更加人性化、个性化的修复服务。

（一）患者心理因素对修复设计的影响

口腔修复是一个复杂的过程，患者在这一过程中往往伴随着多种心理反应。常见的心理因素包括焦虑、恐惧、期待和失落等。这些心理因素不仅影响患者的修复体验，还可能对修复效果产生负面影响。

焦虑和恐惧是口腔修复过程中最常见的心理反应。患者可能对修复过程的疼痛、修复体的外观和功能等方面感到担忧。这种担忧可能导致患者在修复过程中产生紧张情绪，影响修复的顺利进行。

期待和失落则是患者对于修复结果的心理预期。患者通常希望修复体能够完美恢复牙齿的形态和功能，同时具备良好的美观性。然而，由于个体差异和修复技术的限制，修复结果可能无法达到患者的完全满意，从而引发失落感。

因此，在修复设计中充分考虑患者的心理因素，对于提高患者的满意度和修复效果具有重要意义。

（二）以患者为中心的设计原则

为了充分考虑患者的心理因素，修复设计应遵循以患者为中心的设计原则。这包括以下几个方面：

1. 充分了解患者的需求和期望

在进行修复设计之前，医生应与患者进行深入沟通，了解患者的口腔状况、生活习惯、职业特点以及个人审美等方面的需求。同时，向患者介绍修复技术的特点和限制，帮助患者建立合理的心理预期。

2. 个性化设计

每个患者的口腔状况和需求都是独特的，因此修复设计应因人而异。医生应根据患者的具体情况，制订个性化的修复方案，确保修复体在形态、功能和美观性等方面都能满足患者的需求。

3. 舒适与美观并重

在修复设计中，舒适性和美观性是两个不可忽视的方面。医生应在保证修复体功能性的基础上，注重其美观性，使患者获得更加自然的外观。同时，应关注修复过程中的舒适度，尽可能减少患者的疼痛和不适。

（三）提升患者心理体验的修复设计策略

为了进一步提升患者的心理体验，修复设计可采用以下策略：

1. 采用先进的修复技术和材料

随着科技的进步，口腔修复领域不断涌现出新的技术和材料。采用先进的修复技术和材料，不仅可以提高修复体的质量和性能，还可以降低修复过程中的疼痛和不适，从而减轻患者的心理负担。

2. 优化修复流程

修复流程的优化对于提高患者的心理体验至关重要。医生应合理安排修复步骤，减少患者的就诊次数和等待时间。同时，应关注修复过程中的细节，如提供舒适的就诊环境、使用温和的麻醉药物等，以减轻患者的紧张情绪。

3. 加强患者教育

患者教育是提高患者心理体验的重要途径。医生应向患者普及口腔修复知识，帮助患者了解修复过程、可能的风险和并发症以及后续的保养和维护方法。通过患者教育，患者可以更加理性地看待修复过程，减少不必要的担忧和恐惧。

4. 建立良好的医患沟通机制

良好的医患沟通是确保修复设计成功的关键。医生应与患者保持密切的沟通，及时解答患者的疑问和顾虑。同时，应关注患者的情绪变化，提供必要的心理支持和安慰，帮助患者建立积极的心态面对修复过程。

随着口腔修复技术的不断发展和患者需求的日益多样化，未来修复设计将更加注重患者的心理因素。一方面，随着人工智能、大数据等技术的应用，修复设计将更加精准和个性化，能够更好地满足患者的需求；另一方面，随着医疗人文关怀理念的深入人心，医生将更加注重患者的心理体验，为患者提供更加温馨、舒适的修复服务。

总之，考虑患者心理因素的修复设计是口腔修复领域的重要发展方向。通过充分了解患者的需求和期望、采用先进的修复技术和材料、优化修复流程以及加强患者教育等措施，可以为患者提供更加人性化、个性化的修复服务，提高患者的满意度和修复效果。

五、个性化修复体的美学优化

在口腔修复领域，个性化修复体的美学优化是一项至关重要的任务。修复体不仅需要恢复牙齿的生理功能，还要在形态、色泽、排列等方面达到美观和谐的效果。因此，如何实现个性化修复体的美学优化，成为口腔修复医师关注的焦点。

（一）个性化修复体的设计原则

个性化修复体的设计应遵循以下原则：

1. 自然性

修复体的形态、色泽和排列应与周围牙齿相协调，达到自然逼真的效果。

2. 个性化

根据患者的面部特征、牙齿状况及个人喜好，制订个性化的修复方案。

3. 功能性

在追求美观的同时，确保修复体具备足够的强度和稳定性，满足咀嚼、发音等生理功能需求。

（二）美学优化的关键因素

个性化修复体的美学优化涉及多个关键因素，包括形态设计、色泽匹配、排列调整等。

1. 形态设计

修复体的形态设计应根据牙齿的解剖特点、邻牙形态及咬合关系进行。通过精细的雕刻和打磨，使修复体呈现出自然的形态和纹理。

2. 色泽匹配

色泽匹配是个性化修复体美学优化的重要环节。医师需仔细分析患者牙齿的色泽、透明度和反光性，选用合适的材料和染色技术，使修复体与周围牙齿色泽一致。

3. 排列调整

修复体的排列调整也是美学优化的关键。医师需根据患者的面部特征、咬合关系及微笑线等因素，对修复体的位置、倾斜度和曲率进行精细调整，以达到最佳的视觉效果。

（三）美学优化的技术与方法

为实现个性化修复体的美学优化，口腔修复医师需掌握一系列先进的技术与方法。

1. 数字化技术

利用口腔扫描仪或 CT 扫描设备获取患者口腔的三维数据，通过计算机辅助设计软件进行修复体的精准设计。数字化技术可以提高设计的精度和效率，减少误差和返工率。

2. 先进的材料选择

选用具有优良光学性能和色泽稳定性的材料，如陶瓷材料和高分子复合材料等。这些材料能够更好地模拟自然牙齿的色泽和纹理，提高修复体的美观度。

3. 精细的雕刻和打磨技术

通过精细的雕刻和打磨技术，使修复体呈现出自然的形态和纹理。医师需具备丰富的经验和精湛的技巧，以确保修复体的美学效果。

4. 先进的染色技术

采用先进的染色技术，如渗透染色、喷砂染色等，使修复体的色泽与周围牙齿更加协调一致。这些技术可以根据患者的牙齿色泽进行个性化调整，提高修复体的美观度。

（四）患者沟通与期望管理

在个性化修复体的美学优化过程中，患者沟通与期望管理同样重要。医师应与患者进行充分的沟通，了解患者的期望和需求，解释修复过程中可能遇到的问题和限制。同时，应向患者展示成功的修复案例，帮助患者建立合理的心理预期。

（五）美学优化的挑战与应对策略

尽管个性化修复体的美学优化具有诸多优势，但在实际操作中仍面临一些挑战。

1. 牙齿色泽的复杂性

牙齿的色泽受到多种因素的影响，如年龄、生活习惯、病理变化等。因此，准确匹配牙齿色泽是美学优化的难点之一。医师需通过仔细观察和经验积累，提高色泽匹配的准确性。

2. 形态设计的个性化需求

不同患者对于牙齿形态的需求存在差异，如何根据患者的面部特征和喜好制订个性化的修复方案是另一个挑战。医师需具备丰富的审美知识和设计能力，以满足患者的个性化需求。

为应对这些挑战，口腔修复医师可以采取以下策略：

首先，不断学习和掌握新技术。关注口腔修复领域的最新动态和技术进展，不断更新自己的知识和技能。通过参加学术会议、培训课程等方式，提高自己在美学优化方面的专业水平。

其次，加强与患者的沟通与合作。与患者建立良好的沟通关系，充分了解患者的需求和期望。在修复过程中，与患者保持密切的合作，及时调整修复方案，确保修复效果符合患者的期望。

最后，注重细节和质量控制。在修复体的设计、制作和安装过程中，注重细节和质量控制。通过精细的操作和严格的质量把关，确保修复体的美观度和功能性达到最佳状态。

六、个性化修复的长期效果评估与调整

在口腔修复领域，个性化修复体的设计和制作旨在满足患者特定的口腔功能和美学需求。然而，随着时间的推移，修复体可能会受到多种因素的影响，如磨损、老化、口腔环境的变化等，导致其功能和美学效果逐渐下降。因此，对个性化修复体进行长期效果评估与调整至关重要，以确保其能够持续为患者提供满意的修复效果。

（一）长期效果评估的重要性

长期效果评估是个性化修复过程中的关键环节。通过对修复体的功能、稳定性、美观度等方面进行定期评估，可以及时发现潜在问题，为后续的调整和优化提供依据。同时，长期效果评估也有助于了解患者的使用情况和满意度，为今后的修复工作提供参考和改进方向。

（二）评估内容与方法

在进行个性化修复体的长期效果评估时，需要关注以下几个方面：

1. 功能评估

主要评估修复体在咀嚼、发音等方面的功能表现。通过观察患者的咀嚼动作、听取发音情况，结合患者的自我感受，综合判断修复体的功能是否满足需求。

2. 稳定性评估

评估修复体的固定程度和位置稳定性。通过检查修复体的松动情况、移位情况等指标，判断修复体是否稳固可靠。

3. 美观度评估

评估修复体的色泽、形态、排列等方面与周围牙齿的协调程度。通过观察修复体的外观，结合患者的自我评价，评估修复体的美观度是否满意。

评估方法可以采用临床检查、问卷调查、影像学检查等多种方式相结合，以获得更全面、客观的评估结果。

（三）调整与优化策略

根据长期效果评估的结果，可以制定相应的调整与优化策略。以下是一些常见的策略：

1. 修复体更换

当修复体出现严重磨损、老化或功能失效时，需要及时进行更换。在选择新的修复体时，应充分考虑患者的口腔状况、功能需求和美学要求，确保新的修复体能够满足患者的期望。

2. 修复体调整

对于出现轻微移位或松动的修复体，可以通过调整其位置或固定方式来解决。同时，对于色泽或形态与周围牙齿不协调的修复体，可以通过染色、打磨等方式进行调整，以改善其美观程度。

3. 口腔环境改善

口腔环境的变化可能对修复体的稳定性和功能产生影响。因此，在评估过程中如发现患者有口腔疾病或不良习惯等问题，应建议患者进行相应的治疗或改变习惯，以改善口腔环境，为修复体的长期稳定提供支持。

（四）患者沟通与教育

在个性化修复的长期效果评估与调整过程中，与患者保持良好的沟通至关重要。医师应向患者解释评估的目的和意义，让患者了解修复体可能存在的问题和调整的必要性。同时，应根据患者的具体情况和需求，提供个性化的建议和解决方案，确保患者能够充分理解并接受调整方案。

此外，对患者进行口腔健康教育也是非常重要的。通过向患者普及口腔保健知识，如正确的刷牙方法、定期口腔检查的重要性等，可以帮助患者更好地维护口腔健康，延长修复体的使用寿命。

（五）持续监测与记录

个性化修复的长期效果评估与调整是一个持续的过程。医师应定期对患者的修复体进行监测和记录，以便及时发现并处理潜在问题。同时，通过长期的监测和记录，还可以为今后的修复工作积累经验和数据支持，推动口腔修复技术的不断进步和发展。

（六）挑战与应对

在个性化修复的长期效果评估与调整过程中，可能会遇到一些挑战。例如，患者的口腔环境可能因年龄、疾病等因素而发生变化，导致修复体的稳定性和功能受到影响。此外，患者的生活习惯和口腔保健意识也可能对修复体的长期效果产生影响。

为了应对这些挑战，医师首先需要密切关注患者的口腔环境变化，及时调整修复方案。其次，加强患者教育，提高患者的口腔保健意识和自我管理能力也是非常重要的。此外，还应不断学习和掌握新的修复技术和材料，以应对各种复杂的口腔修复需求。

第三节　复杂口腔疾病的修复治疗进展

一、复杂牙列缺损的修复技术

复杂牙列缺损是指口腔中多个牙齿的缺失，涉及前牙、后牙或两者皆有，可能伴有剩余牙齿的倾斜、移位、伸长等复杂情况。这类缺损不仅影响患者的咀嚼功能、发音和面部美观，还可能对患者的心理健康和社会交往产生负面影响。因此，复杂牙列缺损的修复是口腔修复领域的重要挑战之一。下面将详细探讨复杂牙列缺损的修复技术，包括修复前的评估、修复方法的选择、修复后的维护和调整以及技术发展与挑战等方面。

（一）修复前的评估

在进行复杂牙列缺损修复前，全面的评估和诊断是必不可少的。这包括了解患者的口腔健康状况、剩余牙齿的状况、牙周组织的健康程度、咬合关系以及患者的期望和需求等。通过临床检查、影像学检查、口腔功能测试等手段，医师可以获取准确的信息，为制订个性化的修复方案提供依据。

（二）修复方法的选择

针对复杂牙列缺损，有多种修复方法可供选择，包括可摘局部义齿、固定桥修复、种植修复等。每种方法都有其适应证和优缺点，需要根据患者的具体情况进行选择。

1. 可摘局部义齿

可摘局部义齿是一种传统的修复方法，适用于多个牙齿缺失且剩余牙齿健康状况不佳的患者。通过制作与口腔形态相匹配的义齿，患者可以自行摘戴，方便清洁和维修。然而，可摘局部义齿的稳定性和舒适度可能受到一定影响，需要患者适应一段时间。

2. 固定桥修复

固定桥修复是一种利用患者剩余牙齿作为基牙，通过桥体连接缺失牙齿的修复方法。固定桥修复具有较好的稳定性和美观度，但要求基牙健康且有足够的支持力。对于复杂牙列缺损患者，可能需要结合其他修复方法进行综合治疗。

3. 种植修复

种植修复是一种通过植入人工牙根（种植体）来恢复牙齿功能和美观的方法。种植修复具有高度的稳定性和舒适性，能够最大限度地恢复患者的咀嚼功能和面部美观。对于复杂牙列缺损患者，种植修复是一种理想的选择。通过精确的种植体植入和上部结构的制作，可以实现与周围牙齿的协调一致，提高患者的生活质量。然而，种植修复对患者的口腔健康状况和骨质条件有一定要求，且治疗周期较长，费用相对较高。

在选择修复方法时，医师需要综合考虑患者的口腔状况、修复需求、经济能力等因素，制订个性化的修复方案。同时，与患者充分沟通，解释各种修复方法的优缺点，确保患者理解并接受治疗方案。

（三）修复后的维护和调整

复杂牙列缺损修复完成后，定期的维护和调整是保证修复效果持久稳定的关键。一方面，患者需要按照医师的建议进行口腔清洁和保养，避免过度使用修复体，定期复诊检查修复体的状况。另一反面，医师也需要根据患者的口腔变化和修复体的磨损情况，及时进行调整和修复，确保修复体的功能和美观度得到长期保持。

此外，对于复杂牙列缺损患者，心理支持和健康教育同样重要。医师需要关注患者的心理状态，帮助他们建立信心，积极面对修复过程中的挑战。同时，通过健康教育，提高患者对口腔健康的重视程度，预防口腔疾病的发生，延长修复体的使用寿命。

（四）技术发展与挑战

随着口腔修复技术的不断发展，复杂牙列缺损的修复方法也在不断创新和完善。数字化技术、3D 打印技术、生物材料等新兴技术的应用为复杂牙列缺损的修复提供了更多可能性。然而，技术的发展也带来了新的挑战。医师需要不断更新知识和技能，掌握新技术和新材料的应用方法，以应对日益复杂的口腔修复需求。

同时，复杂牙列缺损的修复还需要考虑患者的个体差异和口腔环境的变化。每个患者的口腔状况和需求都是独特的，医师需要根据患者的具体情况制订个性化的修复方案。此外，口腔环境是一个动态变化的过程，修复体需要适应这些变化，保持长期的稳定性和美观度。

二、牙周病伴牙列缺损的修复策略

牙周病是一种常见的口腔疾病，它主要影响牙齿周围的软组织和硬组织，导致牙齿松动、脱落，进而形成牙列缺损。牙列缺损不仅影响患者的咀嚼功能、发音和面部美观，还可能对患者的心理健康和社会交往产生负面影响。因此，对于牙周病伴牙列缺损的患者，制定合适的修复策略至关重要。下面将详细探讨牙周病伴牙列缺损的修复策略，包括修复前的准备、修复方法的选择以及修复后的维护和预防等方面。

（一）修复前的准备

在进行牙周病伴牙列缺损的修复前，充分的准备工作是必不可少的。首先，需要对患者的牙周病进行全面评估和治疗。这包括了解牙周病的严重程度、病变范围以及可能的并发症，制订个性化的牙周治疗方案，如洁牙、龈下刮治、牙周手术等。通过有效控制牙周病，可以为后续的修复工作创造良好的口腔环境。其次，需要对患者的牙列缺损情况进行详细评估。通过临床检查、影像学检查等手段，了解缺损的部位、数量、大小以及剩余牙齿的状况，为制订修复方案提供依据。同时，需要考虑患者的年龄、性别、职业、面部美观需求等因素，制订个性化的修复方案。

（二）修复方法的选择

针对牙周病伴牙列缺损的修复，有多种方法可供选择，包括活动义齿修复、固定桥修复、种植修复等。在选择修复方法时，需要综合考虑患者的口腔状况、修复需求、经济能力等因素。

1. 活动义齿修复

活动义齿修复是一种传统的修复方法，适用于多个牙齿缺失且剩余牙齿健康状况不佳的患者。通过制作与口腔形态相匹配的义齿，患者可以自行摘戴，方便清洁和维修。然而，活动义齿的稳定性和舒适度可能受到一定影响，需要患者适应一段时间。

2. 固定桥修复（同复杂牙列缺损的修复方法选择）

3. 种植修复（同复杂牙列缺损的修复方法选择）

（三）修复后的维护和预防

修复完成后，定期的维护和预防是保证修复效果持久稳定的关键。一方面，患者需要按照医师的建议进行口腔清洁和保养，避免过度使用修复体，定期复诊检查修复体的状况。另一方面，医师也需要根据患者的口腔变化和修复体的磨损情况，及时进行调整和修复，确保修复体的功能和美观度得到长期保持。

此外，预防牙周病的复发也是至关重要的。患者需要保持良好的口腔卫生习惯，定期洁牙、进行口腔检查，及时发现并治疗牙周问题。医师也需要对患者进行健康教育，提高他们对牙周病的认识和重视程度，预防牙周病的再次发生。

（四）技术发展与挑战

随着口腔修复技术的不断发展，牙周病伴牙列缺损的修复方法也在不断创新和完善。数字化技术、3D 打印技术、生物材料等新兴技术的应用为修复工作提供了更多可能性。这些技术可以帮助医师更精确地评估患者的口腔状况，制订个性化的修复方案，提高修复的精度和效率。

然而，技术发展也带来了新的挑战。医师需要不断更新知识和技能，掌握新技术和新材料的应用方法，以应对日益复杂的口腔修复需求。同时，对牙周病伴牙列缺损的患者来说，修复工作可能更加复杂和困难。因此，医师需要在修复前对患者的口腔状况进行全面评估，制订合适的修复方案，并在修复过程中密切关注患者的反应和变化，及时调整治疗方案。

三、口腔颌面部缺损的重建技术

口腔颌面部缺损是指由于疾病、创伤或先天性畸形等原因导致的口腔颌面部组织结构的缺失或破坏。这类缺损不仅影响患者的咀嚼、吞咽、呼吸、发音等基本生理功能，还可能对患者的面部美观和心理健康产生严重影响。因此，口腔颌面部缺损的重建是口腔颌面外科领域的重要任务之一。下面将详细探讨口腔颌面部缺损的重建技术，包括重建前的评估、重建方法的选择以及重建后的效果评估等方面。

（一）重建前的评估

在进行口腔颌面部缺损的重建前，全面的评估和诊断是必不可少的。这包括了解缺损的部位、大小、形态以及涉及的组织结构，评估缺损对患者生理功能的影响程度，了解患者的全身健康状况和手术耐受性，以及了解患者的期望和需求等。通过临床检查、影像学检查、功能测试等手段，医师可以获取准确的信息，为制订个性化的重建方案提供依据。

（二）重建方法的选择

针对口腔颌面部缺损的重建，有多种方法可供选择，包括软组织修复、硬组织修复和综合性修复等。每种方法都有其适应证和优缺点，需要根据患者的具体情况进行选择。

1. 软组织修复

软组织修复主要用于修复口腔颌面部的软组织缺损，如唇部、颊部、舌部等。常用的修复方法包括直接缝合、皮瓣移植、肌皮瓣移植等。直接缝合适用于较小的缺损，而皮瓣移植和肌皮瓣移植则适用于较大的缺损。这些方法可以有效地恢复软组织的连续性和功能，但需要注意皮瓣或肌皮瓣的存活率和术后疤痕等问题。

2. 硬组织修复

硬组织修复主要用于修复口腔颌面部的骨组织缺损，如牙槽骨、上颌骨、下颌骨等。常用的修复方法包括自体骨移植、异体骨移植、人工骨替代物等。其中，自体骨移植具有良好的生物相容性和骨再生能力，但可能受到供区限制和手术创伤的影响。异体骨移植和人工骨替代物则可以作为自体骨的替代选择，但需要注意其生物相容性、稳定性和长期效果等问题。

3. 综合性修复

对于复杂的口腔颌面部缺损，可能需要结合多种修复方法进行综合性修复。这包括软组织与硬组织的联合修复、功能与美观的协同修复等。综合性修复需要医师具备丰富的临床经验和精湛的技术，以制订个性化的修复方案，实现缺损的全面恢复。

（三）重建后的效果评估

口腔颌面部缺损的重建完成后，需要对重建效果进行全面的评估，主要包括评估缺损部位的组织形态、功能恢复情况以及患者的满意度等方面。通过临床检查、影像学检查、功能测试等手段，医师可以了解重建组织的存活情况、愈合情况以及功能恢复情况。同时，与患者进行沟通交流，了解他们的主观感受和满意度，以便对重建效果进行客观评价。

在评估过程中，如果发现重建效果不理想或出现并发症等问题，医师需要及时进行处理和调整。这包括进一步的手术治疗、物理治疗、康复训练等措施，以确保重建效果的稳定性和持久性。

（四）技术发展与挑战

随着医学技术的不断进步，口腔颌面部缺损的重建技术也在不断创新和完善。数字化技术、3D 打印技术、组织工程等新兴技术的应用为重建工作提供了更多可能性。这些技术可以帮助医师更精确地评估缺损情况、制订个性化修复方案以及实现缺损组织的精确重建。

然而，技术发展也带来了新的挑战。医师需要不断更新知识和技能，掌握新技术和新材料的应用方法，以应对日益复杂的口腔颌面部缺损重建需求。同时，对于某些特殊类型的缺损或复杂病例，可能需要多学科团队协作，共同制订治疗方案，以实现最佳的治疗效果。

四、口腔癌术后缺损的修复与重建

口腔癌是一种常见的恶性肿瘤，手术治疗是其主要的治疗方式之一。然而，手术切除肿瘤的同时往往会造成口腔颌面部组织的缺损，严重影响患者的咀嚼、吞咽、呼吸、发音等基本生理功能，以及面部美观和心理健康。因此，口腔癌术后缺损的修复与重建显得尤为重要。下面将详细探讨口腔癌术后缺损的修复与重建策略，包括修复前的评估、修复方法的选择、修复后的康复与护理等方面。

（一）修复前的评估

在进行口腔癌术后缺损的修复与重建前，全面的评估和诊断是必不可少的。医师需要详细了解患者的手术情况，包括手术切除的范围、涉及的组织结构以及术后的病理结果等。同时，需要评估缺损对患者生理功能的影响程度，了解患者的全身健康状况和手术耐受性。通过临床检查、影像学检查等手段，医师可以获取准确的信息，为制订个性化的修复方案提供依据。

此外，与患者的沟通也是修复前评估的重要环节。医师需要向患者解释修复与重建的必要性、可能的方法以及预期效果，了解患者的期望和需求，以便制订出更符合患者意愿的修复方案。

（二）修复方法的选择

针对口腔癌术后缺损的修复与重建，有多种方法可供选择，包括软组织修复、硬组织修复、功能性修复以及美容性修复等。在选择修复方法时，需要考虑缺损的部位、大小、形态以及患者的全身状况和需求等因素。

1. 软组织修复

软组织修复主要用于修复口腔内的软组织缺损，如舌部、颊部、唇部等。常用的修复方法包括直接拉拢缝合、皮瓣移植等。其中，直接拉拢缝合适用于较小的缺损，而皮瓣移植则适用于较大的缺损。通过选择合适的皮瓣类型和移植方式，可以实现缺损组织的修复和功能的重建。

2. 硬组织修复

硬组织修复主要用于修复口腔颌面部的骨组织缺损，如下颌骨、上颌骨等。常用的修复方法包括自体骨移植、异体骨移植以及人工骨替代物等。其中，自体骨移植具有良好的生物相容性和骨再生能力，但可能受到供区限制和手术创伤的影响。异体骨移植和人工骨替代物则可以作为自体骨的替代选择，但需要注意其生物相容性、稳定性和长期效果等问题。

3. 功能性修复

功能性修复旨在恢复患者的咀嚼、吞咽、呼吸和发音等基本生理功能。通过重建口腔颌面部的解剖结构，如牙齿、牙槽骨、舌部等，可以提高患者的生活质量。功能性修复需要结合患者的具体情况，制订个性化的修复方案，以实现最佳的功能恢复效果。

4. 美容性修复

美容性修复主要关注患者的面部美观和心理健康。对于口腔癌术后造成的面部畸形和缺损，可以通过美容性修复方法进行改善，包括软组织整形、面部轮廓重塑以及牙齿美容修复等。美容性修复需要根据患者的面部特点和需求，制订合适的修复方案，以恢复患者的面部美观和自信心。

（三）修复后的康复与护理

口腔癌术后缺损的修复与重建完成后，康复与护理同样重要。患者需要按照医师的建议进行口腔清洁和保养，避免感染和其他并发症的发生。同时，需要进行功能训练，如咀嚼、吞咽、发音等，以促进功能的恢复。

医师需要定期对患者进行复诊检查，评估修复组织的愈合情况、功能恢复情况以及患者的满意度等，如果发现任何问题或并发症，需要及时进行处理和调整。此外，还需要对患者进行健康教育，提高他们对口腔健康的重视程度，预防口腔癌的复发。

（四）技术发展与挑战

随着医学技术的不断进步，口腔癌术后缺损的修复与重建技术也在不断创新和完善。数字化技术、3D 打印技术、组织工程等新兴技术的应用为修复工作提供了更多可能性。这些技术可以帮助医师更精确地评估缺损情况、制订个性化修复方案以及实现缺损组织的精确重建。

然而，技术发展也带来了新的挑战。医师需要不断更新知识和技能，掌握新技术和新材料的应用方法，以应对日益复杂的口腔癌术后缺损修复需求。同时，对于某些特殊类型的缺损或复杂病例，可能需要多学科团队协作，共同制订治疗方案，以实现最佳的治疗效果。

五、复杂口腔疾病的跨学科协作治疗

复杂口腔疾病是指涉及口腔颌面部多个组织、结构或系统，临床表现多样、治疗难度大的疾病。这类疾病往往需要多学科、多领域的专家共同参与，通过跨学科协作治疗，制订个性化的综合治疗方案，以达到最佳的治疗效果。下面将详细探讨复杂口腔疾病的跨学科协作治疗的重要性、实施过程、面临的挑战以及未来的发展方向。

（一）跨学科协作治疗的重要性

复杂口腔疾病涉及口腔颌面部的多个组织，如牙齿、牙周、口腔黏膜、颌骨、唾液腺等，且可能与全身性疾病或系统性疾病相关。因此，单一学科的治疗往往难以全面解决问题，而跨学科协作治疗能够整合不同学科的专业知识和技术，提供全面的诊断和治疗方案，从而提高治疗的准确性和有效性。

此外，跨学科协作治疗还能够减少患者的痛苦和不便。复杂口腔疾病患者往往需要多次就诊、接受多种治疗，而跨学科协作治疗可以实现一站式服务，减少患者的就医次数和等待时间，提高就医体验。

（二）跨学科协作治疗的实施过程

1. 建立跨学科协作团队

跨学科协作团队应由口腔颌面外科、口腔修复科、口腔正畸科、口腔内科、影像科、病理科等多个学科的专家组成。团队成员之间应建立良好的沟通机制，确保信息的及时传递和共享。

2. 病例讨论与方案制订

对于复杂口腔疾病患者，应组织跨学科病例讨论会。在讨论会上，各学科的专家可以充分交流意见，共同分析患者的病情、病因和治疗难点，制订个性化的综合治疗方案。

3. 治疗实施与监测

根据制订的治疗方案，各学科专家应各司其职，协同完成治疗工作。在治疗过程中，应密切监测患者的病情变化，及时调整治疗方案，确保治疗效果。

4. 随访与康复指导

治疗结束后，应对患者进行定期随访，了解治疗效果和恢复情况。同时，应提供康复指导，帮助患者恢复口腔功能和生活质量。

（三）面临的挑战与应对策略

尽管跨学科协作治疗在复杂口腔疾病的治疗中具有重要作用，但在实际实施过程中仍面临一些挑战。

1. 学科间的沟通与合作障碍

不同学科的专家可能存在沟通障碍和合作难题，导致治疗方案的制订和实施受到影响。为应对这一挑战，可以建立跨学科协作平台，促进学科间的交流与合作，提高团队凝聚力和协作能力。

2. 医疗资源分配不均

在一些地区或医疗机构，可能存在医疗资源分配不均的问题，导致跨学科协作治疗的实施受到限制。为改善这一状况，应加强医疗资源的合理配置和优化，提高基层医疗机构的诊疗水平，推动跨学科协作治疗在基层的普及和应用。

3. 患者认知与接受度问题

部分患者可能对跨学科协作治疗缺乏了解或信任，导致治疗方案的接受度不高。为提高患者的认知度和接受度，可以通过宣传教育、科普讲座等方式，普及跨学科协作治疗的知识和优势，增强患者的信心和参与度。

（四）未来的发展方向

随着医学技术的不断进步和患者需求的不断提高，复杂口腔疾病的跨学科协作治疗将面临更多的发展机遇和挑战。未来，可以从以下几个方面进行改进和发展：

1. 加强跨学科人才培养

跨学科协作治疗需要具备多学科知识和技能的复合型人才。因此，应加强跨学科人才的培养和引进，提高团队成员的专业素质和能力水平。

2. 推动技术创新与应用

随着科技的不断进步，新的治疗技术和方法不断涌现。应积极推动技术创新与应用，将最新的科技成果应用于复杂口腔疾病的治疗中，提高治疗效果和患者满意度。

3. 完善跨学科协作机制

应进一步完善跨学科协作机制，建立更加紧密的合作关系和沟通渠道，确保信息的及时传递和共享。同时，应加强跨学科协作的标准化和规范化建设，提高协作效率和质量。

4. 强化政策支持与引导

政府和相关机构应加强对跨学科协作治疗的政策支持与引导，制定相关政策和规范，推动跨学科协作治疗的普及和发展。同时，应加大对基层医疗机构的投入和支持，提高基层医疗机构在跨学科协作治疗方面的能力和水平。

六、复杂口腔疾病修复治疗的预后评估

复杂口腔疾病是一类涉及多个组织结构和治疗难度较大的口腔问题，其修复治疗过程复杂且预后多变。预后评估作为治疗过程中的重要环节，旨在通过综合评估患者的情况，预测治疗效果，为患者提供更为精准的康复指导和建议。下面将详细探讨复杂口腔疾病修复治疗的预后评估，包括评估的内容、方法、影响因素以及改进措施等方面。

（一）预后评估的内容

复杂口腔疾病修复治疗的预后评估涉及的内容较多，主要包括以下几个方面：

1. 功能恢复评估

功能恢复是复杂口腔疾病修复治疗的首要目标。预后评估需要关注患者咀嚼、吞咽、发音等口腔功能的恢复情况，评估治疗是否达到预期效果。

2. 美学效果评估

对于涉及面部外观的复杂口腔疾病，美学效果评估同样重要。预后评估需要关注患者面部形态的改善情况，评估治疗是否满足患者的美学需求。

3. 并发症风险评估

复杂口腔疾病修复治疗过程中可能出现各种并发症，如感染、出血、疼痛等。预后评估需要预测并发症发生的风险，制定相应的预防措施。

4. 心理健康评估

口腔疾病往往对患者的心理健康产生一定影响，如焦虑、抑郁等。预后评估需要关注患者的心理状态，评估治疗是否有助于改善患者的生活质量。

（二）预后评估的方法

复杂口腔疾病修复治疗的预后评估可采用多种方法，以下是一些常用的评估手段：

1. 临床检查

临床检查是预后评估的基础方法，通过直接观察患者的口腔情况，了解病变的范围、性质以及治疗效果。

2. 影像学检查

影像学检查如 X 线、CT、MRI 等可以提供更为详细的病变信息，有助于评估病变的

严重程度和治疗效果。

3. 患者自评

患者自评是预后评估的重要补充，通过问卷调查等方式了解患者对治疗效果的满意度和主观感受。

4. 专业评估

专业评估由口腔修复专家根据患者的具体情况，结合临床经验进行预后评估。专业评估具有较高的准确性和可靠性。

（三）影响预后评估的因素

复杂口腔疾病修复治疗的预后评估受多种因素的影响，主要包括以下几个方面：

1. 病变类型和严重程度

不同类型和严重程度的口腔疾病对修复治疗的预后评估具有显著影响。一般来说，病变范围广泛、程度严重的口腔疾病预后评估相对较差。

2. 治疗方法和技术

修复治疗的方法和技术直接关系到治疗效果和预后评估。采用先进的治疗技术和方法有助于提高预后评估的准确性。

3. 患者全身状况

患者的年龄、身体状况、免疫力等因素对预后评估具有重要影响。全身状况较差的患者预后评估可能相对较差。

4. 患者的遵医行为和康复锻炼

患者的遵医行为和康复锻炼对预后评估同样具有重要影响，积极配合治疗、遵循医嘱、进行康复锻炼的患者预后评估往往较好。

（四）预后评估的改进措施

为了提高复杂口腔疾病修复治疗的预后评估准确性，可以从以下几个方面进行改进：

1. 加强跨学科合作

跨学科合作有助于整合不同学科的知识和技术，提高预后评估的全面性和准确性。口腔修复专家应与其他相关学科的专家保持密切沟通，共同制订治疗方案和预后评估策略。

2. 提高评估人员的专业水平

预后评估的准确性很大程度上取决于评估人员的专业水平。因此，应加强对口腔修复专家和其他评估人员的培训和教育，提高他们的专业素养和技能水平。

3. 引入新的评估技术和方法

随着医学技术的不断进步，新的评估技术和方法不断涌现。应积极引入这些新技术和方法，提高预后评估的准确性和可靠性。

4. 加强患者教育和心理疏导

患者教育和心理疏导有助于提高患者的遵医行为和康复锻炼积极性，从而改善预后评估结果。应加强对患者的健康教育，帮助他们了解疾病和治疗的相关知识，同时关注患者的心理健康，提供必要的心理疏导和支持。

第四节 口腔修复学中的跨学科合作与协同治疗

一、与口腔颌面外科的协同手术

口腔颌面外科是医学领域中的一个重要分支，主要关注口腔颌面部疾病的诊断、治疗和预防。在复杂口腔疾病的治疗过程中，往往需要口腔颌面外科与其他相关科室的协同手术，以确保治疗的全面性和有效性。下面将详细探讨与口腔颌面外科的协同手术在复杂口腔疾病治疗中的应用、优势、面临的挑战及未来发展方向。

（一）协同手术在复杂口腔疾病治疗中的应用

复杂口腔疾病往往涉及多个组织结构和系统，单一科室的治疗往往难以取得理想效果。因此，与口腔颌面外科的协同手术在复杂口腔疾病治疗中发挥着重要作用。具体而言，协同手术主要应用于以下几个方面：

1. 口腔颌面部肿瘤的手术治疗

口腔颌面部肿瘤是口腔颌面外科的常见疾病，包括良、恶性肿瘤。在手术治疗过程中，口腔颌面外科需要与病理科、影像科等相关科室协同工作，确保手术的准确性和安全性。通过多学科协作，可以制订个性化的手术方案，提高肿瘤切除的彻底性和患者的生存率。

2. 口腔颌面部创伤的救治

口腔颌面部创伤可能涉及牙齿、颌骨、软组织等多个部位，伤情复杂多变。在救治过程中，口腔颌面外科需要与急诊科、整形外科等科室协同作战，迅速评估伤情，制订救治方案，确保患者生命安全。

3. 口腔颌面部畸形的矫正手术

口腔颌面部畸形可能由先天因素或后天因素引起，严重影响患者的面部外观和口腔功能。在矫正手术过程中，口腔颌面外科需要与正畸科、修复科等科室密切配合，制订个性化的矫正方案，改善患者面部形态和口腔功能。

（二）协同手术的优势

与口腔颌面外科的协同手术在复杂口腔疾病治疗中具有显著优势，主要体现在以下几个方面：

1. 提高治疗效果

通过多学科协作，可以充分发挥各科室的专业优势，制订更为全面和精准的治疗方案，从而提高治疗效果。协同手术则可以减少手术过程中的误差和并发症，提高手术成功率。

2. 缩短治疗周期

协同手术可以优化治疗流程，减少患者在不同科室之间的转诊和等待时间，从而缩短治疗周期。这有助于减轻患者的痛苦和经济负担，提高就医体验。

3. 提升患者满意度

协同手术可以为患者提供一站式服务，减少患者的就医次数和烦琐流程。同时，通过多学科协作，可以更好地满足患者的个性化需求，提高患者满意度。

（三）协同手术面临的挑战

尽管与口腔颌面外科的协同手术在复杂口腔疾病治疗中具有诸多优势，但在实际操作过程中仍面临一些挑战：

1. 学科间的沟通与合作障碍

不同学科之间可能存在沟通障碍和合作难题，导致协同手术的实施受到影响。为克服这一挑战，需要建立有效的沟通机制和合作平台，促进学科间的交流与合作。

2. 医疗资源分配不均

在一些地区或医疗机构，可能存在医疗资源分配不均的问题，导致协同手术的开展受到限制。为改善这一状况，需要加强医疗资源的合理配置和优化，提高基层医疗机构的诊疗水平。

3. 患者认知与接受度问题

部分患者可能对协同手术缺乏了解或信任，导致治疗方案的接受度不高。为提高患者的认知度和接受度，需要加强宣传教育，普及协同手术的知识和优势。

（四）未来发展方向

随着医学技术的不断进步和患者需求的不断提高，与口腔颌面外科的协同手术将迎来更多的发展机遇。未来发展方向主要包括以下几个方面：

1. 加强跨学科人才培养

培养具备跨学科知识和技能的复合型人才是推动协同手术发展的关键，可以通过加强教育培训和实践锻炼，提高医护人员的跨学科素养和协作能力。

2. 推动技术创新与应用

随着科技的不断进步，新的治疗技术和方法不断涌现。应积极推动技术创新与应用，将最新的科技成果应用于协同手术中，提高治疗效果和患者满意度。

3. 完善协同手术机制

建立更为完善的协同手术机制，明确各科室的职责和分工，优化治疗流程，提高协同手术的效率和质量。同时，加强协同手术的标准化和规范化建设，确保手术的安全性和有效性。

4. 强化政策支持与引导

政府和相关机构应加强对协同手术的政策支持与引导，制定相关政策和规范，推动协同手术的普及和发展。同时，加大对基层医疗机构的投入和支持力度，提高基层医疗机构在协同手术方面的能力和水平。

二、与口腔正畸学的联合治疗方案

口腔正畸学是专门研究牙齿排列异常、咬合关系紊乱等问题的学科，通过矫正治疗，旨在恢复牙齿的正常排列和咬合功能，提升患者的口腔健康水平和美观度。在复杂口腔疾病的治疗过程中，往往需要口腔正畸学与其他相关学科的联合治疗方案，以确保治疗效果的全面性和持久性。下面将详细探讨与口腔正畸学的联合治疗方案在复杂口腔疾病治疗中的应用、优势、实施要点及未来发展方向。

（一）联合治疗方案的应用场景

联合治疗方案在口腔疾病治疗中具有广泛的应用场景，尤其适用于那些涉及牙齿排列、咬合关系以及颌面部结构异常的复杂病例。以下是几个典型的应用场景：

1. 错颌畸形的矫正治疗

错颌畸形是一种常见的口腔问题，包括牙齿拥挤、牙间隙过大、牙齿倾斜等。通过口腔正畸学的矫正治疗，结合必要的口腔外科手术，可以有效改善错颌畸形，恢复牙齿的正常排列和咬合功能。

2. 牙周病与正畸治疗的结合

牙周病是牙齿周围组织发炎、感染的疾病，可能导致牙齿松动、移位等问题。在牙周病的治疗过程中，结合正畸治疗，可以稳定牙齿位置，防止牙齿进一步松动，同时可改善牙齿排列，提高口腔健康水平。

3. 颌面部创伤与畸形的修复重建

颌面部创伤可能导致牙齿缺失、骨折等严重后果，影响患者的咀嚼、发音和面部美观。通过口腔正畸学与口腔颌面外科的联合治疗，可以修复重建受损的颌面部结构，恢复牙齿功能和面部美观。

（二）联合治疗方案的优势

联合治疗方案在复杂口腔疾病治疗中具有显著优势，主要体现在以下几个方面：

1. 提高治疗效果

通过多学科协作，可以充分发挥各学科的专业优势，制订更为全面、精准的治疗方案，从而提高治疗效果。联合治疗方案可以综合考虑患者的口腔健康状况、牙齿排列情况、咬合关系以及面部美观等因素，制订个性化的治疗方案，实现治疗效果的最大化。

2. 缩短治疗周期

联合治疗方案可以优化治疗流程，减少患者在不同科室之间的转诊和等待时间，从而缩短治疗周期。通过多学科团队的紧密合作，可以确保治疗过程的连贯性和高效性，提高治疗效率。

3. 降低并发症风险

联合治疗方案可以综合考虑各种潜在风险因素，制定预防措施和应急预案，从而降低并发症的发生风险。多学科团队协作可以确保治疗过程中的安全性和可靠性，减少患者的不适和痛苦。

4. 提升患者满意度

联合治疗方案可以为患者提供一站式服务，减少患者的就医次数和烦琐流程。通过多学科团队的共同努力，可以更好地满足患者的个性化需求，提高患者的满意度和就医体验。

（三）联合治疗方案的实施要点

为了确保联合治疗方案的有效实施，需要注意以下几个要点：

1. 建立多学科协作团队

联合治疗方案需要多学科团队的紧密协作，包括口腔正畸学、口腔颌面外科、牙周病学等相关学科的专家。团队成员之间需要建立良好的沟通机制，确保信息的及时传递和共享。

2. 制订个性化治疗方案

每个患者的口腔健康状况和治疗需求都是独特的，联合治疗方案需要根据患者的具体情况制订个性化的治疗方案。这需要对患者的口腔状况进行全面评估，充分考虑患者的需求和期望。

3. 严格执行治疗计划

治疗计划的执行是确保治疗效果的关键。团队成员需要严格按照治疗计划进行操作，确保每一步治疗的准确性和有效性。同时，需要密切关注患者的反应和病情变化，及时调整治疗方案。

4. 加强患者教育和心理疏导

复杂口腔疾病的治疗过程可能较长且复杂，患者可能会产生焦虑、恐惧等负面情绪。因此，加强患者教育和心理疏导至关重要。可以通过向患者解释治疗方案、治疗过程和预期效果，帮助患者建立正确的治疗观念和信心。

（四）未来发展方向

随着医学技术的不断进步和患者需求的不断提高，与口腔正畸学的联合治疗方案将迎来更多的发展机遇。未来发展方向主要包括以下几个方面：

1. 加强跨学科人才培养

培养具备跨学科知识和技能的复合型人才是推动联合治疗方案发展的关键。通过加强教育培训和实践锻炼，提高医护人员的跨学科素养和协作能力，为联合治疗方案的实施提供有力的人才保障。

2. 推动技术创新与应用

随着科技的不断进步，新的治疗技术和方法不断涌现，应积极推动技术创新与应用，将最新的科技成果应用于联合治疗方案中，提高治疗效果和患者满意度。例如，数字化技术的应用可以提高治疗方案的精准度和效率，新材料和新技术的应用可以改善患者的口腔功能和美观度。

3. 完善联合治疗机制

首先，建立更为完善的联合治疗机制，明确各学科的职责和分工，优化治疗流程，提高联合治疗的效率和质量。其次，加强联合治疗的标准化和规范化建设，确保治疗的安全性和有效性。

4. 强化政策支持与引导

政府和相关机构应加强对联合治疗方案的政策支持与引导，制定相关政策和规范，推动联合治疗方案的普及和发展。同时，加大对基层医疗机构的投入和支持力度，提高基层医疗机构在联合治疗方案方面的能力和水平。

三、与牙周病学的共同维护计划

牙周病是口腔健康中常见的一类疾病，主要影响牙齿的支持组织，包括牙龈、牙槽骨等。牙周病的发病与多种因素有关，如口腔卫生习惯、全身健康状况、遗传等。若不及时治疗，可能导致牙齿松动、脱落，严重影响患者的咀嚼功能和口腔健康。因此，与牙周病学的共同维护计划显得尤为重要，它涉及预防、治疗及长期维护等多个方面，旨在全面改善患者的口腔健康状况。

（一）共同维护计划的重要性

牙周病与口腔其他疾病有着密切的联系，如龋齿、错颌畸形等。因此，与牙周病学的共同维护计划不仅有助于牙周病的预防和治疗，还能促进口腔整体健康水平的提升。通过共同维护计划，可以实现以下几点目标：

一是提高患者对牙周病的认识和重视程度，增强自我保健意识；

二是通过定期的口腔检查和评估，及时发现并处理牙周问题，防止病情恶化；

三是综合运用多种治疗手段，提高牙周病的治疗效果，减少并发症的发生；

四是建立长期的口腔健康维护体系，降低牙周病的复发率，提升患者的生活质量。

（二）共同维护计划的实施步骤

1. 口腔健康教育与宣传

开展口腔健康教育与宣传活动，提高患者对牙周病的认识。通过讲座、宣传册、视频等多种形式，向患者普及牙周病的成因、症状、预防及治疗方法，引导患者树立正确的口腔健康观念，养成良好的口腔卫生习惯。

2. 定期口腔检查与评估

制定定期口腔检查与评估制度，确保患者能够及时了解自己的口腔健康状况。在检查过程中，重点关注牙龈、牙槽骨等牙周组织的健康状况，及时发现并处理牙周问题。同时，结合患者的年龄、性别、全身健康状况等因素，制订个性化的维护计划。

3. 综合治疗与个性化方案

针对不同程度的牙周病，制订综合治疗与个性化方案。对于轻度牙周病，主要采取基础治疗措施，如洁牙、刮治等；对于中度及重度牙周病，则需要结合药物治疗、手术治疗等多种手段，以达到最佳的治疗效果。在治疗过程中，密切关注患者的病情变化，及时调整治疗方案，确保治疗的有效性和安全性。

4. 长期维护与健康管理

建立长期维护与健康管理制度，确保患者在治疗后能够持续保持口腔健康。首先，定期对患者进行随访和复查，及时发现并处理可能出现的复发问题。其次，加强对患者的健康管理，指导患者合理饮食、保持口腔清洁、定期锻炼等，以降低牙周病的复发风险。

（三）共同维护计划的创新点

1. 跨学科合作与资源整合

在共同维护计划中，注重跨学科合作与资源整合。与牙周病学、口腔正畸学、口腔修复学等相关学科建立紧密的合作关系，共同制订治疗方案和维护计划。同时，充分利用医院、社区等资源，为患者提供全方位的口腔健康服务。

2. 信息化管理与远程服务

利用信息化技术，建立患者口腔健康档案，实现口腔健康信息的实时更新和共享。通过远程服务平台，为患者提供便捷的咨询和预约服务，方便患者随时了解自己的口腔健康状况并获取专业的建议。

3. 个性化服务与精准治疗

根据患者的具体情况和需求，制订个性化的服务方案。通过精准的诊断和治疗手段，提高治疗的有效性和安全性。同时，关注患者的心理需求，提供人性化的服务，提升患者的就医体验。

（四）共同维护计划面临的挑战与应对策略

1. 患者认知与接受度问题

部分患者对牙周病的认识和重视程度不足，导致对共同维护计划的接受度不高。针对这一问题，应加大口腔健康教育的力度，提高患者对牙周病的认识和重视程度。同时，通过案例分享、经验交流等方式，增强患者对共同维护计划的信心和信任。

2. 医疗资源分配不均问题

在一些地区或医疗机构，可能存在医疗资源分配不均的问题，导致共同维护计划的实施受到限制。为改善这一状况，一方面，应加强医疗资源的合理配置和优化，提高基层医疗机构的诊疗水平和服务能力。另一方面，推动医疗资源的共享和协作，实现优质医疗资源的充分利用。

3. 技术更新与人才培养问题

随着医学技术的不断发展，新的治疗方法和手段不断涌现。为确保共同维护计划的有效实施，需要不断更新技术并培养相关人才。因此，应加大对新技术和新方法的研发和推广力度，同时加强口腔医学人才的培养和引进工作，为共同维护计划的实施提供有力的人才保障。

四、与口腔内科学的药物治疗配合

口腔内科学是口腔医学的重要组成部分，主要研究口腔内各种疾病的发病机理、临床表现、诊断与治疗方法。在口腔内科疾病的治疗过程中，药物治疗是不可或缺的重要手段。合理的药物治疗可以有效地缓解病情、控制感染、促进组织修复，提高患者的生活质量。因此，与口腔内科学的药物治疗配合，对于确保治疗效果和患者健康具有重要意义。

（一）药物治疗在口腔内科的应用

口腔内科疾病种类繁多，包括口腔黏膜病、牙体牙髓病、牙周病等。针对不同疾病，药物治疗的方法和药物选择也有所不同。

1. 口腔黏膜病

口腔黏膜病是口腔内科常见的疾病之一，如口腔溃疡、口腔炎等。对于这些疾病，药物治疗主要包括局部用药和全身用药。其中，局部用药如消炎止痛药、促进愈合的制剂等，可以直接作用于病变部位，缓解症状。全身用药则针对病因进行治疗，如抗病毒、抗细菌等。

2. 牙体牙髓病

牙体牙髓病包括龋齿、牙髓炎等。在治疗过程中，除了局部清创、修复等措施外，药物治疗也起着重要作用，如使用抗生素控制感染、使用镇痛药缓解疼痛等。

3. 牙周病

牙周病是牙周组织发生的炎症性疾病，药物治疗在牙周病的治疗中同样占据重要地位。通过使用抗菌药物、抗炎药等，可以有效地控制牙周炎症，促进牙周组织的恢复。

（二）与口腔内科学的药物治疗配合的重要性

药物治疗在口腔内科疾病的治疗中发挥着至关重要的作用，但与口腔内科学的配合也是不可忽视的。

1. 提高治疗效果

口腔内科学与药物治疗的密切配合，可以确保治疗方案的全面性和科学性。口腔内科医生可以根据疾病的类型和严重程度，制订合理的药物治疗方案，同时结合其他治疗手段，如局部清创、修复等，从而提高治疗效果。

2. 减少并发症

不合理的药物治疗可能导致一系列并发症，如药物过敏、药物相互作用等，而与口腔内科学的配合，可以确保药物选择的合理性和用药的安全性，减少并发症的发生。口腔内科医生会根据患者的具体情况，选择合适的药物和剂量，避免不必要的风险。

3. 提升患者满意度

与口腔内科学的药物治疗配合，可以更好地满足患者的治疗需求。口腔内科医生在了解患者的疾病情况和治疗期望后，会制订个性化的治疗方案，同时关注患者的用药体验和反馈，及时调整治疗方案，提升患者的满意度。

（三）配合过程中的关键要素

1. 精准诊断

精准诊断是制订有效药物治疗方案的基础。口腔内科医生需要通过详细的病史询问、临床检查和必要的实验室检查，准确判断疾病的类型和严重程度，为药物治疗提供科学依据。

2. 合理用药

合理用药是确保治疗效果和患者安全的关键。口腔内科医生在选择药物时，应充分考虑药物的适应证、禁忌证、不良反应等因素，确保用药的合理性。同时，需要关注药物的相互作用，避免不良的药物组合。

3. 密切监测

在药物治疗过程中，口腔内科医生需要密切监测患者的病情变化和用药反应，如果发现异常情况，应及时调整治疗方案，确保患者的安全和治疗效果。

（四）面临的挑战与应对策略

1. 药物副作用与不良反应

药物治疗过程中，患者可能出现药物副作用或不良反应。口腔内科医生应充分了解所用药物的副作用和不良反应，提前告知患者并采取相应的预防措施。同时，应密切关注患者的用药反应，一旦发现异常，应及时处理。

2. 患者用药依从性

患者的用药依从性对治疗效果具有重要影响。部分患者可能因各种原因未能按时、按量服药，导致治疗效果不佳。口腔内科医生应加强对患者的用药指导和教育，提高患者的用药意识和依从性。

3. 药物更新与技术创新

随着医学技术的不断进步，新的药物和治疗技术不断涌现。口腔内科医生应关注药物更新和技术创新，及时学习和掌握新知识、新技能，为患者提供更优质、更高效的医疗服务。

五、与口腔影像学的诊断协作

口腔影像学作为口腔医学的一个重要分支，通过运用 X 射线、CT、MRI 等多种成像技术，为口腔疾病的诊断提供了重要的依据。与口腔影像学的诊断协作，不仅可以提高口腔疾病的诊断准确率，还能为治疗方案的制订提供有力的支持。下面将探讨与口腔影像学诊断协作的重要性、方法、面临的挑战及应对策略，以期提高口腔疾病的诊断水平。

（一）与口腔影像学诊断协作的重要性

1. 提高诊断准确率

口腔影像学能够提供病变部位的形态、结构、密度等详细信息，有助于医生准确判断病变的性质、范围和程度。通过与口腔影像学的诊断协作，医生可以更加全面地了解患者的病情，从而提高诊断的准确率。

2. 指导治疗方案制订

口腔影像学不仅可以用于诊断，还可以为治疗方案的制订提供重要依据。例如，在牙齿种植、正畸治疗等过程中，通过影像学检查可以评估牙槽骨的情况，为手术方案的制订提供参考；通过与口腔影像学的诊断协作，医生可以制订更加科学、合理的治疗方案，提高治疗效果。

3. 降低医疗风险

口腔疾病的治疗过程中存在一定的风险，如感染、出血等。通过口腔影像学检查，医生可以提前发现潜在的风险因素，并采取相应的预防措施，从而降低医疗风险。

（二）与口腔影像学诊断协作的方法

1. 建立跨学科合作机制

口腔科医生与口腔影像科医生应建立紧密的合作关系，共同制订诊断方案、解读影像学资料。通过定期的交流与沟通，可以增进彼此的了解与信任，提高诊断协作的效率。

2. 制定统一的诊断标准

为了确保诊断的准确性，应制定统一的诊断标准。口腔科医生与口腔影像科医生应共同学习、掌握相关诊断标准，确保在诊断过程中能够准确识别病变。

3. 充分利用现代影像技术

随着医学技术的不断发展，口腔影像学领域涌现出了许多新的成像技术。口腔科医生应充分了解并掌握这些技术，以便在诊断过程中能够充分利用它们提供的信息。同时，应不断更新技术，提高成像质量和诊断水平。

（三）与口腔影像学诊断协作面临的挑战及应对策略

1. 跨学科沟通障碍

口腔科医生与口腔影像科医生在专业知识、思维方式等方面存在差异，可能导致沟通障碍。为了克服这一挑战，双方应加强交流与沟通，增进彼此的了解与信任。同时，可以定期组织跨学科培训活动，提高双方的专业素养和协作能力。

2. 影像学资料解读差异

由于个人经验、技术水平等因素的影响，不同医生对影像学资料的解读可能存在差异。为了减小这种差异，应建立统一的影像学资料解读规范，确保医生在解读过程中能够遵循相同的标准。此外，还可以通过组织专家会诊、讨论会等形式，提高医生对影像学资料的解读能力。

3. 技术更新与人才培养

口腔影像学技术的不断更新和发展，对医生的专业素养和技术水平提出了更高的要求。为了应对这一挑战，应加强对医生的培训和教育，提高他们的专业素养和技术水平。同时，应关注新技术的发展动态，及时引进和推广新技术，为口腔疾病的诊断提供更加准确、便捷的工具。

六、与口腔修复工艺学的制作配合

口腔修复工艺学是口腔医学领域的一个重要分支，主要研究如何运用各种材料和技术，制作出符合患者口腔解剖结构和生理功能的修复体，以恢复或改善患者的口腔功能和外观。在口腔修复过程中，与口腔修复工艺学的制作配合至关重要，它直接关系到修复体的质量、患者的舒适度和治疗效果。下面将从配合的重要性、配合的方法、面临的挑战及应对策略等方面，探讨与口腔修复工艺学的制作配合。

（一）与口腔修复工艺学制作配合的重要性

1. 提高修复体质量

口腔修复工艺学的制作涉及材料的选择、加工技术的运用以及修复体的设计等多个环节。与口腔修复工艺学的制作配合，可以确保修复体的制作符合医学标准和患者需求，从而提高修复体的质量。高质量的修复体不仅能恢复患者的口腔功能，还能提高患者的舒适度和满意度。

2. 缩短治疗周期

在口腔修复过程中，医生与修复工艺师的紧密配合可以确保治疗流程的顺畅进行。医生提供准确的诊断信息和治疗计划，修复工艺师根据这些信息制作出合适的修复体。双方的有效沟通可以减少不必要的重复工作和时间浪费，从而缩短治疗周期，让患者尽快恢复口腔健康。

3. 提升患者满意度

与口腔修复工艺学的制作配合，可以确保修复体的外观、功能和舒适度等方面都达到患者的期望，提高患者的自信心和生活质量。满意的修复效果不仅可以提升患者的满意度，还可以提高医生在患者心中的信任度和口碑。

（二）与口腔修复工艺学制作配合的方法

1. 建立有效的沟通机制

医生与修复工艺师之间的有效沟通是确保制作配合顺利进行的关键。双方应建立定期沟通机制，就患者的诊断信息、治疗计划、修复体设计要求等进行充分的交流和讨论。同时，双方应保持信息的实时更新和共享，确保制作过程中的任何变化都能及时得到沟通和调整。

2. 制订详细的治疗计划和修复体设计方案

医生应根据患者的具体情况制订详细的治疗计划，包括修复体的类型、材料选择、功能要求等。修复工艺师则应根据医生的治疗计划制订具体的修复体设计方案，并考虑到材料的加工性能、修复体的美观度和舒适度等因素。双方应共同审核和确认治疗计划和设计方案，确保它们的一致性和可行性。

3. 严格控制材料选择和加工质量

材料的选择和加工质量直接影响到修复体的性能和使用寿命。医生与修复工艺师应共同确定适合患者的材料类型，并严格把控材料的采购和使用过程。同时，修复工艺师应掌握熟练的加工技术，确保修复体的制作精度和质量。在制作过程中，双方还应进行定期的质量检查和评估，及时发现问题并进行改进。

（三）与口腔修复工艺学制作配合面临的挑战及应对策略

1. 技术更新与知识更新

随着口腔修复工艺学的不断发展，新的材料和技术不断涌现。医生与修复工艺师需要不断学习和掌握新知识、新技术，以适应不断变化的医疗环境。双方应定期参加培训和学术交流活动，了解最新的研究成果和技术进展，并将其应用于实际工作中。

2. 个性化需求与标准化制作的平衡

每个患者的口腔情况和修复需求都是独特的，因此制作个性化的修复体是口腔修复的重要任务，标准化制作则可以提高制作效率和质量控制。医生与修复工艺师需要在个性化需求和标准化制作之间找到平衡点，既要满足患者的个性化需求，又要确保修复体的质量和制作效率。

3. 跨学科合作与沟通障碍

口腔修复涉及多个学科的知识和技术，需要跨学科的合作与沟通。然而，不同学科之间的差异和沟通障碍，可能会导致制作配合的不顺畅。为了克服这一问题，双方应建立跨学科的合作机制，加强彼此之间的了解与信任。同时，利用现代信息技术手段，如远程会议、电子病历等，提高沟通效率和准确性。

第五节　口腔修复学临床研究方法与实践

一、临床病例报告的撰写与分析

临床病例报告是医学领域中的一种重要文献形式，它详细记录了某一具体病例的病史、诊断、治疗及预后情况。通过对临床病例的撰写与分析，医生既可以总结经验教训，提高诊疗水平，也为医学研究和教育提供了宝贵的资料。下面将探讨临床病例报告的撰写方法、分析技巧及其在医学实践中的意义。

（一）临床病例报告的撰写方法

1. 病例选择

撰写临床病例报告的首要任务是选择合适的病例。一般来说，应选择具有代表性、典型性或特殊性的病例。这些病例要么展示了某种疾病的典型表现，要么涉及罕见或新颖的治疗方法，要么在诊断和治疗过程中遇到了特殊的挑战。

2. 资料收集

在确定了病例后，需要全面收集患者的病史、体格检查结果、实验室检查、影像学检查等相关资料。这些资料应尽可能详细、完整，以便为后续的分析和讨论提供依据。

3. 报告撰写

撰写临床病例报告时，应遵循一定的结构。一般来说，报告应包括以下几部分：

（1）概述：简要介绍病例的背景、目的和意义。

（2）病例描述：详细记录患者的病史、症状、体征、实验室检查及影像学检查结果。

（3）诊断与鉴别诊断：根据收集的资料，分析病例的诊断依据，并列出可能的鉴别诊断。

（4）治疗与预后：描述患者的治疗方案、治疗过程及预后情况。

（5）讨论与总结：对病例进行深入分析，总结经验教训，提出改进建议。

（二）临床病例报告的分析技巧

1. 病因分析

在分析临床病例时，首先要关注病因。通过对患者的病史、家族史、生活习惯等方面的分析，寻找可能导致疾病的因素。同时，要关注患者是否存在其他潜在疾病或并发症，以便制订更全面的治疗方案。

2. 症状与体征分析

症状与体征是诊断疾病的重要依据。在分析临床病例时，应仔细分析患者的症状、体征及其变化，以便更准确地判断病情。此外，还要注意症状与体征之间的关联性和差异性，以排除误诊和漏诊的可能性。

3. 诊断与鉴别诊断分析

诊断是临床病例报告的核心部分。在分析诊断时，应充分考虑患者的临床表现、实验室检查及影像学检查结果，结合医学知识和经验，做出准确的诊断。同时，要列出可能的鉴别诊断，以便在后续的治疗和观察中进行排除或验证。

4. 治疗与预后分析

治疗与预后分析是评价临床病例治疗效果的关键环节。在分析治疗时，应关注治疗方案的合理性、有效性和安全性。在预后分析方面，要关注患者的恢复情况、并发症的发生以及生活质量等方面的变化。

（三）临床病例报告在医学实践中的意义

1. 提高诊疗水平

通过对临床病例的撰写与分析，医生可以深入了解疾病的临床表现、诊断方法和治疗策略，从而提高自己的诊疗水平。同时，病例报告中的经验教训可以为其他医生提供借鉴和参考。

2. 促进医学研究

临床病例报告是医学研究的重要素材。通过对大量病例的分析和总结，可以发现疾病的发病规律、治疗效果及预后因素等，为医学研究的深入发展提供支持。

3. 医学教育资料

临床病例报告也是医学教育的重要资料。通过学习和分析病例报告，医学生可以更好地理解疾病的本质和诊疗过程，提高自己的临床思维和实践能力。

二、临床试验设计与实施

临床试验是医学研究中至关重要的环节，它旨在评估新药物、治疗方法或诊断技术的安全性和有效性。一个科学、合理、严谨的临床试验设计对于确保研究结果的可靠性至关重要。下面将详细探讨临床试验的设计与实施过程，包括研究目标设定、试验类型选择、受试者筛选、数据收集与分析等方面，以期为医学研究者提供有益的参考。

（一）研究目标设定

在进行临床试验设计之前，首先需要明确研究目标。研究目标应具体、明确，并具有可操作性和可评估性。通常，研究目标既可以包括评估新药物或治疗方法的疗效、安全性、耐受性等方面，也可以是比较不同治疗方法之间的优劣。明确的研究目标有助于指导后续的试验设计、样本量计算、数据收集与分析等工作。

（二）试验类型选择

根据研究目标和实际情况，选择合适的试验类型对于确保研究的科学性和有效性至关重要。常见的临床试验类型包括随机对照试验、非随机对照试验、观察性研究等。其中，随机对照试验被认为是最可靠、最有效的临床试验类型，因为它能够最大限度地减少偏差和干扰因素，从而得出更为准确的研究结果。然而，随机对照试验的实施成本较高，且对受试者的要求也较为严格。因此，在选择试验类型时，需要综合考虑研究目标、资源条件、伦理要求等多方面因素。

（三）受试者筛选

受试者的选择对于临床试验的成败具有重要影响。在筛选受试者时，应根据研究目标和试验类型制定明确的入选和排除标准。入选标准通常包括年龄、性别、疾病类型、病情严重程度等方面，而排除标准则可能涉及患有其他疾病、使用其他药物、妊娠或哺乳等情况。此外，还应注意受试者的代表性，确保样本能够反映目标人群的整体情况。在筛选受试者时，应遵循公平、公正、透明的原则，确保所有符合条件的受试者都有机会参与研究。

（四）数据收集与分析

数据收集是临床试验中至关重要的环节。根据研究目标和试验设计，制订详细的数据收集方案，包括收集的数据类型、收集方式、收集时间等。在数据收集过程中，应确保数据的准确性和完整性，避免数据的遗漏或错误。同时，应注意数据的保密性和安全性，确保受试者的隐私得到保护。

数据分析是临床试验中的关键步骤。根据研究目标和数据类型，选择合适的数据分析方法，如描述性统计、推断性统计等。在数据分析过程中，应遵循科学、客观、公正的原则，确保分析结果的准确性和可靠性。此外，还应注意对数据进行合理的解释和讨论，为研究结论提供有力的支持。

（五）伦理审查与监管

在进行临床试验之前，必须向伦理委员会提交伦理审查申请，并获得批准。伦理审查旨在确保研究符合道德和法律要求，保护受试者的权益和安全。在试验过程中，应严格遵守伦理原则和规定，确保受试者的知情同意、隐私保护、安全监测等方面得到妥善处理。此外，还应接受相关监管部门的监督和管理，确保研究的合规性和可靠性。

三、口腔修复效果的评估指标

口腔修复学是口腔医学的重要分支，旨在通过各种修复手段恢复或改善口腔及颌面部各种缺损或畸形患者的口腔功能和形态。随着医学技术的不断发展，口腔修复的方法和材料也在不断更新和完善，对口腔修复效果的评估也变得更加重要。下面将详细探讨口腔修复效果的评估指标，以期为临床实践提供参考。

（一）功能评估指标

1. 咀嚼功能

咀嚼功能是口腔修复效果评估的重要指标之一。修复后的牙齿应能够恢复或接近正常的咀嚼功能，使患者能够正常进食。评估咀嚼功能的方法包括观察患者的咀嚼动作、询问患者的咀嚼感受以及通过咬合力量测试等。

2. 发音功能

发音功能也是口腔修复效果的重要评估指标。口腔结构的改变可能会影响患者的发音清晰度，而修复后的牙齿应能够恢复或改善患者的发音功能，使其能够正常交流。评估发音功能的方法包括让患者朗读特定的音节或词语，观察其发音清晰度和准确性。

3. 口腔舒适度

口腔舒适度是评估口腔修复效果的另一个重要指标。修复后的牙齿应具备良好的适应性和舒适度，避免给患者带来不必要的疼痛或不适。评估口腔舒适度的方法包括询问患者的感受、观察口腔黏膜是否有炎症或溃疡等。

（二）形态评估指标

1. 牙齿排列

牙齿排列是口腔修复效果评估的重要指标之一。修复后的牙齿应排列整齐，符合生理美学要求。评估牙齿排列的方法包括观察牙齿的整齐度、对称性以及咬合关系等。

2. 牙齿颜色

牙齿颜色也是口腔修复效果评估的重要指标。修复后的牙齿颜色应与周围牙齿颜色相近，避免出现色差。评估牙齿颜色的方法包括肉眼观察、比色板比对，以及使用专业仪器进行色差测量等。

3. 牙齿形态

牙齿形态是评估口腔修复效果的另一个重要指标。修复后的牙齿应具备自然、美观的形态，符合患者的面部特征和需求。评估牙齿形态的方法包括观察牙齿的大小、形状、边缘等细节特征。

（三）稳定性评估指标

1. 修复体固位

修复体固位是评估口腔修复效果稳定性的重要指标。修复体应牢固地固定在口腔内，不易脱落或移位。评估修复体固位的方法包括观察修复体的稳定性、检查固位装置的有效性等。

2. 牙周组织健康

牙周组织健康也是评估口腔修复效果稳定性的重要指标。修复后的牙齿应保持良好的牙周组织健康，避免出现牙龈炎症、牙周袋等问题。评估牙周组织健康的方法包括观察牙龈颜色、质地和形态，检查牙周袋深度等。

（四）患者满意度评估

患者满意度是评估口腔修复效果的综合指标。患者对修复效果的满意度反映了修复效果与患者期望之间的符合程度。评估患者满意度的方法包括让患者填写满意度调查表、进行面对面访谈等。在评估患者满意度时，应重点关注患者对修复效果的外观、功能、舒适度以及稳定性等方面的评价。

口腔修复效果的评估涉及多个方面，包括功能、形态、稳定性和患者满意度等。通过综合评估这些指标，可以全面、客观地评价口腔修复效果，为临床决策提供依据。随着医学技术的不断进步和口腔修复材料的更新，未来口腔修复效果的评估指标可能会更加精细和多样化。因此，口腔修复医生应不断学习和掌握新技术、新材料，提高修复水平，为患者提供更优质、更个性化的修复服务。

此外，口腔修复效果的评估不仅仅是一个终点，更是一个持续改进的过程。医生应根据评估结果，及时调整修复方案，优化修复技术，以达到更好的修复效果。同时，加强患者教育和沟通也是提高口腔修复效果的关键。通过向患者普及口腔保健知识，增强患者的自我保健意识，可以有效延长修复体的使用寿命，提高患者的生活质量。

总之，口腔修复效果的评估是一个复杂而重要的过程，需要综合考虑多个指标。通过科学、客观地评估口腔修复效果，可以为患者提供更优质、更个性化的修复服务，促进口腔医学事业的不断发展。

四、口腔修复技术的创新研究

随着医学领域的不断进步与发展，口腔修复技术也取得了显著的成就。口腔修复技术的创新研究旨在通过改进材料、优化治疗方法和提升技术水平，为口腔疾病患者提供更高效、更安全、更舒适的修复治疗。下面将详细探讨口腔修复技术的创新研究现状、发展趋势以及面临的挑战。

（一）口腔修复技术创新研究现状

1. 材料创新

近年来口腔修复材料的创新是口腔修复技术研究的热点之一。新型修复材料不仅具有优异的生物相容性和机械性能，还能够更好地模拟天然牙齿的色泽和质感。例如，陶瓷材料的研发和应用为口腔修复带来了革命性的变化。陶瓷材料具有高强度、高硬度、良好的耐磨性和美观性，被广泛用于制作全瓷牙冠、瓷贴面等修复体。此外，生物活性材料如生物陶瓷、生物玻璃等也逐渐应用于口腔修复领域，这些材料能够与周围组织形成良好的生物结合，促进组织再生。

2. 数字化技术应用

数字化技术的快速发展为口腔修复技术的创新提供了有力支持。首先，计算机辅助设计（CAD）和计算机辅助制造（CAM）技术，可以精确设计并制作出与患者口腔形态高度匹配的修复体。其次，数字化口腔扫描技术能够快速获取患者口腔的三维数据，为修复体的设计提供准确依据。此外，3D 打印技术的应用也为口腔修复带来了更多可能性，能够制作出复杂结构和高精度要求的修复体。

3. 治疗方法优化

随着对口腔疾病发病机制的深入了解，口腔修复治疗方法也在不断优化。例如，对于牙齿缺失的患者，传统的种植牙技术已经得到了广泛应用。同时，随着即刻种植、微创种植等新型种植技术的出现，患者的治疗周期和痛苦得到了进一步缩短和减轻。此外，对于牙周疾病患者，采用生物膜技术、生长因子等生物治疗方法，能够更好地促进牙周组织的再生和修复。

（二）口腔修复技术创新发展趋势

1. 个性化治疗

随着人们对口腔健康和美观的追求不断提高，个性化治疗将成为口腔修复技术创新的重要方向。通过数字化技术和精准医疗技术的应用，可以实现对每个患者口腔状况的精确分析和个性化治疗方案的制订。这不仅能够提高治疗效果，还能够满足患者对美观和舒适度的需求。

2. 组织工程技术的应用

组织工程技术是近年来生物医学领域的研究热点，其通过体外培养和组织构建，实现缺损组织的再生和修复。将组织工程技术应用于口腔修复领域，有望解决一些传统修复方法难以解决的问题。例如，利用组织工程技术构建人工牙周膜、牙骨质等组织，可以更好地恢复牙齿的功能和美观。

3. 再生医学与口腔修复的结合

再生医学旨在通过激活和调控机体的自我修复能力，实现组织和器官的再生。将再生医学的理念和技术应用于口腔修复领域，可以探索出更为高效、安全的修复方法。例如，利用干细胞技术促进牙周组织的再生和修复，为牙周病患者提供新的治疗选择。

（三）口腔修复技术创新面临的挑战

1. 技术推广与普及

尽管口腔修复技术取得了显著的创新成果，但这些新技术在实际应用中的推广和普及仍面临一定的挑战。一方面，新技术的培训和教育需要投入大量的人力和物力资源；另一方面，部分患者对新技术接受度不高，需要加强科普宣传和教育引导。

2. 成本与效益平衡

口腔修复技术创新往往伴随着较高的成本投入，如何在保证治疗效果的同时控制成本，实现成本与效益的平衡，是口腔修复技术创新研究需要解决的问题。这需要研究者在技术创新过程中充分考虑实际应用的需求和经济效益，探索出更加经济、实用的修复方法。

3. 伦理与法律问题

随着口腔修复技术的不断创新和发展，一些伦理和法律问题也逐渐凸显出来。例如，利用生物技术和基因工程技术进行口腔修复可能涉及伦理和隐私问题，新型修复材料的临床应用需要遵守相关的法律法规和标准。因此，在推动口腔修复技术创新的同时，需要加强伦理和法律方面的研究和探讨。

口腔修复技术的创新研究为口腔疾病患者带来了更好的治疗效果和生活质量。随着材料科学、数字化技术、组织工程技术和再生医学等领域的不断发展，口腔修复技术将继续迎来更多的创新突破。同时，我们需要关注新技术推广普及、成本与效益平衡以及伦理法律等方面的挑战，积极推动口腔修复技术的健康发展。

展望未来，口腔修复技术创新研究将继续朝着个性化治疗、组织工程应用以及再生医学与口腔修复结合的方向发展。通过不断探索和创新，我们有信心为口腔疾病患者提供更加高效、安全、舒适的修复治疗，为口腔医学事业的发展贡献更多力量。

五、口腔修复学临床研究的伦理原则

口腔修复学作为口腔医学的重要分支，旨在通过各种修复手段恢复或改善口腔及颌面部缺损或畸形患者的口腔功能和形态。随着口腔修复技术的不断进步和发展，临床研究成为推动该领域持续进步的关键环节。然而，临床研究涉及诸多伦理问题，确保研究的伦理性、安全性和有效性至关重要。下面将详细探讨口腔修复学临床研究的伦理原则，以期为临床实践和研究提供指导。

（一）尊重原则

尊重原则是口腔修复学临床研究伦理的核心。它要求研究者尊重研究参与者的自主决策权、知情权和隐私权。

首先，研究参与者有权自主决定是否参与研究，并有权在研究过程中随时退出。研究者应确保参与者在充分了解研究目的、方法、可能的风险和益处后，自愿做出决策。研究者不得通过欺骗、诱导或胁迫等手段迫使参与者参与研究。

其次，研究者应尊重参与者的知情权。在研究开始前，研究者应向参与者提供详细的研究信息，包括研究目的、方法、预期结果、可能的风险和益处等。同时，研究者应确保参与者能够理解这些信息，并为其提供充分的咨询和解答。

最后，研究者应尊重参与者的隐私权。在研究过程中，一方面，研究者应严格保护参与者的个人信息和隐私数据，防止信息泄露和滥用；另一方面，应确保参与者在研究中的身份保密，避免对其造成不必要的困扰和伤害。

（二）不伤害原则

不伤害原则是口腔修复学临床研究伦理的基本要求。它要求研究者在研究过程中尽可能避免对参与者造成伤害或损害。

首先，研究者应确保研究的科学性和安全性。在研究开始前，研究者应充分了解相关技术和方法的安全性和有效性，确保研究方案符合伦理和法律要求。同时，应定期对研究过程进行监督和评估，及时发现并处理可能出现的安全问题。

其次，研究者应关注参与者的身心健康。在研究过程中，研究者应密切关注参与者的身体状况和心理变化，及时发现并处理可能出现的不良反应和并发症。对于可能出现的风险，研究者应提前告知参与者，并为其提供必要的预防和治疗措施。

最后，研究者应尊重参与者的权益和利益。在研究过程中，研究者应确保参与者的权益得到充分保障，避免其因参与研究而受到不必要的损失或伤害。同时，应确保研究的成果能够惠及广大患者，推动口腔修复技术的进步和发展。

（三）公正原则

公正原则是口腔修复学临床研究伦理的重要保障。它要求研究者在研究过程中确保资源的公平分配、利益的合理分配以及研究结果的客观公正。

首先，研究者应确保研究资源的公平分配。在选择研究参与者时，研究者应充分考虑其口腔健康状况、社会经济地位等因素，避免歧视和偏见。同时，应确保参与者能够平等地获得研究资源和治疗机会，不因个人差异而受到不公平待遇。

其次，研究者应确保利益的合理分配。在研究过程中，研究者应关注参与者的利益诉求，确保其能够分享研究成果带来的益处。对于可能产生的经济利益或知识产权等问题，研究者应提前与参与者进行沟通和协商，确保双方利益的平衡和合理。

最后，研究者应确保研究结果的客观公正。在研究过程中，研究者应严格遵守科学方法和规范，确保数据的真实性和可靠性。对于研究结果的分析和解读，研究者应保持客观公正的态度，避免主观偏见和误导。同时，应及时公开和分享研究成果，推动口腔修复学领域的进步和发展。

（四）知情同意原则

知情同意原则是口腔修复学临床研究伦理的基石。它要求研究者在研究开始前，必须向参与者充分告知研究的相关信息，并获得其明确的同意。

首先，研究者应向参与者提供清晰、准确的研究信息，包括研究目的、方法、可能的风险和益处等。这些信息应以易于理解的方式呈现，确保参与者能够充分理解并做出决策。

其次，研究者应确保参与者具备知情同意的能力。对于无法自主决策的参与者，研究者应寻求其法定代理人的同意。同时，关注参与者的心理状况，避免在其处于脆弱或压力状态下进行知情同意。

最后，参与者的同意必须是自愿的、明确的和书面的。研究者应尊重参与者的决策权，不得通过任何方式强迫或诱导其同意参与研究。同时，应确保参与者在研究过程中可以随时撤回同意并退出研究。

口腔修复学临床研究的伦理原则涵盖了尊重、不伤害、公正和知情同意等方面。这些原则共同构成了临床研究伦理的基石，为研究者提供了明确的指导和规范。然而，随着口腔修复技术的不断发展和临床研究的深入进行，新的伦理问题和挑战也不断涌现。因此，我们需要持续关注和研究这些伦理问题，不断完善和更新伦理原则和规范，以确保口腔修复学临床研究的伦理性、安全性和有效性。

未来，随着科技的不断进步和社会的发展，口腔修复学临床研究将面临更多的机遇和挑战。我们应积极应对这些挑战，加强伦理教育和培训，提高研究者的伦理意识和素养。同时，还应加强伦理监管和审查机制，确保研究的合规性和道德性。

六、口腔修复学研究成果的转化与应用

口腔修复学作为口腔医学的重要组成部分，致力于通过科学研究和技术创新，为患者提供高质量的口腔修复治疗。随着科学技术的不断进步，口腔修复学领域取得了许多重要的研究成果。然而，这些成果是否能够顺利转化为实际应用，为患者带来实实在在的好处，是口腔修复学发展面临的重要问题。下面将详细探讨口腔修复学研究成果的转化与应用，以期为临床实践和技术创新提供指导。

（一）口腔修复学研究成果的转化机制

口腔修复学研究成果的转化涉及多个环节和利益相关者，包括研究者、医疗机构、政府部门、产业界等。为了实现研究成果的有效转化，需要建立完善的转化机制。

首先，加强产学研合作是推动口腔修复学研究成果转化的关键。研究者应与医疗机构、企业等合作，共同开展临床研究、产品开发等工作，实现技术成果的快速转化和应用。

其次，建立科技成果评价体系和激励机制也是必不可少的。通过对口腔修复学研究成果进行客观、科学的评价，确定其转化价值和潜力，为后续的转化工作提供依据。同时，通过设立奖励机制，激励研究者和企业积极参与成果转化工作。

最后，加强知识产权保护也是推动口腔修复学研究成果转化的重要保障。通过申请专利、保护技术秘密等方式，确保研究者的合法权益得到保障，为技术成果的转化和应用提供法律支持。

（二）口腔修复学研究成果的应用现状

目前，口腔修复学研究成果的应用已经取得了显著的进展。一些新的修复材料、技术和方法已经被广泛应用于临床实践，为患者提供了更好的治疗效果和生活质量。

首先，新型修复材料的应用使得口腔修复体的美观性、舒适度和耐用性得到了显著提升。例如，陶瓷材料、生物活性材料等新型材料的出现，为牙齿修复、颌面部缺损修复等提供了更多选择。

其次，数字化技术的应用也推动了口腔修复学的进步。通过计算机辅助设计（CAD）和计算机辅助制造（CAM）技术，可以精确制作与患者口腔形态高度匹配的修复体，提高了修复的精度和效率。

最后，一些新的治疗方法和技术也在不断涌现。例如，即刻种植技术、微创种植技术等新型种植技术的应用，使得牙齿缺失患者的治疗周期和痛苦得到了进一步缩短和减轻。

（三）口腔修复学研究成果转化与应用面临的挑战

尽管口腔修复学研究成果的转化与应用取得了一定的进展，但仍面临一些挑战。

首先，技术转化的难度较大。口腔修复学涉及的技术复杂多样，从实验室研究到临床应用需要经过多个阶段的验证和优化。新技术的推广和普及也需要克服各种困难和阻力。

其次，资金和资源的限制也是制约口腔修复学研究成果转化的重要因素。一些创新性的研究项目需要大量的资金和资源支持，而实际可用的资金和资源往往有限，导致一些具有潜力的研究项目无法得到充分的发展和应用。

最后，政策和法规的不完善也可能影响口腔修复学研究成果的转化与应用。例如，知识产权保护、技术转移等方面的政策和法规需要进一步完善，以更好地促进技术成果的转化和应用。

（四）推动口腔修复学研究成果转化与应用的策略

为了推动口腔修复学研究成果的转化与应用，需要采取一系列策略。

首先，加强产学研合作，促进技术创新和成果转化。通过加强高校、科研机构、医疗机构和企业之间的合作，共同开展研究项目，推动技术成果的快速转化和应用。

其次，加大对口腔修复学研究的投入和支持。政府和社会各界应增加对口腔修复学研究的投入，为研究者提供充足的资金和资源支持力度，推动创新性项目的发展和应用。

再次，加强人才培养和队伍建设也是关键。通过培养具有创新意识和实践能力的人才，为口腔修复学研究成果的转化与应用提供有力的人才保障。

最后，完善政策和法规体系，为口腔修复学研究成果的转化与应用提供法律保障和支持。通过制定和完善相关政策和法规，规范技术转移、知识产权保护等方面的工作，为技术成果的转化和应用创造良好的环境。

口腔修复学研究成果的转化与应用是推动口腔修复学进步和发展的重要环节。通过加强产学研合作、加大投入支持力度、完善人才培养和队伍建设以及完善政策和法规体系等措施，可以推动口腔修复学研究成果的顺利转化和应用。

未来，随着科学技术的不断进步和口腔修复学领域的深入发展，相信会有更多的创新性成果涌现出来，为患者带来更好的治疗效果和生活质量。同时，我们也需要持续关注和研究成果转化与应用过程中出现的问题和挑战，不断完善和优化相关机制和政策，为口腔修复学的发展创造更加良好的环境。

第四章　口腔修复学新材料与新技术应用

第一节　新型口腔修复材料的研发与应用

一、高强度陶瓷材料的研发与应用

陶瓷材料作为一类具有优异物理和化学性能的无机非金属材料，在日常生活、工业生产以及高科技领域都有着广泛的应用。随着科技的不断发展，对陶瓷材料的性能要求也越来越高，特别是在高温、高压、高磨损等极端环境下，传统的陶瓷材料往往难以满足要求。因此，高强度陶瓷材料的研发与应用成为当前材料科学领域的研究热点。

（一）高强度陶瓷材料的研发

高强度陶瓷材料的研发涉及多个方面，包括原料选择、制备工艺、结构设计以及性能优化等。

1. 原料选择

原料的选择是研发高强度陶瓷材料的基础。研究者需要选择具有高纯度、高结晶度、高稳定性的原料，以确保最终产品的性能。同时，通过引入特定的添加剂或改性剂，可以进一步提高陶瓷材料的强度和韧性。

2. 制备工艺

制备工艺是影响高强度陶瓷材料性能的关键因素。传统的陶瓷制备工艺包括压制成型、烧结等步骤，但这些方法往往难以制备出具有复杂形状和高精度的陶瓷部件。因此，研究者们不断探索新的制备工艺，如 3D 打印、溶胶凝胶法等，以实现陶瓷材料的精密成型和高效制备。

3. 结构设计

结构设计也是高强度陶瓷材料研发的重要方面。通过合理的结构设计，可以有效地提高陶瓷材料的力学性能。例如，采用纳米结构设计可以显著提高陶瓷材料的强度和韧性；而复合结构设计则可以利用不同材料之间的协同效应，进一步提高陶瓷材料的综合性能。

4. 性能优化

性能优化是高强度陶瓷材料研发的目标。通过对制备工艺、原料配比、结构设计等方面的优化，可以实现对陶瓷材料性能的精确调控。同时，利用先进的表征手段，如扫描电子显微镜、透射电子显微镜等，可以对陶瓷材料的微观结构和性能进行深入分析，为进一步优化提供有力支持。

（二）高强度陶瓷材料的应用

高强度陶瓷材料具有优异的耐高温、耐腐蚀、耐磨损等性能，因此在多个领域都有着广泛的应用。

1. 航空航天领域

在航空航天领域，高强度陶瓷材料因其出色的耐高温性能而被广泛应用于发动机部件、热防护系统等关键部位。这些部件需要在高温、高压的极端环境下工作，而高强度陶瓷材料能够承受这些严苛条件，确保飞行器的安全性和可靠性。

2. 能源领域

在能源领域，高强度陶瓷材料也被广泛应用于核能、太阳能等新能源技术的开发中。例如，在核反应堆中，高强度陶瓷材料可以作为中子吸收材料或结构材料，提高反应堆的安全性和效率；在太阳能领域，高强度陶瓷材料可以作为太阳能电池板的关键部件，提高太阳能的转化效率和使用寿命。

3. 汽车工业领域

在汽车工业中，高强度陶瓷材料也被用于制造发动机零部件、刹车系统以及排气管等部件。这些部件不仅需要承受高温和高压，还需要具备良好的耐磨性和抗腐蚀性。高强度陶瓷材料以其出色的性能，满足了这些严苛要求，提高了汽车的性能和安全性。

4. 生物医学领域

在生物医学领域，高强度陶瓷材料同样具有广泛的应用前景。由于其良好的生物相容性和耐腐蚀性，高强度陶瓷材料可以用于制造人工牙齿、骨骼等医疗植入物。这些植入物不仅具有良好的机械性能，还能够与人体组织紧密结合，提高患者的生活质量。

（三）高强度陶瓷材料的未来发展趋势

随着科技的不断进步和应用需求的不断提升，高强度陶瓷材料的研发与应用将继续向更高层次发展。未来，高强度陶瓷材料的研究将更加注重材料的可持续性和环保性，以满足社会对绿色、环保材料的需求。同时，随着纳米技术、生物技术等新兴领域的不断发展，高强度陶瓷材料将与其他先进材料和技术进行深度融合，开发出更多具有创新性和实用性的应用产品。

高强度陶瓷材料的研发与应用是材料科学领域的重要研究方向。通过不断优化制备工艺、结构设计以及性能调控等方面的研究，可以制备出具有优异性能的高强度陶瓷材料。这些材料在航空航天、能源、汽车、生物医学等多个领域都有着广泛的应用前景，对于推动科技进步和社会发展具有重要意义。未来，随着科技的不断进步和应用需求的不断提升，高强度陶瓷材料的研发与应用将展现出更加广阔的前景和巨大的潜力。

二、高分子复合材料的创新与优化

高分子复合材料，作为现代材料科学的重要分支，以其优异的性能、广泛的应用领域和巨大的发展潜力，受到了广大科研工作者和工业界的广泛关注。随着科技的不断进步和市场的日益扩大，高分子复合材料的创新与优化已成为推动其发展的重要动力。下面将探讨高分子复合材料的创新点、优化手段及其在各个领域的应用，以期为高分子复合材料的未来发展提供新的思路。

（一）高分子复合材料的创新点

1. 材料组成创新

高分子复合材料的创新首先体现在其组成上。通过引入新型高分子基体、增强体或功能填料，可以显著提升复合材料的力学性能、热稳定性、耐候性等。例如，利用纳米技术制备的纳米增强高分子复合材料，其力学性能可得到显著提升；而通过将功能性填料引入高分子基体中，可实现复合材料的导电、导热、吸波等特殊功能。

2. 结构设计创新

结构设计创新是高分子复合材料创新的另一个重要方面。通过优化复合材料的微观结构，如纤维排列、层间界面等，可以进一步提高复合材料的性能；同时，利用先进的成型工艺，如 3D 打印、模压成型等，可以实现复杂形状和高精度结构的高分子复合材料的制备。

3. 功能化创新

功能化创新是高分子复合材料创新的又一重要趋势。通过在高分子复合材料中引入特定的功能基团或功能组分，可以赋予其特殊的性能，如自修复、自润滑、生物相容性等。这些功能化高分子复合材料在航空航天、生物医学、环保等领域具有广泛的应用前景。

（二）高分子复合材料的优化手段

1. 制备工艺优化

制备工艺是影响高分子复合材料性能的关键因素之一。通过优化制备工艺，如控制反应温度、压力、时间等条件，可以提高复合材料的均匀性和稳定性；同时，采用新型的成型技术和后处理方法，可以进一步提高复合材料的力学性能和耐久性。

2. 界面优化

界面是高分子复合材料中重要的组成部分，其性能直接影响复合材料的整体性能。通过引入界面改性剂、优化界面结构等手段，可以改善高分子基体与增强体之间的界面结合强度，提高复合材料的力学性能。

3. 性能评价与调控

性能评价与调控是高分子复合材料优化的重要环节。通过建立完善的性能评价体系，对复合材料的各项性能进行精确测试和评估；同时，根据性能需求，通过调整组成、结构等因素，实现对复合材料性能的精确调控。

（三）高分子复合材料的应用领域

1. 航空航天领域

高分子复合材料在航空航天领域具有广泛的应用。由于其轻质、高强、耐腐蚀等特性，高分子复合材料被广泛应用于飞机、火箭等航空航天器的结构部件、发动机部件以及隔热材料等。

2. 汽车工业领域

在汽车工业中，高分子复合材料也发挥着重要作用。利用高分子复合材料的轻质、高强和耐磨性等特点，可以制造出更加轻便、节能和安全的汽车部件，如车身结构、内饰件、轮胎等。

3. 电子电气领域

高分子复合材料在电子电气领域同样具有广泛的应用。通过引入导电、导热等功能性填料，可以制备出具有优异电性能和热性能的高分子复合材料，用于制造电子元件、电线电缆、散热器等。

4. 生物医学领域

在生物医学领域，高分子复合材料也展现出巨大的应用潜力。利用高分子复合材料的生物相容性和可降解性等特点，可以制备出用于组织工程、药物载体、医疗器械等生物医学领域的材料。

（四）高分子复合材料的未来发展趋势

随着科技的进步和市场的需求变化，高分子复合材料的未来发展趋势将呈现以下特点：

1. 多功能化

未来高分子复合材料将更加注重多功能性的实现，通过引入多种功能组分和结构设计，实现复合材料在力学、热学、电磁学等多个方面的优异性能。

2. 智能化

智能化是高分子复合材料发展的重要方向之一。通过集成传感器、执行器等智能元件，可以实现复合材料的自感知、自诊断、自适应等功能，提高其在复杂环境下的使用性能。

3. 环保与可持续

随着环保意识的提高和可持续发展理念的普及，未来高分子复合材料将更加注重环保和可持续性。通过采用环保型原料、优化生产工艺、提高材料回收利用率等手段，可以实现高分子复合材料的绿色制造和循环使用。

4. 交叉学科融合

未来高分子复合材料的创新与优化将更加注重与其他学科的交叉融合。通过与物理学、化学、生物学等学科的深入合作与交流，共同推动高分子复合材料的创新与发展。

高分子复合材料的创新与优化是推动其发展的重要动力。通过材料组成、结构设计和功能化等方面的创新，以及制备工艺、界面优化和性能调控等优化手段的应用，可以不断提升高分子复合材料的性能和应用范围。同时，随着科技的不断进步和市场需求的不断变化，高分子复合材料的未来发展趋势将呈现多功能化、智能化、环保与可持续性以及交叉学科融合等特点。因此，我们需要不断加强科研力度和市场调研，以推动高分子复合材料的持续创新与发展。

三、生物活性材料的研发及其在口腔修复中的应用

生物活性材料作为一类具有特殊生物相容性和功能性的材料，在医学领域的应用越来越广泛。特别是在口腔修复领域，生物活性材料因其良好的生物相容性、生物活性和组织再生能力，受到了广泛关注。下面将重点探讨生物活性材料的研发进展及其在口腔修复中的应用，以期为推动口腔修复技术的进一步发展提供理论支持和实践指导。

（一）生物活性材料的研发进展

1. 生物活性陶瓷材料

生物活性陶瓷材料是一类具有优异生物相容性和骨结合能力的材料，其在口腔修复中的应用尤为突出。近年来，研究者通过优化陶瓷材料的组成、结构和制备工艺，提高了其生物活性和机械性能。例如，利用纳米技术制备的纳米生物活性陶瓷材料，具有更高的比表面积和更好的骨结合能力，为口腔修复提供了更为理想的材料选择。

2. 生物活性高分子材料

生物活性高分子材料是一类具有生物相容性、可降解性和功能性的高分子化合物。通过引入特定的生物活性基团或生物因子，可以赋予高分子材料良好的细胞亲和性和组织再生能力。目前，研究者已经成功开发出多种具有优异性能的生物活性高分子材料，如聚乳酸、聚己内酯等，这些材料在口腔修复领域具有广阔的应用前景。

3. 生物活性复合材料

生物活性复合材料是将两种或多种具有不同性能的材料进行复合，以获得更为理想的综合性能。在口腔修复中，生物活性复合材料可以通过结合陶瓷材料的骨结合能力和高分子材料的可降解性，实现更为有效的组织再生和修复。例如，利用生物活性陶瓷和高分子材料制备的复合骨修复材料，已在口腔颌面骨缺损修复中取得了显著效果。

（二）生物活性材料在口腔修复中的应用

1. 牙齿修复

在牙齿修复方面，生物活性材料主要用于制备牙冠、牙桥、义齿等修复体。这些修复体不仅具有良好的美观性和舒适性，而且能够与周围组织形成良好的生物相容性，减少术后感染和组织排斥的风险。此外，一些具有特殊生物活性的材料，如含有生长因子或抗菌成分的复合材料，还可以促进牙周组织的再生和修复，提高修复效果。

2. 颌骨缺损修复

颌骨缺损是口腔修复领域常见的临床问题，生物活性材料在颌骨缺损修复中发挥着重要作用。利用生物活性陶瓷或生物活性复合材料制备的骨修复材料，能够与缺损部位的骨组织形成良好的结合，促进骨组织的再生和修复。同时，这些材料还具有良好的生物相容性和可降解性，避免了传统金属或合金材料可能引起的排斥反应和感染风险。

3. 口腔黏膜修复

口腔黏膜是口腔内的重要组织，容易受到损伤和炎症的影响。生物活性高分子材料在口腔黏膜修复中具有独特优势，可以制备成口腔黏膜修复膜或涂层，覆盖在受损的黏膜表面，起到保护和促进组织再生的作用。同时，一些高分子材料还可以作为药物载体，将抗炎、抗菌等药物直接输送到病变部位，提高治疗效果。

（三）生物活性材料在口腔修复中的优势与挑战

生物活性材料在口腔修复中的优势：首先，具有良好的生物相容性，能够减少术后感染和排斥反应的风险；其次，具有特殊的生物活性，能够促进组织的再生和修复；最后，具有多样化的种类和可定制性，可以根据患者的具体需求和病变情况进行个性化治疗。

然而，生物活性材料在口腔修复中也面临着一些挑战。首先，材料的制备工艺和成本问题限制了其广泛应用；其次，材料的生物活性和组织再生能力还需要进一步提高；最后，材料的长期稳定性和安全性也需要进一步研究和验证。

四、纳米材料在口腔修复中的应用与前景

纳米材料作为一种新兴的材料，以其独特的物理、化学和生物性质，在口腔修复领域展现出广阔的应用前景。随着纳米技术的不断发展和完善，纳米材料在口腔修复中的应用也日益广泛，为口腔修复提供了新的解决方案和思路。下面将详细探讨纳米材料在口腔修复中的应用及其前景，以期推动口腔修复技术的进一步发展和创新。

（一）纳米材料的特性及其在口腔修复中的应用

1. 纳米材料的特性

纳米材料具有尺寸小、比表面积大、表面活性高等特点，这使得它们在口腔修复中具有独特的优势。首先，纳米材料的小尺寸效应使其能够更好地渗透到组织间隙中，与周围组织形成紧密的结合。其次，纳米材料的大比表面积和高表面活性为其提供了更多的反应位点和结合位点，增强了其与生物组织的相互作用。最后，纳米材料具有优异的力学性能和生物相容性，能够满足口腔修复对材料性能的高要求。

2. 纳米材料在口腔修复中的应用

（1）牙齿修复

纳米材料在牙齿修复中主要应用于制备牙冠、牙桥等修复体。利用纳米陶瓷或纳米复合材料制备的修复体，具有优异的力学性能、美观性和生物相容性，能够更好地恢复牙齿的形态和功能。此外，纳米材料还可以用于制备牙齿美白剂、脱敏剂等口腔护理产品，有效改善牙齿的外观和舒适度。

（2）颌骨缺损修复

颌骨缺损是口腔修复领域的一大难题，纳米材料在颌骨缺损修复中发挥着重要作用。通过制备纳米骨支架材料或纳米药物载体，可以实现对缺损部位的精准修复和有效治疗。纳米骨支架材料具有优异的骨传导性和骨诱导性，能够促进骨组织的再生和修复；而纳米药物载体则可以将生长因子、抗炎药物等有效成分输送到缺损部位，实现定向治疗和快速恢复。

（3）口腔黏膜修复

口腔黏膜损伤是口腔疾病中常见的一种，纳米材料在口腔黏膜修复中也具有潜在的应用价值。利用纳米纤维膜或纳米凝胶等纳米材料，可以制备出具有优异生物相容性和组织黏附性的口腔黏膜修复材料。这些材料能够紧密贴合口腔黏膜表面，为受损组织提供保护和支持，促进组织的再生和修复。

（二）纳米材料在口腔修复中的前景展望

1. 精准医疗与个性化治疗

随着精准医疗的发展，纳米材料在口腔修复中的应用将更加个性化和精准化。通过结合医学影像技术和生物信息学技术，可以实现对患者口腔状况的精确评估和诊断，为纳米

材料的制备和应用提供更为准确的数据支持。同时，利用纳米材料的可定制性和可调控性，可以针对不同患者的具体需求和病变情况，设计出具有特定功能和性能的纳米口腔修复材料，实现真正意义上的个性化治疗。

2. 多功能化与智能化发展

未来的纳米口腔修复材料将更加注重多功能化和智能化的发展。通过引入多种功能基团或功能组分，可以赋予纳米材料更多的生物活性和功能性，如抗菌、抗炎、促进组织再生等。同时，利用纳米技术与智能技术的结合，可以制备出具有自感知、自响应、自修复等智能特性的口腔修复材料，实现对口腔环境的实时监测和智能调控，提高口腔修复的效果和患者的舒适度。

3. 生物相容性与安全性提升

生物相容性和安全性是纳米材料在口腔修复中应用的关键因素。未来的研究将更加注重纳米材料的生物相容性和安全性评价，通过优化制备工艺和改性方法，降低纳米材料的毒性和免疫原性，提高其生物相容性和安全性。同时，加强对纳米材料在口腔环境中的长期稳定性和生物降解性的研究，确保其在口腔修复中的长期有效性和安全性。

五、智能响应性材料在口腔修复中的探索

随着科技的飞速发展，智能响应性材料在医疗领域的应用越来越广泛，其在口腔修复领域的潜力也日益显现。智能响应性材料是指一类能够根据环境变化或外部刺激做出相应响应的材料，它们能够感知并适应周围环境的改变，从而实现特定的功能。在口腔修复中，智能响应性材料的应用可以带来更高效、更精准的修复效果，提升患者的生活质量。下面将探讨智能响应性材料在口腔修复中的探索和应用，以期为口腔修复技术的发展提供新的思路和方法。

（一）智能响应性材料的特性及其在口腔修复中的应用

1. 智能响应性材料的特性

智能响应性材料具有多种特性，使其在口腔修复中具有独特优势。首先，它们能够感知并响应环境变化，如温度、pH、离子浓度等，从而调整自身的物理或化学性质。其次，智能响应性材料通常具有良好的生物相容性和生物活性，能够与周围组织形成良好的结合，促进组织的再生和修复。最后，智能响应材料还具备可调控性和可定制性，可以根据具体需求进行设计和优化。

2. 智能响应性材料在口腔修复中的应用

（1）牙齿修复。在牙齿修复方面，智能响应性材料可以应用于制备具有自修复功能的牙冠、牙桥等修复体。这些材料能够在受到外力损伤时，通过自身的响应机制修复微小裂缝或缺损，延长修复体的使用寿命。智能响应性材料还可以用于制备具有抗菌、抗炎等功能的口腔护理产品，预防口腔感染和改善口腔健康状况。

（2）颌骨缺损修复。颌骨缺损是口腔修复领域的一大难题，智能响应性材料在颌骨缺损修复中发挥着重要作用。通过制备具有骨传导性和骨诱导性的智能响应性骨修复材料，可以促进骨组织的再生和修复。这些材料能够响应体内的生物信号，如生长因子、激素等，

从而诱导骨细胞的增殖和分化。智能响应性材料还可以用于制备具有药物释放功能的骨修复材料，实现药物的精准投放和持续释放，提高治疗效果。

（3）口腔黏膜修复。口腔黏膜的修复是口腔健康的重要组成部分，智能响应性材料在这一领域也有着广阔的应用前景。利用智能响应性材料制备的口腔黏膜修复膜或涂层，能够紧密贴合受损组织，提供物理保护并促进组织的再生。这些材料能够响应口腔黏膜的微环境变化，如湿度、温度等，从而调整自身的性能，实现更好的修复效果。

（二）智能响应性材料在口腔修复中的前景与挑战

1. 前景展望

随着材料科学和生物技术的不断发展，智能响应性材料在口腔修复中的应用将更加广泛和深入。未来，我们可以期待更多具有优异性能和功能的智能响应性口腔修复材料的出现，如具有更强自修复能力的牙冠材料、更高效的骨修复材料以及更舒适的口腔黏膜修复材料等。这些材料将能够为口腔修复提供更为精准、高效和舒适的治疗方案，极大地提升患者的生活质量。

2. 面临的挑战

尽管智能响应性材料在口腔修复中展现出巨大的潜力，但其应用仍面临一些挑战。首先，智能响应性材料的制备工艺相对复杂，成本较高，这限制了其在口腔修复中的广泛应用。其次，如何确保这些材料在口腔环境中长期保持稳定性和安全性仍是一个亟待解决的问题。最后，智能响应性材料的响应机制和性能调控也需要进一步深入研究，以优化其在口腔修复中的应用效果。

六、新型口腔修复材料的生物相容性与安全性评估

随着口腔修复技术的不断发展，新型口腔修复材料不断涌现，为口腔修复提供了更多的选择和可能性。然而，新型口腔修复材料的生物相容性和安全性问题一直是人们关注的焦点。生物相容性是指材料与生物体之间相互作用的能力，而安全性则是指材料在使用过程中对人体健康无损害的能力。因此，对新型口腔修复材料进行生物相容性和安全性评估至关重要，以确保其在临床应用中的安全性和有效性。

（一）生物相容性评估

1. 生物相容性的定义与评估方法

生物相容性是指材料与生物体相互作用时，材料对生物体无毒、无害，不会引起不良的生物学反应，同时生物体对材料的反应应在可接受范围内。评估生物相容性的方法主要包括体内实验和体外实验。体内实验是将材料植入动物体内，观察材料对动物组织的刺激和反应；体外实验则是利用细胞培养技术，观察材料与细胞之间的相互作用。

2. 新型口腔修复材料的生物相容性评估

针对新型口腔修复材料的生物相容性评估，需要综合考虑材料的成分、结构、性能以及与口腔组织的相互作用。例如，对于含有金属离子的口腔修复材料，需要评估其对口腔细胞的毒性；对于具有特殊表面结构的材料，需要评估其对口腔组织的黏附性和细胞增殖能力。通过体内和体外实验的综合评估，可以全面了解新型口腔修复材料的生物相容性。

（二）安全性评估

1. 安全性的定义与评估方法

安全性是指材料在使用过程中对人体健康无损害的能力。评估安全性的方法主要包括急性毒性实验、慢性毒性实验、致敏性实验和致癌性实验等。这些实验可以全面评估材料对人体的潜在危害。

2. 新型口腔修复材料的安全性评估

新型口腔修复材料的安全性评估需要关注材料的毒性、免疫原性、遗传毒性等方面。毒性实验可以评估材料对口腔组织的急性或慢性毒性；免疫原性实验可以评估材料是否会引起免疫反应，如过敏反应；遗传毒性实验则可以评估材料是否具有致突变或致癌的风险。此外，还需要关注材料在使用过程中可能释放的有害物质，如重金属离子、挥发性有机物等，这些物质可能对口腔健康产生不良影响。

（三）生物相容性与安全性评估的挑战与解决方案

1. 评估方法的局限性

尽管现有的生物相容性和安全性评估方法在一定程度上能够评价新型口腔修复材料的性能，但仍存在一些局限性。例如，体内实验可能受到动物种类、年龄、性别等因素的影响，导致结果的不稳定性；体外实验虽然操作简便，但无法完全模拟体内环境，可能导致评估结果的偏差。因此，需要不断完善评估方法，提高评估结果的准确性和可靠性。

2. 材料多样性与复杂性

新型口腔修复材料的种类繁多，成分和结构各异，这为生物相容性和安全性评估带来了挑战。不同材料之间的性能差异可能导致评估结果的差异，因此需要针对每种材料制订具体的评估方案。此外，一些材料可能具有复合结构或多功能性，使得评估过程更加复杂。因此，需要加强对新型口腔修复材料的研究，深入了解其性能特点，为评估提供有力支持。

3. 解决方案与建议

针对生物相容性和安全性评估的挑战，可以采取以下解决方案和建议：一是加强基础研究，深入探索新型口腔修复材料的性能特点，为评估提供理论依据；二是完善评估方法，结合体内实验和体外实验，形成一套全面、准确的评估体系；三是建立严格的监管机制，对新型口腔修复材料进行严格把关，确保其符合生物相容性和安全性要求；四是加强跨学科合作，整合医学、材料科学、生物学等多学科资源，共同推动新型口腔修复材料的研发和应用。

第二节　3D 打印技术在口腔修复中的应用

一、3D 打印技术在修复体设计与制作中的应用

随着科技的快速发展，3D 打印技术已逐渐渗透到各个领域，其在医疗领域的应用尤为引人关注。口腔修复作为医疗领域的重要分支，对修复体的设计和制作要求极高。3D

打印技术的引入，给口腔修复体的设计与制作带来了革命性的变革。下面将深入探讨 3D 打印技术在修复体设计与制作中的应用，以期为该领域的发展提供新的思路和方法。

（一）3D 打印技术概述

3D 打印技术，又称为增材制造技术，是一种以数字模型文件为基础，使用可黏合材料如金属粉末、塑料等逐层打印出三维实体的技术。它能够实现复杂结构的快速、精准制造，具有高度的设计自由度和个性化定制能力。

在口腔修复领域，3D 打印技术主要应用于修复体的设计与制作。首先通过三维扫描技术获取患者口腔的精确数据，然后利用计算机辅助设计软件进行修复体的设计，最后通过 3D 打印机制作出修复体。这一过程不仅提高了修复体的制作精度，还大大缩短了制作周期，降低了成本。

（二）3D 打印技术在修复体设计中的应用

1. 个性化设计

每个人的口腔结构都是独特的，传统的修复体设计方法往往难以满足个性化需求。而 3D 打印技术可以根据患者的具体口腔数据，进行精确的修复体设计。设计师可以利用计算机辅助设计软件，根据患者的牙齿形状、大小、颜色等特征，设计出完全符合患者需求的修复体。这种个性化设计不仅提高了修复体的美观度，还增强了其舒适度和功能性。

2. 复杂结构设计

口腔修复体往往具有复杂的结构，如牙齿的咬合面、根尖等。传统的制作方法很难实现这些复杂结构的精准制造，而 3D 打印技术可以通过逐层打印的方式，轻松实现复杂结构的制作。设计师可以在计算机上设计出任意复杂的结构，然后通过 3D 打印机将其打印出来。这种技术使得修复体的结构更加精准、稳定，提高了修复效果。

（三）3D 打印技术在修复体制作中的应用

1. 材料选择多样化

3D 打印技术可以使用多种材料进行修复体的制作，如陶瓷、树脂、金属等。这些材料具有不同的物理和化学性质，可以根据修复体的具体需求进行选择。例如，对于需要承受较大咬合力的修复体，可以选择强度较高的金属材料；对于需要美观度较高的修复体，可以选择颜色、光泽度等特性更接近自然牙齿的陶瓷材料。这种多样化的材料选择使得修复体的制作更加灵活、多样。

2. 制作周期短

传统的修复体制作方法往往需要经过多个步骤，如模型制作、蜡型制作、铸造等，制作周期较长。而 3D 打印技术可以实现修复体的快速制造，大大缩短了制作周期。设计师只需将设计好的修复体模型导入 3D 打印机中，即可在短时间内打印出修复体。这种快速制造的方式不仅提高了修复效率，还减少了患者的等待时间。

3. 制作精度高

3D 打印技术可以实现高精度的修复体制作。首先，通过精确的三维扫描和计算机辅助设计，可以获取患者口腔的精确数据，并设计出精确的修复体模型。然后，通过高精度的 3D 打印机进行制作，可以确保修复体的形状、大小、位置等都与患者口腔完美匹配。这种高精度的制作方式提高了修复体的质量和稳定性，减少了因制作误差而导致的修复失败风险。

（四）3D 打印技术在修复体设计与制作中的前景与挑战

1. 前景展望

随着 3D 打印技术的不断发展和完善，其在口腔修复领域的应用将更加广泛和深入。未来，我们可以期待更多具有创新性和实用性的 3D 打印修复体产品的出现，如具有更高强度、更好美观度的金属陶瓷复合材料修复体，以及具有生物活性的组织工程修复体等。这些产品将为口腔修复提供更加高效、精准和个性化的解决方案，极大地提升患者的生活质量。

2. 面临的挑战

尽管 3D 打印技术在修复体设计与制作中展现出了巨大的潜力，但其应用仍面临一些挑战。首先，3D 打印技术的成本相对较高，尤其是在使用高精度和高性能材料时，这限制了其在一些经济条件有限地区的应用。其次，3D 打印技术的精度和稳定性仍需进一步提高，以满足口腔修复领域对高精度和高可靠性的要求。最后，随着 3D 打印技术的普及，相关的法规和伦理问题也逐渐显现，如知识产权保护、医疗责任界定等，这些都需要进行深入探讨和制订相应的解决方案。

二、定制化种植体的 3D 打印制作

随着医疗技术的不断进步，口腔种植修复已成为一种常见的治疗方法。然而，传统的种植体制作方式存在诸多不足，如制作周期长、精度低、难以适应个体差异等。因此，定制化种植体的需求日益凸显。3D 打印技术作为一种新兴制造技术，以其高度的设计自由度和个性化定制能力，为定制化种植体的制作提供了新的解决方案。下面将详细探讨定制化种植体的 3D 打印制作流程、优势以及面临的挑战。

（一）定制化种植体的 3D 打印制作流程

1. 数据采集与处理

定制化种植体的制作首先需要对患者的口腔进行精确的数据采集。这通常通过口腔扫描仪或 CT 扫描实现，获取患者口腔的三维数据。然后，利用专业的数据处理软件对这些数据进行处理，包括去噪、平滑、分割等操作，以获得高质量的口腔三维模型。

2. 个性化种植体设计

基于处理后的口腔三维模型，设计师可以根据患者的具体情况和需求，进行个性化种植体的设计。这包括确定种植体的形状、大小、位置等参数，以及选择合适的材料和结构。设计软件可以提供丰富的工具和功能，帮助设计师快速、准确地完成设计工作。

3.3D 打印制作

设计完成后，将设计文件导入 3D 打印机中，选择合适的打印材料和工艺参数，开始打印制作种植体。3D 打印技术可以根据设计文件中的三维数据，逐层堆积材料，最终制作出与口腔三维模型完美匹配的种植体。

4. 后处理与安装

首先，打印完成的种植体需要进行一些后处理，如打磨、抛光、消毒等，以确保其质量和安全性。然后在医生的指导下，将种植体安装到患者口腔中，完成整个种植修复过程。

（二）定制化种植体 3D 打印制作的优势

1. 高度个性化

每个患者的口腔结构和需求都是独特的，传统的种植体制作方式往往难以满足这些个性化需求。而 3D 打印技术可以根据患者的具体情况和需求，进行精确的设计和制作，实现高度个性化的种植体定制。

2. 制作精度高

3D 打印技术采用逐层堆积的方式制作物体，具有较高的制作精度。这使得定制化种植体的形状、大小、位置等参数可以与患者的口腔结构完美匹配，提高种植修复的成功率和舒适度。

3. 制作周期短

传统的种植体制作方式需要经过多个步骤和环节，制作周期较长。而 3D 打印技术可以快速地将设计转化为实物，大大缩短了制作周期，减少了患者的等待时间。

4. 材料选择多样

3D 打印技术可以使用多种材料进行种植体的制作，如金属、陶瓷、生物可降解材料等。这些材料具有不同的物理和化学性质，可以根据患者的具体需求和口腔环境进行选择，提高种植体的质量和效果。

（三）定制化种植体 3D 打印制作面临的挑战

1. 技术成熟度与成本问题

尽管 3D 打印技术在定制化种植体制作中具有诸多优势，但目前该技术仍处于不断发展和完善的过程中。一些高精度的 3D 打印设备和材料成本较高，限制了其在临床的广泛应用。因此，需要进一步加强技术研发和成本控制，推动 3D 打印技术在口腔种植修复领域的普及和应用。

2. 法规与标准制定

随着 3D 打印技术在医疗领域的广泛应用，相关的法规和标准制定也显得尤为重要。目前，关于定制化种植体 3D 打印制作的法规和标准尚不完善，需要进一步加强制定和完善，以确保技术的安全、有效和合规使用。

3. 医生与技术人员培训

定制化种植体的 3D 打印制作涉及多个学科和领域的知识，需要医生和技术人员具备相应的专业知识和技能。因此，需要加强医生和技术人员的培训和教育，提高专业水平和操作能力，确保定制化种植体的质量和效果。

三、复杂口腔缺损的 3D 打印重建模型

口腔缺损是口腔颌面部疾病中常见的一种病理状态，可能由于肿瘤切除、创伤、先天畸形等原因导致。这些缺损不仅影响患者的咀嚼、发音、吞咽等基本生理功能，还可能对

患者的心理健康和社交活动造成严重影响。因此，如何有效地修复和重建口腔缺损一直是口腔颌面外科领域的研究热点。近年来，随着3D打印技术的快速发展，其在复杂口腔缺损的重建中展现出了巨大的潜力。下面旨在探讨复杂口腔缺损的3D打印重建模型的应用及其优势，以期为口腔颌面外科的临床实践提供新的思路和方法。

（一）3D打印技术在复杂口腔缺损重建中的应用

1. 缺损评估与术前规划

传统的口腔缺损修复方法往往依赖于医生的临床经验进行手术规划，难以精确地评估缺损的大小、形状和位置。而3D打印技术可以通过对患者的口腔进行三维扫描，获取精确的口腔数据，并据此打印出与患者口腔结构相匹配的3D重建模型。这种模型不仅可以直观地展示缺损的具体情况，还可以帮助医生在术前进行精确的测量和规划，提高手术的准确性和安全性。

2. 个性化植入物的设计与制作

针对复杂口腔缺损的修复，往往需要设计并制作个性化的植入物来填补缺损。传统的制作方法往往难以精确地制作出与患者口腔结构相匹配的植入物。而3D打印技术可以根据患者的口腔数据和手术规划，精确地制作出与患者口腔结构相匹配的植入物。这种植入物不仅具有高度的个性化，还可以根据需要进行材料选择和结构设计，以满足不同的修复需求。

3. 导板与模板的制作

在复杂口腔缺损的修复手术中，导板和模板的制作对于确保手术的准确性和精准度至关重要。3D打印技术可以根据手术规划，制作出与患者口腔结构相匹配的导板和模板。这些导板和模板可以在手术中起到引导和定位的作用，帮助医生精确地执行手术操作，提高手术的成功率。

（二）3D打印重建模型在复杂口腔缺损修复中的优势

1. 提高手术的精确性和安全性

通过3D打印技术制作的重建模型可以精确地展示缺损的大小、形状和位置，帮助医生在术前进行精确的测量和规划。同时，个性化的植入物和导板模板的制作可以确保手术操作的准确性和精准度，减少手术风险，提高手术的成功率。

2. 缩短手术时间和恢复周期

传统的口腔缺损修复方法往往需要多次手术和调整才能达到理想的修复效果。而3D打印技术可以在术前进行精确的规划和制作，减少手术中的不确定性和调整次数，从而缩短手术时间和恢复周期。

3. 提高患者的满意度和生活质量

由于3D打印技术可以实现高度个性化的修复，因此可以更好地满足患者的需求和期望。个性化的植入物和精确的手术操作可以使修复效果更加自然和美观，从而提高患者的满意度和生活质量。

（三）挑战与展望

尽管3D打印技术在复杂口腔缺损的重建中展现出了巨大的优势，但仍面临一些挑战。首先，3D打印技术的成本相对较高，限制了其在一些经济条件有限地区的应用。其次，目前3D打印材料的选择仍有一定限制，需要进一步研究和开发具有更好生物相容性和机械性能的材料。最后，随着技术的不断发展，还需要制定相应的标准和规范来确保3D打印技术在口腔颌面外科领域的安全和有效应用。

未来，随着3D打印技术的不断进步和成本的降低，其在复杂口腔缺损的重建中的应用将更加广泛和深入。我们可以期待更多具有创新性和实用性的3D打印重建模型的出现，为口腔颌面外科的临床实践提供更多的选择和可能性。同时，随着相关法规和标准的完善以及医生和技术人员培训的提高，3D打印技术将在口腔颌面外科领域发挥更大的作用，为更多患者带来更好的治疗效果和生活质量。

四、3D打印生物活性支架在口腔组织工程中的应用

口腔组织工程是一门运用工程学和生命科学原理，通过体外培养或体内再生，以修复、替代或改善口腔组织结构和功能的学科。在口腔疾病的治疗中，如牙齿缺失、牙周病、口腔黏膜病等，常需要借助组织工程技术进行修复。而3D打印技术作为一种新兴的制造技术，具有高精度、个性化、快速成型等优势，为口腔组织工程提供了新的解决方案。下面将重点探讨3D打印生物活性支架在口腔组织工程中的应用及其优势。

（一）3D打印生物活性支架的制备与特性

1. 制备过程

3D打印生物活性支架的制备过程包括设计、建模、打印和后处理四个步骤。首先，根据患者的口腔结构和功能需求，利用计算机辅助设计软件设计出支架的三维模型。然后，通过3D打印机将生物相容性良好的材料逐层堆积成支架的实体结构。最后，对打印出的支架进行后处理，如清洗、消毒、细胞接种等，以使其具备生物活性。

2. 特性分析

3D打印生物活性支架具有诸多优点。首先，具有高度的个性化，可以根据患者的具体情况进行定制，实现精准修复。其次，3D打印技术可以实现复杂结构的精确制造，为口腔组织工程提供了更多的设计可能性。最后，生物活性支架具有良好的生物相容性和生物降解性，能够在体内逐渐被新生的组织替代，实现组织的再生。

（二）3D打印生物活性支架在口腔组织工程中的应用

1. 牙齿修复与再生

牙齿缺失是口腔疾病中常见的一种情况，严重影响患者的咀嚼功能和面部美观。利用3D打印技术制作生物活性支架，可以精确地模拟牙齿的形态和结构，为牙齿修复与再生提供了可能。通过将支架植入牙槽骨中，可以促进周围组织的再生和血管化，最终实现牙齿的再生。

2. 牙周组织再生

牙周病是导致牙齿松动和脱落的主要原因之一。3D打印生物活性支架可用于牙周组

织的再生。通过将支架植入牙周缺损部位，可以引导牙周组织的再生和修复，提高牙齿的稳定性。同时，支架内部的孔隙结构有助于细胞的黏附和生长，进一步促进组织的再生。

3. 口腔黏膜修复

口腔黏膜病如口腔溃疡、口腔癌等，常导致口腔黏膜的缺损和功能障碍。3D 打印生物活性支架可用于口腔黏膜的修复。通过设计具有合适孔隙结构和生物活性的支架，可以促进口腔黏膜细胞的黏附和增殖，实现缺损部位的修复和再生。

（三）3D 打印生物活性支架的优势与挑战

1. 优势分析

（1）个性化定制：3D 打印技术可以根据患者的具体情况和需求进行个性化定制，实现精准修复。

（2）高精度制造：3D 打印技术可以实现高精度的制造，确保支架的结构和尺寸与缺损部位完美匹配。

（3）生物相容性好：生物活性支架采用生物相容性良好的材料制成，可以在体内逐渐被新生的组织替代，减少免疫排斥反应。

（4）促进组织再生：支架内部的孔隙结构有助于细胞的黏附和生长，为组织的再生提供良好的环境。

2. 面临的挑战

（1）材料选择：目前可用于 3D 打印生物活性支架的材料种类有限，需要进一步研究和开发具有更好生物相容性和机械性能的材料。

（2）成本控制：3D 打印技术的成本相对较高，限制了其在临床的广泛应用。未来需要降低设备和材料的成本，提高生产效率。

（3）法规与标准：随着 3D 打印生物活性支架在口腔组织工程中的应用越来越广泛，需要制定相应的法规和标准来规范其研发、生产和应用过程，确保其安全性和有效性。

五、3D 打印技术的精度与效率优化

3D 打印技术作为一种新兴的制造技术，近年来在多个领域得到了广泛的应用。它通过将数字模型分层切片，逐层堆积材料来制造实体物品，具有高度的设计自由度和个性化定制能力。然而，在实际应用中，3D 打印技术的精度和效率往往受到多种因素的影响，成为制约其进一步发展的关键问题。因此，下面旨在探讨 3D 打印技术的精度与效率优化方法及面临的挑战与展望，为相关领域的研究和实践提供参考。

（一）3D 打印技术的精度优化

1. 设备精度提升

设备精度是影响 3D 打印精度的关键因素之一。为了提升打印精度，可以从设备硬件方面入手。首先，选用高精度的打印喷头、传动系统和运动控制系统，确保打印过程中的微小位移和角度变化都能被精确控制。其次，优化设备结构，减少机械部件的摩擦和松动，提高设备的稳定性和可靠性。此外，通过定期维护和校准设备，可以保持其长期的高精度性能。

2. 材料选择与处理

打印材料的选择和处理也对打印精度有着重要影响。不同材料的物理和化学性质差异较大，因此需要根据打印需求和材料特性进行选择。同时，对材料进行适当的预处理，如干燥、筛选和混合等，可以提高材料的均匀性和一致性，从而提高打印精度。

3. 打印参数优化

打印参数的选择直接决定了打印过程中的层厚、速度、温度等关键因素，对打印精度具有显著影响。通过实验和模拟分析，可以优化打印参数，找到最佳的打印条件。例如，适当减小层厚可以提高打印精度，但也会降低打印速度；调整打印速度和温度则可以平衡打印精度和打印质量。因此，需要根据具体需求进行权衡和选择。

（二）3D 打印技术的效率优化

1. 并行打印技术

并行打印技术是提高 3D 打印效率的有效手段。通过同时打印多个零件或使用多个打印头进行打印，可以显著提高打印速度。此外，一些先进的 3D 打印机还具备多材料打印功能，可以在同一时间内打印不同材料的零件，进一步提高了打印效率。

2. 打印路径优化

打印路径的规划对打印效率具有重要影响。通过优化打印路径，可以减少打印过程中的空行程和重复动作，提高打印效率。同时，合理的打印路径还可以减少打印过程中的支撑结构，降低材料消耗和打印成本。

3. 切片算法优化

切片算法是 3D 打印过程中的关键环节之一。通过优化切片算法，可以减少切片数量和提高切片质量，从而提高打印效率。此外，一些先进的切片算法还可以根据零件的几何特征进行自适应切片，进一步提高打印精度和效率。

（三）挑战与展望

目前虽然在 3D 打印技术的精度与效率优化方面已经取得了一些进展，但仍然存在一些挑战和问题。首先，高精度和高效率的 3D 打印设备往往成本较高，限制了其在一些领域的应用。因此，降低设备成本和提高性价比是未来研究的重要方向之一。其次，随着打印精度的提高，对打印材料的要求也越来越高。开发具有优异性能的新型打印材料，以满足高精度打印的需求，也是未来的研究重点之一。最后，随着 3D 打印技术的广泛应用，还需要制定相应的标准和规范，以确保打印质量和安全性。

未来，随着科技的不断进步和创新，相信 3D 打印技术的精度与效率将得到进一步提升。未来的研究可以从三个方面展开：一是深入研究 3D 打印过程中的物理和化学机制，为优化打印参数和材料选择提供理论依据；二是开发更加智能化的打印设备和系统，实现自动化、智能化和高效化的打印过程；三是拓展 3D 打印技术的应用领域和范围，推动其在医疗、航空、汽车等领域的广泛应用。

六、3D 打印技术在口腔修复中的成本效益分析

随着科技的快速发展，3D 打印技术逐渐渗透到各个领域，其中在口腔修复领域的应用尤为引人关注。3D 打印技术通过精确的数字化建模和快速成型，为口腔修复提供了全新的解决方案。下面旨在分析 3D 打印技术在口腔修复中的成本效益，探讨其在实际应用中的优势与挑战。

（一）3D 打印技术在口腔修复中的应用

1. 个性化定制

3D 打印技术可以根据患者的口腔结构和功能需求，进行个性化定制。无论是牙齿修复、义齿制作还是种植体设计，都可以通过 3D 打印技术实现精确匹配和高度个性化的修复效果。

2. 精度提升

相比传统的手工制作方式，3D 打印技术具有更高的精度。通过精确的数字化建模和打印，可以确保修复体与患者口腔的完美结合，提高修复效果和患者的舒适度。

3. 效率提高

3D 打印技术可以大大缩短口腔修复的制作周期。传统的制作过程需要经过多个步骤，而 3D 打印技术则可以在短时间内完成从设计到成型的全过程，提高了工作效率。

（二）成本效益分析

1. 成本降低

（1）材料成本：3D 打印技术采用的材料多为粉末状金属或塑料，其成本相对较低。与传统的手工制作方式相比，3D 打印技术可以减少材料的浪费，降低材料成本。

（2）人工成本：3D 打印技术实现了自动化生产，减少了人工操作的环节。这不仅可以降低人工成本，还可以避免人为因素导致的误差和质量问题。

（3）时间成本：3D 打印技术缩短了口腔修复的制作周期，减少了患者的等待时间。这不仅可以提高患者的满意度，还可以为医疗机构节省时间成本。

2. 效益提升

（1）患者满意度：3D 打印技术可以实现个性化定制和精确匹配，提高了修复效果和患者的舒适度。这有助于提升患者的满意度和信任度，增强医疗机构的口碑和竞争力。

（2）医疗质量：3D 打印技术提高了口腔修复的精度和效率，有助于提升医疗质量。精确的修复可以减少并发症的发生，提高患者的生活质量。

（3）经济效益：虽然 3D 打印技术的初期投入可能较高，但长期来看，其降低的成本和提高的效益将为医疗机构带来可观的经济效益。此外，随着技术的普及和市场竞争的加剧，3D 打印技术的成本也将逐渐降低，进一步提高其经济效益。

（三）挑战与展望

尽管 3D 打印技术在口腔修复中具有显著的成本效益优势，但仍面临一些挑战。首先，技术成熟度仍需提高。目前，3D 打印技术在口腔修复领域的应用仍处于初级阶段，需要

进一步完善和优化技术流程。其次，相关法规和标准的制定滞后。随着3D打印技术的广泛应用，需要制定相应的法规和标准来规范其研发、生产和应用过程，确保其安全性和有效性。最后，人才培养和队伍建设也是一大挑战。目前，掌握3D打印技术的专业人才相对较少，需要加强人才培养和队伍建设，以满足口腔修复领域的需求。

未来，随着科技的进步和市场的扩大，3D打印技术在口腔修复领域的应用将更加广泛和深入。同时，随着技术的不断完善和成本的降低，其成本效益优势将更加显著。相信在不久的将来，3D打印技术将成为口腔修复领域的主流技术之一，为更多患者带来更好的治疗效果和生活质量。

第三节　激光技术在口腔修复中的创新应用

一、激光在口腔软组织修复中的应用

激光技术作为一种新型的治疗手段，近年来在口腔医学领域得到了广泛的应用。激光具有精确度高、创伤小、恢复快等优点，特别适用于口腔软组织修复。下面旨在探讨激光在口腔软组织修复中的应用，分析其优势、应用方法、注意事项以及未来发展趋势。

（一）激光在口腔软组织修复中的优势

1. 精确度高

激光具有高度的聚焦性和方向性，可以精确地对病变组织进行照射，减少了对周围正常组织的损伤。这一特性使得激光在口腔软组织修复中能够实现精确的切割、止血和凝固等操作。

2. 创伤小

激光照射时产生的热量能够迅速被组织吸收，转化为热能，使病变组织发生凝固、坏死或汽化，从而达到治疗目的。与传统的手术刀相比，激光切割产生的创伤更小，术后疼痛感和肿胀程度也较轻。

3. 恢复快

激光治疗后，由于创伤小，患者恢复较快。激光照射还可以促进组织再生和修复，加速伤口愈合，缩短患者康复周期。

（二）激光在口腔软组织修复中的应用方法

1. 激光治疗口腔溃疡

口腔溃疡是口腔软组织常见的病变之一，激光治疗口腔溃疡具有显著疗效。通过激光照射，可以杀灭溃疡表面的细菌，促进溃疡愈合。激光还可以减轻患者的疼痛感，提高生活质量。

2. 激光治疗口腔白斑

口腔白斑是一种口腔癌前病变，激光治疗口腔白斑可以去除病变组织，降低癌变风险。激光治疗时，医生会根据病变程度和范围选择合适的激光参数，确保治疗的安全性和有效性。

3. 激光治疗口腔软组织囊肿

口腔软组织囊肿是一种常见的口腔疾病，激光治疗可以实现囊肿的精确切除。通过激光照射，囊肿壁组织发生凝固坏死，随后被机体吸收或排出，从而达到治疗目的。激光治疗囊肿具有创伤小、恢复快的优点，受到患者的青睐。

（三）激光在口腔软组织修复中的注意事项

1. 选择合适的激光设备

不同的口腔软组织病变需要选择不同类型的激光设备。医生应根据患者的具体情况和病变类型，选择合适的激光波长、功率和照射时间，以确保治疗效果和安全性。

2. 控制激光照射剂量

激光照射剂量的大小直接影响到治疗效果和患者的舒适度。过量的激光照射可能导致正常组织的损伤，而剂量不足则可能影响治疗效果。因此，医生应严格控制激光照射剂量，确保治疗的有效性和安全性。

3. 注意术后护理

激光治疗后的口腔软组织需要一定的恢复时间。患者应遵循医生的建议，注意口腔卫生，避免刺激性食物和饮料，以促进伤口愈合。同时，医生应定期对患者进行复查，确保治疗效果的持久性。

（四）激光在口腔软组织修复中的未来发展趋势

随着激光技术的不断发展和完善，其在口腔软组织修复中的应用将更加广泛。未来，激光技术将更加智能化和个性化，能够根据不同的病变类型和患者需求进行精准治疗。随着新材料和新技术的不断涌现，激光与其他治疗手段的联合应用也将成为研究热点，为口腔软组织修复提供更加全面和有效的解决方案。

二、激光焊接技术在口腔修复体连接中的应用

口腔修复体连接是口腔修复过程中的重要环节，其质量直接影响到修复体的稳定性和患者的舒适度。传统的连接方式如机械连接、黏结等虽然在一定程度上能够满足需求，但存在连接强度不足、易脱落等问题。随着激光技术的不断发展，激光焊接技术在口腔修复体连接中的应用逐渐受到关注。下面旨在探讨激光焊接技术在口腔修复体连接中的应用及其优势，为相关领域的研究和实践提供参考。

（一）激光焊接技术概述

激光焊接技术是利用高能激光束作为热源，通过聚焦透镜将激光束聚焦在焊接材料表面，使其瞬间熔化并形成牢固的连接。激光焊接具有精度高、热影响区小、焊接速度快等优点，特别适用于对焊接质量有较高要求的领域。

（二）激光焊接技术在口腔修复体连接中的应用优势

1. 高精度连接

激光焊接技术能够实现高精度的连接，确保修复体之间的连接精确无误。这对于需要精确匹配的口腔修复体尤为重要，如义齿、种植体等。通过激光焊接，可以确保修复体的

稳定性和舒适度，提高患者的满意度。

2. 高强度连接

激光焊接形成的连接具有较高的强度，能够承受较大的外力作用。相比传统的连接方式，激光焊接的连接更加牢固，不易脱落。这对于需要承受咀嚼力等口腔环境的修复体尤为重要，能够延长修复体的使用寿命。

3. 微小热影响区

激光焊接过程中，激光束的能量主要集中在焊接区域，对周围组织的热影响较小。这有助于减少热损伤和变形，保护修复体的完整性和美观性。

4. 快速焊接

激光焊接的焊接速度快，能够显著提高修复体的制作效率。这对于需要快速完成修复的患者尤为重要，能够减少等待时间和治疗周期。

（三）激光焊接技术在口腔修复体连接中的具体应用

1. 金属修复体连接

金属修复体如金属支架、种植体等是口腔修复中常用的材料。激光焊接技术可以实现对金属修复体的精确连接，确保连接强度和稳定性。通过优化焊接参数和工艺，可以实现金属修复体的无缝连接，提高修复效果。

2. 陶瓷修复体连接

陶瓷修复体如瓷牙、瓷贴面等具有优良的美观性和生物相容性。然而，传统的连接方式往往难以实现陶瓷材料的牢固连接。激光焊接技术通过调整激光束的参数，可以实现对陶瓷修复体的精确焊接。这不仅可以提高连接强度，还可以减少陶瓷材料的热损伤，保持其美观性。

3. 复合修复体连接

复合修复体是由多种材料组成的修复体，如金属与陶瓷的结合体。激光焊接技术可以实现对不同材料的连接，确保复合修复体的整体性和稳定性。通过激光焊接，可以实现金属与陶瓷之间的无缝连接，提高修复体的整体性能。

（四）激光焊接技术在口腔修复体连接中的挑战与展望

尽管激光焊接技术在口腔修复体连接中具有诸多优势，但仍面临一些挑战。首先，激光焊接设备的成本较高，限制了其在基层医疗机构的应用。其次，激光焊接技术对操作人员的技能要求较高，需要经过专业培训和实践才能熟练掌握。最后，激光焊接过程中可能产生的烟雾和飞溅物对操作环境的要求也较高。

未来，随着激光技术的不断发展和完善，激光焊接设备将更加智能化和便携化，降低使用成本和提高操作便捷性。随着口腔修复技术的不断创新和发展，激光焊接技术将与其他修复技术相结合，形成更加完善和高效的修复体系。此外，随着对激光焊接机理和工艺研究的深入，将进一步优化焊接参数和工艺，提高焊接质量和效率。

三、激光表面处理技术提高修复体的耐磨性

口腔修复体作为患者口腔中的重要组成部分，其耐磨性直接关系到修复体的使用寿命和患者的口腔健康。随着材料科学和激光技术的不断发展，激光表面处理技术作为一种新型的表面改性方法，逐渐在口腔修复体的耐磨性提升中展现出独特的优势。下面将探讨激光表面处理技术在提高口腔修复体耐磨性方面的应用及其机制，为口腔修复领域的发展提供新的思路和方法。

（一）激光表面处理技术概述

激光表面处理技术是利用高能激光束对材料表面进行照射，通过激光与材料表面的相互作用，实现表面改性和性能提升的一种技术。该技术具有非接触、高精度、高效率等优点，被广泛应用于各种材料的表面处理。在口腔修复领域，激光表面处理技术可以通过改变修复体表面的微观结构、化学成分或相结构等方式，提高其耐磨性、耐腐蚀性等性能。

（二）激光表面处理技术提高修复体耐磨性的机制

1. 微观结构改善

激光表面处理技术可以通过激光束的照射，使修复体表面发生熔化、凝固、再结晶等过程，从而改变表面的微观结构。这种结构变化有助于减少表面缺陷、提高表面平整度，进而减少磨损颗粒的产生和积累，提高修复体的耐磨性。

2. 化学成分优化

激光表面处理技术还可以与特定的添加剂或涂层材料相结合，通过激光诱导化学反应或熔融混合等方式，在修复体表面形成具有优异耐磨性能的化学成分。这些化学成分可以有效地抵抗磨损颗粒的侵蚀和摩擦，提高修复体的耐磨性。

3. 相结构调控

激光表面处理技术还可以通过对修复体表面进行相结构调控，实现耐磨性的提升。通过激光束的照射，可以诱导表面相变、析出硬质相等过程，从而增加表面的硬度和强度，提高修复体的耐磨性。

（三）激光表面处理技术在口腔修复体中的应用实例

1. 金属修复体的激光表面硬化处理

金属修复体如金属支架、种植体等，在口腔环境中容易受到磨损。通过激光表面硬化处理，可以在金属表面形成一层致密的硬化层，提高表面的硬度和耐磨性。这种处理方法不仅可以延长金属修复体的使用寿命，还可以减少因磨损导致的并发症。

2. 陶瓷修复体的激光表面改性处理

陶瓷修复体如瓷牙、瓷贴面等，虽然具有优良的美观性和生物相容性，但其耐磨性相对较差。通过激光表面改性处理，可以在陶瓷表面引入特定的化学成分或形成特定的微观结构，提高其耐磨性。这种处理方法可以使陶瓷修复体更好地适应口腔环境，减少因磨损导致的修复失败。

3. 复合修复体的激光表面合金化处理

复合修复体是由多种材料组成的修复体，其耐磨性的提升需要综合考虑各种材料的性能。通过激光表面合金化处理，可以在复合修复体表面形成一层具有优异耐磨性能的合金层。这种合金层不仅可以提高修复体的耐磨性，还可以改善其与周围组织的相容性。

（四）激光表面处理技术面临的挑战与展望

尽管激光表面处理技术在提高口腔修复体耐磨性方面展现出巨大的潜力，但仍面临一些挑战。首先，激光处理过程中可能产生的热应力、热变形等问题需要得到妥善解决。其次，激光处理参数的选择和优化对于实现理想的表面改性效果至关重要，需要进一步研究和探索。最后，激光处理设备的成本和维护问题也是制约其广泛应用的因素之一。

未来，随着激光技术的不断进步和口腔修复领域的需求不断增长，激光表面处理技术在提高修复体耐磨性方面的应用将更加广泛和深入。随着新材料、新工艺的不断涌现，激光表面处理技术将与其他技术相结合，形成更加完善和高效的修复体系。此外，随着对激光与材料相互作用机理的深入研究，将有望开发出更加精准、高效的激光表面处理方法，为口腔修复领域的发展注入新的活力。

四、激光技术在口腔修复中的消毒与杀菌作用

口腔修复是口腔医学领域的重要组成部分，涉及牙齿、牙周组织、口腔黏膜等多个方面的修复治疗。在口腔修复过程中，消毒与杀菌是保障治疗安全、预防交叉感染的关键环节。传统的消毒杀菌方法虽然在一定程度上能够满足需求，但存在操作烦琐、耗时较长、杀菌效果不稳定等问题。随着激光技术的不断发展，其在口腔修复中的消毒与杀菌作用逐渐受到关注。激光技术以其独特的优势，如非接触式操作、高效快速、杀菌彻底等，为口腔修复提供了更为安全、高效的消毒杀菌手段。下面将详细探讨激光技术在口腔修复中的消毒与杀菌作用，以期为临床实践提供有益的参考。

（一）激光技术概述及其在口腔修复中的应用

激光技术是利用激光束产生的光能进行切割、凝固、汽化等操作的一种技术手段。在口腔修复领域，激光技术已被广泛应用于软组织切除、止血、凝固以及硬组织处理等方面。其优势在于操作精确、创伤小、恢复快，能够显著提高患者的治疗体验和效果。

在消毒与杀菌方面，激光技术主要通过其高能光束产生的热量和光化学反应来实现对微生物的杀灭作用。激光束能够穿透微生物细胞壁，破坏其内部结构，从而达到杀灭细菌、病毒等微生物的目的。同时，激光技术还具有非接触式操作的特点，能够避免传统消毒方法可能带来的二次污染问题。

（二）激光技术在口腔修复中的消毒与杀菌机制

1. 光热效应

激光束照射到微生物表面时，会产生强烈的热效应。这种热能能够迅速破坏微生物的细胞膜和细胞壁，导致细胞内物质外泄，从而使微生物失去活性。同时，高温环境能有效杀死潜藏在口腔修复体表面的细菌等微生物。

2. 光化学反应

激光束中的特定波长能够激发微生物体内的光敏物质，引发一系列光化学反应。这些反应会破坏微生物的 DNA、RNA 等遗传物质，阻止其正常繁殖和代谢，从而达到杀菌的目的。

3. 非接触式操作

激光技术的非接触式操作特点使其在口腔修复中的消毒与杀菌过程中具有独特的优势。传统的消毒方法往往需要直接接触修复体表面，容易造成二次污染。而激光技术能够在不接触修复体表面的情况下，通过光束照射实现消毒杀菌，有效避免了这一问题。

（三）激光技术在口腔修复中消毒与杀菌的应用实例

1. 口腔软组织修复中的消毒杀菌

在口腔软组织修复过程中，如口腔黏膜修复、唇部修复等，激光技术可用于对手术区域进行消毒杀菌。通过激光束的照射，能够快速杀灭手术区域的细菌、病毒等微生物，降低术后感染的风险。

2. 义齿及种植体等修复体的消毒杀菌

义齿、种植体等修复体在口腔环境中容易受到细菌等微生物的污染。激光技术可用于对这些修复体进行表面消毒杀菌处理。通过激光束的照射，能够清除修复体表面的细菌、真菌等微生物，提高修复体的清洁度和安全性。

3. 口腔治疗器械的消毒杀菌

口腔治疗器械在使用过程中也容易受到微生物的污染。激光技术可用于对这些器械进行快速、高效的消毒杀菌处理。通过激光束的照射，能够杀灭器械表面的细菌、病毒等微生物，保障治疗器械的安全使用。

（四）激光技术在口腔修复中消毒与杀菌的优势与局限性

激光技术在口腔修复中消毒与杀菌的优势主要体现在：首先，激光技术具有高效快速的特点，能够在短时间内杀灭大量微生物；其次，激光技术操作简便，无须复杂的设备和操作流程；最后，激光技术能够避免传统消毒方法可能带来的二次污染问题。

然而，激光技术在口腔修复中消毒与杀菌也存在一定的局限性。首先，激光设备成本较高，对一些基层医疗机构来说可能难以承受；其次，激光技术的操作需要一定的专业技能和经验，操作不当可能会对口腔组织造成损伤；最后，激光技术对某些特定微生物的杀灭效果可能受到一定限制。

五、激光技术在口腔修复中的疼痛管理与舒适度提升

口腔修复治疗往往涉及牙齿、牙周组织、口腔黏膜等多个部位的操作，这些操作往往伴随着疼痛和不适感，给患者的治疗体验和康复过程带来不利影响。因此，疼痛管理与舒适度提升在口腔修复中显得尤为重要。近年来，激光技术以其独特的优势在口腔修复领域得到广泛应用，尤其在疼痛管理与舒适度提升方面取得了显著成效。下面将深入探讨激光技术在口腔修复中的疼痛管理与舒适度提升作用，以期为临床实践提供有益的参考。

（一）激光技术在口腔修复中的应用概述

激光技术作为一种新型的治疗手段，在口腔修复领域的应用越来越广泛。其通过高能激光束的照射，能够精确作用于口腔组织，实现切割、凝固、汽化等多种操作。与传统手术刀相比，激光技术具有操作精确、创伤小、恢复快等优点，因此在口腔修复中得到了广泛应用。

（二）激光技术在口腔修复中的疼痛管理作用

1. 减少手术创伤与出血

激光技术通过精确控制激光束的能量和照射时间，能够在最低程度损伤周围组织，减少手术创伤。同时，激光束的照射能够促进血管凝固，减少术中出血，从而降低因创伤和出血引起的疼痛感。

2. 促进组织再生与修复

激光技术能够刺激口腔组织的再生与修复过程。通过激光束的照射，能够促进成纤维细胞的增殖和胶原蛋白的合成，加速组织愈合。这种组织再生与修复的过程有助于减轻术后疼痛，提高患者的舒适度。

3. 降低神经末梢的刺激

激光技术的操作过程中，激光束能够精确地作用于目标组织，避免对周围神经末梢的过度刺激。这有助于降低因神经末梢刺激引起的疼痛感，提高患者的疼痛耐受能力。

（三）激光技术在口腔修复中的舒适度提升作用

1. 非接触式操作减少不适

激光技术采用非接触式操作方式，无须使用传统手术器械直接接触口腔组织，从而减少了因器械压迫和摩擦引起的不适感。这种操作方式使得治疗过程更加舒适，提高了患者的接受度。

2. 快速治疗减少就诊时间

激光技术具有操作简便、治疗时间短的优点，能够快速完成口腔修复治疗。这有助于减少患者的就诊时间，降低因长时间治疗带来的不适感和心理压力。

3. 精确治疗降低并发症风险

激光技术能够精确作用于目标组织，避免对周围正常组织的损伤。这有助于降低术后感染、肿胀等并发症的风险，提高患者的整体舒适度。

（四）激光技术在口腔修复疼痛管理与舒适度提升中的实践应用

1. 牙周病治疗的疼痛管理与舒适度提升

在牙周病治疗中，激光技术可用于牙龈切除、牙周袋清理等操作。通过激光束的精确照射，能够减少手术创伤和出血，降低术后疼痛感。同时，激光技术的非接触式操作方式能够减少患者的不适感，提高治疗的舒适度。

2. 口腔黏膜病损治疗的疼痛管理与舒适度提升

口腔黏膜病损如口腔溃疡、白斑等，常伴随着明显的疼痛和不适感。激光技术可用于这些病损的切除和修复治疗。通过激光束的照射，能够促进组织再生和修复，减轻疼痛感。

同时，激光技术的快速治疗特点能够减少患者的就诊时间和心理压力，提高舒适度。

3. 义齿修复中的疼痛管理与舒适度提升

在义齿修复过程中，激光技术可用于调整义齿与口腔组织的适应性。通过激光束的照射，能够软化义齿基托材料，使其更好地适应口腔组织形态，减少因义齿不适引起的疼痛和不适感，提高患者的舒适度。

（五）激光技术在口腔修复疼痛管理与舒适度提升中的优势与局限

激光技术在口腔修复疼痛管理与舒适度提升中的优势主要体现在减少手术创伤、促进组织再生、降低神经末梢刺激等方面。同时，非接触式操作、快速治疗以及精确治疗等特点也有助于提高患者的舒适度。然而，激光技术也存在一定的局限性，如设备成本较高、操作技术要求严格等。因此，在临床应用中需要综合考虑患者的具体情况和治疗需求，选择合适的激光技术进行治疗。

六、激光技术的安全性与操作规范

激光技术作为现代医疗领域的一种重要治疗手段，在口腔修复等多个方面发挥了显著的作用。然而，任何医疗技术的使用都必须在保证安全性的前提下进行。激光技术的安全性不仅关系到治疗效果，更直接关系到患者的生命安全和健康。因此，对于激光技术的安全性与操作规范进行深入研究和探讨，具有重要的现实意义和应用价值。

（一）激光技术的安全性分析

激光技术的安全性主要体现在以下几个方面：

1. 激光辐射的安全性

激光束作为一种高能辐射，其安全性是首要考虑的因素。不同波长的激光对人体组织的穿透深度和损伤程度各不相同，因此，在选择激光设备时，必须根据治疗需求和患者情况，选用合适的激光波长和功率。同时，操作人员必须佩戴防护眼镜等防护设备，以免激光束对眼睛造成损伤。

2. 热损伤的安全性

激光照射过程中，会产生一定的热量，可能导致周围组织热损伤。因此，在操作过程中，需要严格控制激光的照射时间和能量密度，避免对周围组织造成不必要的损伤。

3. 感染控制的安全性

激光技术作为一种侵入性治疗手段，其操作过程中可能存在感染的风险。因此，在操作前必须严格消毒激光设备和手术器械，确保治疗环境的无菌状态。同时，对患者而言，也需要在治疗前进行充分的口腔清洁和消毒，以降低感染的风险。

（二）激光技术的操作规范

为了确保激光技术的安全有效应用，必须制定严格的操作规范，并严格执行。以下是激光技术操作规范的主要内容：

1. 设备选择与检查

在选择激光设备时，应根据治疗需求和患者情况，选用合适的激光类型和功率。同时，在操作前应对设备进行全面的检查，确保其处于良好的工作状态。这包括检查激光束的聚焦性、稳定性以及设备的电气安全等方面。

2. 患者评估与准备

在治疗前，应对患者进行全面的评估，了解其病史、过敏史及口腔状况等信息。对于存在特殊情况的患者，如孕妇、儿童或患有严重系统性疾病的患者，应特别谨慎并制订相应的治疗计划。同时，患者应在治疗前进行充分的口腔清洁和消毒，以减少感染的风险。

3. 操作环境与安全防护

激光技术的操作环境应保持整洁、明亮，并确保通风良好。在操作过程中，应佩戴防护眼镜、手套等防护设备，以免激光束或飞溅物对操作人员造成损伤。同时，应确保周围无易燃物品，以防止火灾等意外事故的发生。

4. 操作步骤与注意事项

激光技术的操作步骤应严格按照治疗计划进行。在操作过程中，应注意控制激光的照射时间和能量密度，避免对周围组织造成不必要的损伤。同时，应密切观察患者的反应和病情变化，如出现异常情况应及时停止治疗并采取相应的处理措施。

5. 治疗后护理与随访

治疗后应对患者进行充分的护理和随访。这包括给予患者必要的口腔清洁和护理指导，以及定期随访了解患者的恢复情况。对于出现并发症或不良反应的患者，应及时进行处理并调整治疗方案。

（三）激光技术操作规范的培训与教育

为了确保激光技术的安全有效应用，必须对操作人员进行严格的培训和教育。培训内容应包括激光技术的基本原理、设备选择与检查、患者评估与准备、操作环境与安全防护、操作步骤与注意事项以及治疗后护理与随访等方面。通过培训和教育，使操作人员能够熟练掌握激光技术的操作技能和安全知识，确保治疗过程的安全性和有效性。

（四）激光技术操作规范的监管与评估

为了确保激光技术操作规范的执行效果，应建立相应的监管和评估机制。监管部门应定期对医疗机构和操作人员进行检查和评估，确保其遵守操作规范并具备相应的资质和能力。同时，对于违反操作规范的行为，应给予相应的处罚和纠正措施，以维护激光技术的安全性和有效性。

第四节　口腔修复中的生物活性材料研究

一、生物活性材料在口腔骨缺损修复中的应用

口腔骨缺损是口腔颌面部疾病中常见的问题，常由肿瘤切除、外伤或牙周病等因素引起。骨缺损不仅影响患者的咀嚼、言语和面部美观，还可能对口腔健康和功能造成长期影响。因此，口腔骨缺损的修复是口腔颌面外科领域的重要研究方向。近年来，生物活性材

料在口腔骨缺损修复中的应用逐渐受到关注，其独特的生物相容性、骨传导性和骨诱导性为骨缺损修复提供了新的解决方案。

（一）生物活性材料的概述

生物活性材料是一类具有特殊生物功能的材料，能够与生物组织发生化学键合，促进组织的再生和修复。在口腔骨缺损修复中，常用的生物活性材料主要包括生物陶瓷、生物玻璃、生长因子和干细胞等。这些材料具有良好的生物相容性，能够与周围组织形成良好的结合，同时能够促进骨细胞的增殖和分化，加速新骨的形成。

（二）生物活性材料在口腔骨缺损修复中的应用

1. 生物陶瓷材料的应用

生物陶瓷材料如氧化铝、氮化硅等，具有良好的机械性能和化学稳定性，被广泛应用于口腔骨缺损修复中。这些材料可以作为骨缺损部位的支架，提供稳定的支撑结构，同时其多孔结构有利于细胞的黏附和生长。通过与周围组织的骨整合，生物陶瓷材料能够促进新骨的形成，实现骨缺损的修复。

2. 生物玻璃材料的应用

生物玻璃材料如生物活性玻璃陶瓷（Bioactive Glass-Ceramics）等，具有良好的骨传导性和生物相容性，能够与骨组织形成化学键合，促进骨细胞的黏附和增殖。此外，生物玻璃材料还能够释放离子，刺激周围组织的再生和修复。在口腔骨缺损修复中，生物玻璃材料常被用作填充材料，填补骨缺损部位，促进新骨的形成。

3. 生长因子的应用

生长因子如骨形态发生蛋白（BMPs）、转化生长因子 -β（TGF-β）等，在骨再生过程中发挥着重要的调控作用。它们能够刺激骨细胞的增殖、分化和基质合成，促进新骨的形成。在口腔骨缺损修复中，生长因子可以通过局部应用或结合生物材料使用，提高修复效果。然而，生长因子的应用需要严格控制剂量和使用时机，以避免潜在的副作用。

4. 干细胞的应用

干细胞具有自我更新和多向分化潜能，为口腔骨缺损修复提供了新的治疗策略。间充质干细胞（MSCs）和胚胎干细胞等已被广泛应用于骨组织工程研究中。这些干细胞可以分化为成骨细胞，参与新骨的形成。在口腔骨缺损修复中，干细胞可以通过与生物材料结合或直接注射到缺损部位，实现骨缺损的修复。干细胞治疗具有巨大的潜力，但仍需进一步研究和优化治疗方案。

（三）生物活性材料在口腔骨缺损修复中的优势与挑战

生物活性材料在口腔骨缺损修复中具有显著的优势，如良好的生物相容性、骨传导性和骨诱导性等。它们能够与周围组织形成良好的结合，促进新骨的形成，实现骨缺损的修复。然而，生物活性材料的应用也面临一些挑战。首先，材料的制备和加工技术需要进一步提高，以满足不同骨缺损修复的需求。其次，生物活性材料的生物安全性和长期稳定性需要得到充分验证。最后，生物活性材料的成本较高，也限制了其在临床的广泛应用。

（四）展望

随着生物技术的不断发展和创新，生物活性材料在口腔骨缺损修复中的应用将更加广泛和深入。未来研究方向：开发具有更高骨传导性和骨诱导性的新型生物活性材料；优化生物材料的制备和加工技术，提高材料的性能和质量；探索生物活性材料与生长因子、干细胞等生物因子的联合应用，以提高修复效果；加强生物活性材料的生物安全性和长期稳定性研究，确保其在临床应用的安全性和有效性。

二、生长因子与口腔组织再生的关系

口腔组织再生是口腔医学领域的重要研究方向，对于恢复口腔功能、提高患者生活质量具有重要意义。生长因子作为一类能够调节细胞生长、增殖和分化的生物活性物质，在口腔组织再生中发挥着关键作用。下面将详细探讨生长因子与口腔组织再生的关系，以期为口腔医学的临床实践提供理论依据。

（一）生长因子的概述

生长因子是一类由细胞分泌的多肽类物质，具有促进细胞生长、增殖和分化的作用。在口腔组织中，生长因子参与了口腔黏膜、牙齿、牙周组织等的再生过程。常见的生长因子包括表皮生长因子（EGF）、血小板源性生长因子（PDGF）、成纤维细胞生长因子（FGF）等。这些生长因子通过与细胞膜上的受体结合，激活细胞内的信号转导通路，从而调节细胞的生长和分化。

（二）生长因子在口腔组织再生中的作用机制

1. 促进细胞增殖与分化

生长因子能够刺激口腔组织中的细胞增殖和分化，加速组织的再生过程。例如，EGF能够促进口腔黏膜上皮细胞的增殖和分化，加速口腔黏膜损伤的修复；PDGF则能够刺激成纤维细胞和内皮细胞的增殖，促进牙周组织的再生。

2. 促进血管生成

血管生成是组织再生的关键环节之一。生长因子能够促进血管内皮细胞的增殖和迁移，诱导新生血管的形成，为口腔组织再生提供必要的营养和氧气支持。

3. 调节细胞外基质合成

细胞外基质是维持组织结构和功能的重要成分。生长因子能够调节细胞外基质的合成和降解，促进基质蛋白的合成和沉积，从而加速口腔组织的再生和修复。

（三）生长因子在口腔组织再生中的应用

1. 口腔黏膜再生

口腔黏膜损伤是口腔疾病中常见的问题。生长因子可以通过局部应用或系统给药的方式，促进口腔黏膜上皮细胞的增殖和分化，加速口腔黏膜的再生和修复。例如，EGF已被广泛应用于口腔黏膜溃疡的治疗中，能够显著缩短溃疡愈合时间，减轻患者痛苦。

2. 牙周组织再生

牙周组织包括牙槽骨、牙周膜和牙骨质等结构，对于维持牙齿的稳定性和功能至关重要。生长因子可以通过促进牙周组织中的细胞增殖和分化，以及血管生成和基质合成，实现牙周组织的再生。这对于牙周炎、牙周病等疾病的治疗具有重要意义。

3. 牙齿再生

牙齿再生是口腔组织再生领域的研究热点之一。生长因子可以通过调节牙胚细胞的增殖和分化，以及诱导牙本质和牙髓组织的再生，实现牙齿的再生。虽然目前牙齿再生的研究仍处于初级阶段，但生长因子的应用为牙齿再生的实现提供了可能。

（四）生长因子在口腔组织再生中的挑战与前景

尽管生长因子在口腔组织再生中具有重要的应用价值，但其应用仍面临一些挑战。首先，生长因子的作用机制尚未完全明确，需要进一步深入研究。其次，生长因子的制备和纯化技术需要进一步完善，以提高其纯度和活性。最后，生长因子的安全性和长期效果也需要得到充分验证。

然而，随着生物技术的不断发展和创新，生长因子在口腔组织再生中的应用前景十分广阔。未来研究方向：开发具有更高活性和特异性的新型生长因子；探索生长因子与其他生物活性物质的联合应用，以提高口腔组织再生的效果；研究生长因子在口腔组织工程中的应用，为复杂口腔疾病的治疗提供新的解决方案。

三、干细胞在口腔修复中的治疗潜力

口腔修复是口腔医学领域的重要分支，旨在恢复或重建因疾病、创伤或先天性缺陷导致的口腔结构和功能异常。随着再生医学的快速发展，干细胞治疗作为一种新兴的治疗手段，逐渐在口腔修复领域展现出其独特的优势和治疗潜力。下面将详细探讨干细胞在口腔修复中的治疗潜力，以期为临床实践提供新的思路和方法。

（一）干细胞的概述

干细胞是一类具有自我更新能力和多向分化潜能的细胞，能够分化为各种组织细胞，参与组织的再生和修复。根据来源和分化能力，干细胞可分为胚胎干细胞、成体干细胞和诱导多能干细胞等。在口腔修复中，常用的干细胞主要来源于骨髓、脂肪、牙髓等组织。

（二）干细胞在口腔修复中的应用

1. 牙周组织再生

牙周病是口腔常见病之一，严重时可导致牙齿松动和脱落。干细胞治疗可通过诱导牙周组织再生，恢复牙齿的支持结构。研究表明，骨髓间充质干细胞（BMSCs）和牙髓干细胞（DPSCs）等具有良好的牙周组织再生能力。通过将这些干细胞植入牙周缺损部位，可促进牙周膜、牙槽骨和牙骨质的再生，从而恢复牙齿的稳定性和功能。

2. 口腔黏膜修复

口腔黏膜损伤常由创伤、炎症或肿瘤切除等原因引起，严重影响患者的口腔健康和生活质量。干细胞治疗可通过促进口腔黏膜上皮细胞的增殖和分化，加速损伤部位的修复。DPSCs 和口腔黏膜干细胞等具有良好的黏膜修复能力。通过将这些干细胞应用于口腔黏膜损伤部位，可促进损伤组织的再生和愈合，减轻患者的痛苦。

3. 骨缺损修复

口腔颌面部骨缺损常由肿瘤切除、外伤或先天性畸形等原因引起。传统的骨缺损修复方法（如植骨术等）存在诸多限制，如供体来源有限、免疫排斥等问题。干细胞治疗可通过诱导骨组织再生，为骨缺损修复提供新的解决方案。BMSCs 和脂肪间充质干细胞（ADSCs）等具有良好的成骨能力。通过将这些干细胞植入骨缺损部位，可促进新骨的形成和骨组织的再生，从而恢复口腔颌面部的形态和功能。

（三）干细胞在口腔修复中的治疗优势

1. 来源广泛，易于获取

干细胞的来源广泛，可以从骨髓、脂肪、牙髓等多种组织中获取。这些组织来源丰富，易于获取，为干细胞治疗提供了充足的细胞来源。

2. 多向分化潜能，适应性强

干细胞具有多向分化潜能，能够分化为各种组织细胞。在口腔修复中，干细胞可根据损伤部位的组织类型和需求，分化为相应的细胞类型，参与组织的再生和修复。这种适应性强的特点使得干细胞治疗在口腔修复中具有广泛的应用前景。

3. 免疫原性低，安全性高

干细胞的免疫原性相对较低，植入体内后不易引起免疫排斥反应。此外，通过严格的细胞筛选和质量控制，可以确保干细胞治疗的安全性和有效性。

（四）干细胞在口腔修复中的挑战与前景

尽管干细胞在口腔修复中展现出巨大的治疗潜力，但其应用仍面临一些挑战。首先，干细胞的分离、培养和分化技术需要进一步完善，以提高干细胞的纯度和分化效率。其次，干细胞治疗的长期效果和安全性需要进一步验证，以确保其在临床实践中的可靠性。最后，干细胞治疗的成本较高，也是限制其广泛应用的一个因素。随着再生医学和干细胞技术的不断发展，相信这些挑战将逐渐得到克服。

未来，干细胞治疗在口腔修复中的应用将更加广泛和深入。研究方向包括开发新型干细胞来源、优化干细胞培养和分化条件、探索干细胞与其他生物活性物质的联合应用等。同时，随着干细胞治疗成本的降低和技术的普及，更多的患者将能够受益于这种先进的治疗方法。

四、生物活性涂层在口腔修复体中的应用

口腔修复体是口腔医学领域中常用的治疗手段，旨在恢复或改善患者的口腔功能、形态和美观。然而，传统的口腔修复体往往存在生物相容性差、易引发炎症或排斥反应等问题。为了解决这些问题，生物活性涂层作为一种新型的生物材料，逐渐在口腔修复体中得到应用。下面将详细探讨生物活性涂层在口腔修复体中的应用，以期为临床实践提供有益的参考。

（一）生物活性涂层的概述

生物活性涂层是一种具有特殊生物活性的材料，能够通过与周围组织的相互作用，促

进组织的再生和修复。这种涂层通常由生物相容性良好的材料制成，如陶瓷、高分子聚合物等。在口腔修复体中，生物活性涂层能够改善修复体与周围组织的界面性能，提高修复体的稳定性和生物相容性。

（二）生物活性涂层在口腔修复体中的作用机制

1. 促进细胞黏附和增殖

生物活性涂层能够模拟天然组织的细胞外基质，提供适宜的细胞黏附位点。通过优化涂层的表面性质，如粗糙度、亲水性等，可以进一步促进细胞的黏附和增殖，加速组织的再生过程。

2. 调节免疫反应

生物活性涂层能够降低修复体植入后引发的免疫反应，减少炎症的发生。一些涂层材料还具有抗炎作用，能够进一步缓解组织的炎症反应，提高修复体的生物相容性。

3. 促进血管生成

血管生成是组织再生的重要环节。生物活性涂层能够通过释放血管生长因子等生物活性物质，促进新生血管的形成，为修复体提供充足的营养和氧气支持。

（三）生物活性涂层在口腔修复体中的具体应用

1. 种植体涂层

在口腔种植手术中，种植体与周围骨组织的结合稳定性至关重要。生物活性涂层能够改善种植体的表面性质，提高种植体与骨组织的结合强度。常用的种植体涂层材料包括生物活性陶瓷、钛合金等。这些涂层能够促进骨细胞的黏附和增殖，加速骨组织的再生和修复，从而提高种植体的成功率和使用寿命。

2. 义齿涂层

义齿是口腔修复中常用的修复体之一，用于替代缺失的牙齿。传统的义齿材料往往存在生物相容性差、易引发口腔炎症等问题。生物活性涂层能够改善义齿的表面性质，提高其生物相容性。例如，通过涂覆生物活性高分子材料，可以降低义齿表面的摩擦系数，减少口腔组织的磨损和炎症反应。同时，涂层中的生物活性成分还能促进口腔黏膜细胞的黏附和增殖，提高义齿的适应性和舒适度。

3. 口腔修复材料涂层

口腔修复中常用的材料如金属、陶瓷等，其表面性质往往不符合生物相容性的要求。生物活性涂层可以应用于这些材料的表面，改善其与周围组织的相互作用。例如，在金属修复体表面涂覆生物活性陶瓷材料，可以提高其抗腐蚀性和生物相容性；在陶瓷修复体表面涂覆生物活性高分子材料，可以增强其与软组织的结合力，减少修复体脱落的风险。

（四）生物活性涂层在口腔修复体中的挑战与前景

尽管生物活性涂层在口腔修复体中的应用已经取得了一定的成果，但仍面临一些挑战。首先，涂层的制备工艺需要进一步优化，以提高涂层的均匀性和稳定性。其次，涂层的生物活性成分需要深入研究，以发现更多具有促进组织再生和修复作用的生物因子。最后，涂层的长期稳定性和生物安全性也需要进一步验证。

随着生物材料科学和再生医学的不断发展，生物活性涂层在口腔修复体中的应用前景十分广阔。未来，我们可以期待更多具有优异生物相容性和组织再生能力的生物活性涂层材料被开发出来，为口腔修复提供更加有效和可靠的治疗手段。最后，随着制备工艺的改进和生物活性成分的深入研究，生物活性涂层在口腔修复体中的应用将更加广泛和深入。

五、生物活性材料的生物相容性与降解性能研究

生物活性材料作为一类具有特殊生物功能的材料，在医疗领域中的应用日益广泛。这些材料能够与生物组织相互作用，促进组织的再生和修复，因此在组织工程、药物输送、再生医学等领域具有巨大的应用潜力。生物活性材料的成功应用取决于其生物相容性和降解性能。下面将详细探讨生物活性材料的生物相容性与降解性能以及优化策略和应用前景，以期为材料的设计和临床应用提供理论依据。

（一）生物相容性

生物相容性是指材料在生物体内与周围组织相互作用时，不引起明显的有害反应的能力。对生物活性材料而言，良好的生物相容性是保证其在生物体内发挥功能的基础。

1. 生物相容性的评价指标

生物相容性的评价通常包括体内和体外两种实验方法。体内实验主要通过将材料植入动物体内，观察其对周围组织的影响；体外实验则利用细胞培养技术，研究材料与细胞的相互作用。评价指标包括细胞毒性、细胞黏附、增殖和分化等。

2. 生物活性材料的生物相容性

生物活性材料通常具有良好的生物相容性，因为它们的设计初衷就是与生物组织相互作用，促进组织的再生和修复。例如，生物活性陶瓷材料、高分子聚合物以及生物降解材料等，在体内实验中表现出较低的炎症反应和良好的组织相容性。这些材料能够模拟天然组织的结构和功能，为细胞提供适宜的生存环境，从而促进细胞的黏附、增殖和分化。

（二）降解性能

降解性能是指材料在生物体内逐渐分解并被吸收或排出的能力。对生物活性材料而言，合适的降解速率是保证其长期稳定性和功能性的关键。

1. 降解性能的影响因素

降解性能受多种因素影响，包括材料的化学结构、分子量、结晶度、交联度以及体内环境的 pH、温度、酶的作用等。例如，高分子聚合物的降解速率通常与其分子量和交联度密切相关；而生物降解材料则受体内酶的作用影响较大。

2. 生物活性材料的降解性能

生物活性材料的降解性能因材料类型和应用需求而异。一些材料需要快速降解，以便在短时间内完成组织的再生和修复；而另一些材料则需要缓慢降解，以保持长期的稳定性和功能性。例如，在组织工程中，支架材料需要具有一定的降解速率，以便在细胞增殖和分化过程中逐渐失去其结构支撑作用，为新生组织的形成提供空间。

为了调控生物活性材料的降解性能，研究者通常通过改变材料的化学结构、引入可降

解基团、调节材料的结晶度和交联度等方法来实现。此外，利用生物酶的作用也是调控材料降解性能的有效途径之一。

（三）生物活性材料生物相容性与降解性能的优化策略

为了提高生物活性材料的生物相容性和降解性能，研究者采取了多种优化策略。首先，通过优化材料的表面性质，如亲水性、电荷分布等，可以改善材料与细胞的相互作用，提高细胞的黏附和增殖能力。其次，引入具有生物活性的功能基团或分子，如生长因子、多肽等，可以进一步增强材料的生物相容性，促进组织的再生和修复。最后，通过调控材料的降解速率和降解产物，可以实现材料在体内的可控降解和排出，减少对周围组织的潜在影响。

（四）生物活性材料生物相容性与降解性能的应用前景

随着生物活性材料研究的不断深入，其在医疗领域的应用前景越来越广阔。未来，我们可以期待更多具有优异生物相容性和降解性能的生物活性材料被开发出来，为组织工程、药物输送、再生医学等领域提供更加有效和可靠的治疗手段。随着制备工艺的改进和表征技术的创新，我们将能够更精确地调控材料的生物相容性和降解性能，以满足不同临床应用的需求。

六、生物活性材料在口腔修复中的长期效果评估

口腔修复是口腔医学领域的重要分支，旨在通过各种修复手段恢复或改善患者的口腔功能、形态和美观。生物活性材料作为一类具有特殊生物功能的材料，在口腔修复中发挥着越来越重要的作用。然而，对于生物活性材料在口腔修复中的长期效果，目前尚缺乏全面而深入的评估。下面将探讨生物活性材料在口腔修复中的长期效果，以期为临床实践提供有益的参考。

（一）生物活性材料在口腔修复中的应用概述

生物活性材料在口腔修复中的应用涵盖了多个方面，如种植体、义齿、口腔黏膜修复等。这些材料能够与周围组织相互作用，促进组织的再生和修复，从而提高修复体的稳定性和生物相容性。常见的生物活性材料包括生物活性陶瓷、生物降解高分子聚合物等。这些材料在口腔修复中的应用已经取得了一定的成果，但对其长期效果的评估仍显不足。

（二）生物活性材料在口腔修复中的长期效果评估方法

1. 临床观察和随访

临床观察和随访是评估生物活性材料在口腔修复中长期效果的主要方法。通过对患者进行定期的口腔检查和修复体检查，可以观察修复体的稳定性、功能恢复情况以及周围组织的变化。同时，收集患者的主观感受和评价，如疼痛、舒适度等，也是评估长期效果的重要方面。

2. 影像学检查

影像学检查如 X 线、CT 等能够提供修复体及其周围组织的详细结构信息，有助于评估生物活性材料的长期效果。通过对比不同时间点的影像学资料，可以观察修复体的形态

变化、骨组织的再生情况以及是否存在炎症或感染等不良反应。

3. 组织学检查

对于需要深入了解生物活性材料与周围组织相互作用的情况，可以进行组织学检查。通过取材并制作组织切片，观察细胞与材料的相互作用、新生组织的形成以及是否存在炎症反应等，从而评估材料的生物相容性和长期效果。

（三）生物活性材料在口腔修复中的长期效果评估结果

1. 生物相容性

长期观察结果表明，生物活性材料在口腔修复中表现出良好的生物相容性。材料与周围组织的界面清晰，无明显的炎症反应或排斥反应。细胞能够在材料表面黏附、增殖并分化为特定的组织细胞，促进组织的再生和修复。

2. 修复体稳定性

生物活性材料的应用能够显著提高修复体的稳定性。种植体与骨组织的结合紧密，义齿与口腔黏膜的贴合度良好，减少了修复体脱落或移位的风险。同时，材料的耐磨性和耐腐蚀性较好，能够长期保持修复体的形态和功能。

3. 功能恢复

生物活性材料的应用有助于恢复患者的口腔功能。种植体能够恢复牙齿的咀嚼功能，义齿能够改善患者的发音和面部形态。同时，材料的弹性模量和硬度等力学性能与天然组织相近，使得修复体在口腔环境中能够更好地适应和发挥作用。

（四）生物活性材料在口腔修复中的长期效果影响因素

1. 材料性质

材料的性质是影响其长期效果的关键因素。生物活性材料的生物相容性、降解性能及力学性能等都会影响其在口腔修复中的表现。因此，在选择生物活性材料时，需要充分考虑其性质与口腔环境的适应性。

2. 口腔环境

口腔环境复杂多变，包括唾液、食物残渣、细菌等多种因素。这些因素可能会对生物活性材料产生一定的影响，如腐蚀、磨损或感染等。因此，在评估生物活性材料的长期效果时，需要充分考虑口腔环境对材料的影响。

3. 患者个体差异

患者的年龄、性别、口腔健康状况等个体差异也会对生物活性材料的长期效果产生影响。例如，老年患者的口腔修复效果可能受到骨质疏松等因素的影响；而口腔健康状况较差的患者可能更容易出现感染或炎症等不良反应。

第五节　口腔修复学中的再生医学技术

一、组织工程技术在口腔修复中的应用

组织工程技术作为生物医学工程领域的重要分支，旨在通过体外培养、扩增细胞与生物材料的结合，构建具有特定形态和功能的组织或器官，以修复或替换受损的组织。在口腔修复领域，组织工程技术具有广阔的应用前景，能够解决传统修复方法难以解决的问题，提高修复效果，改善患者的生活质量。下面将详细探讨组织工程技术在口腔修复中的应用，以期为临床实践提供有益的参考。

（一）组织工程技术的基本原理

组织工程技术的基本原理包括细胞培养、生物材料的选择与制备以及细胞与材料的复合。首先，通过体外培养技术，获取足够数量的具有特定功能的细胞；其次，选择生物相容性好、可降解的生物材料作为细胞生长的载体；最后，将细胞种植在材料上，通过细胞与材料的相互作用，形成具有特定形态和功能的组织或器官。

（二）组织工程技术在口腔修复中的应用

1. 口腔软组织修复

口腔软组织修复是组织工程技术在口腔修复领域的重要应用之一。传统的软组织修复方法往往难以达到理想的修复效果，而组织工程技术则能够通过构建具有生物活性的软组织，实现更好的修复效果。例如，利用组织工程技术构建的口腔黏膜修复材料，能够模拟天然口腔黏膜的结构和功能，促进口腔黏膜的再生和修复。

2. 骨组织修复

骨组织修复是口腔修复领域的另一个重要方面。传统的骨组织修复方法如植骨、骨移植等存在诸多限制，如供体来源有限、免疫排斥等问题。而组织工程技术则能够通过构建具有生物活性的骨组织，实现更好的骨缺损修复。通过体外培养骨细胞与生物材料的复合，可以形成具有骨组织特性的三维结构，植入体内后能够促进骨组织的再生和修复。

3. 牙齿再生

牙齿再生是组织工程技术在口腔修复领域的又一重要应用。传统的牙齿修复方法如义齿、种植牙等虽然能够恢复牙齿的形态和功能，但仍然存在一些局限性，如义齿的舒适性差、种植牙需要手术等。而组织工程技术则有望通过构建具有生物活性的牙齿组织，实现牙齿的再生。通过体外培养牙胚细胞或干细胞与生物材料的复合，可以形成具有牙齿组织特性的三维结构，植入体内后能够分化为牙齿组织，实现牙齿的再生。

（三）组织工程技术在口腔修复中的优势与挑战

1. 优势

组织工程技术在口腔修复中具有诸多优势。首先，能够构建具有生物活性的组织或器官，与天然组织更为接近，因此具有更好的生物相容性和修复效果。其次，能够解决传统

修复方法难以解决的问题，如软组织缺损、骨缺损及牙齿缺失等。此外，组织工程技术还具有个性化治疗的特点，能够根据患者的具体情况制订个性化的修复方案。

2. 挑战

尽管组织工程技术在口腔修复中具有广阔的应用前景，但仍面临一些挑战。首先，细胞培养技术需要进一步完善，以提高细胞的增殖效率和分化能力。其次，生物材料的选择与制备也是关键的一环，需要开发具有更好生物相容性和降解性能的生物材料。此外，组织工程技术的临床应用还需要考虑伦理、法规及经济等方面的因素。

（四）未来展望

随着组织工程技术的不断发展和完善，其在口腔修复领域的应用将更加广泛和深入。未来，我们可以期待更多的研究聚焦于细胞培养技术的优化、生物材料的创新以及临床应用的研究。同时，跨学科合作与交流将成为推动组织工程技术在口腔修复领域发展的重要动力。

组织工程技术在口腔修复中具有广泛的应用前景和巨大的潜力。通过构建具有生物活性的组织或器官，组织工程技术能够解决传统修复方法难以解决的问题，提高修复效果，改善患者的生活质量。然而，目前仍存在一些技术挑战和实际应用中的限制，需要进一步研究和改进。未来，随着技术的不断进步和临床应用的深入探索，组织工程技术将在口腔修复领域发挥更加重要的作用，为口腔医学的发展带来新的突破和进步。

总之，组织工程技术在口腔修复中的应用是一个充满挑战与机遇的领域。通过持续的研究和创新，我们有信心克服现有的技术难题，推动组织工程技术在口腔修复领域取得更大的突破和进展。这将为口腔修复患者带来更好的治疗效果和生活质量，也为口腔医学领域的发展注入新的活力和动力。

二、口腔颌面部缺损的再生修复策略

口腔颌面部缺损是口腔颌面外科中常见的一类疾病，其发生原因多样，包括肿瘤切除、创伤、感染及先天发育异常等。缺损不仅影响患者的外貌，还可能影响其咀嚼、言语、呼吸等生理功能，甚至对患者的心理健康产生负面影响。因此，口腔颌面部缺损的再生修复一直是口腔颌面外科领域的研究热点和难点。

再生修复策略旨在通过生物学方法，促进缺损部位的组织再生和功能恢复。近年来，随着组织工程、干细胞技术、生物材料以及再生医学等领域的快速发展，口腔颌面部缺损的再生修复策略取得了显著的进展。下面将详细探讨口腔颌面部缺损的再生修复策略，以期为临床实践提供有益的参考。

（一）口腔颌面部缺损的再生修复策略

1. 组织工程技术

组织工程技术是口腔颌面部缺损再生修复的重要策略之一。该技术通过体外培养、扩增细胞，并与生物材料结合，构建具有特定形态和功能的组织或器官，以修复缺损部位。在口腔颌面部缺损修复中，常用的细胞类型包括成纤维细胞、脂肪干细胞、骨髓间充质干细胞等。这些细胞具有分化为多种组织细胞的能力，可以在缺损部位形成新的组织。

生物材料在组织工程技术中起着至关重要的作用。理想的生物材料应具有良好的生物相容性、可降解性以及一定的力学性能。目前，常用的生物材料包括天然高分子材料（如胶原蛋白、壳聚糖等）、合成高分子材料（如聚乳酸、聚己内酯等）及陶瓷材料等。这些材料可以与细胞结合，形成三维结构，为细胞的生长和分化提供支撑。

2. 干细胞技术

干细胞技术为口腔颌面部缺损的再生修复提供了新的途径。干细胞是一类具有自我更新和分化潜能的细胞，可以分化为多种组织细胞，参与组织的再生和修复。在口腔颌面部缺损修复中，干细胞技术可以通过移植自体或异体干细胞，促进缺损部位的组织再生。

目前，常用的干细胞来源包括骨髓、脂肪、脐带血等。这些干细胞可以通过体外培养、扩增，并诱导分化为口腔颌面部组织细胞，如成骨细胞、成纤维细胞等。移植到缺损部位后，这些细胞可以分泌生长因子、细胞因子等，促进组织的再生和修复。

3. 生物材料的应用

生物材料在口腔颌面部缺损的再生修复中发挥着关键作用。这些材料可以作为细胞的载体，为细胞提供生长和分化的空间；同时，它们可以作为支架，支撑缺损部位的组织结构。生物材料的种类繁多，包括天然材料、合成材料及复合材料等。在选择生物材料时，需要考虑其生物相容性、降解速率、力学性能及是否易于加工等因素。

4. 生长因子与药物的辅助应用

生长因子和药物在口腔颌面部缺损的再生修复中起着重要的辅助作用。生长因子如骨形态发生蛋白（BMPs）、成纤维细胞生长因子（FGFs）等，能够刺激细胞的增殖和分化，促进组织的再生。而一些药物，如抗炎药物、免疫抑制剂等，则能够减轻炎症，提高修复的成功率。

（二）口腔颌面部缺损再生修复的挑战与展望

尽管口腔颌面部缺损的再生修复策略取得了显著的进展，但仍面临着一些挑战。首先，如何选择合适的细胞类型和生物材料，以实现最佳的修复效果，仍是一个需要深入研究的问题。其次，再生修复过程中可能出现的免疫反应、感染等并发症也需要加以解决。此外，再生修复的长期效果和安全性也需要进一步评估。

未来，随着干细胞技术、组织工程技术以及生物材料等领域的不断发展，口腔颌面部缺损的再生修复将有望实现更加精准、高效的治疗。同时，跨学科的合作与交流将为口腔颌面部缺损的再生修复带来新的突破和进展。

口腔颌面部缺损的再生修复是一个复杂而艰巨的任务，需要综合运用多种策略和手段。通过组织工程技术、干细胞技术、生物材料的应用以及生长因子与药物的辅助应用，可以为口腔颌面部缺损患者提供更加有效、个性化的治疗方案。虽然目前仍面临一些挑战，但随着科学技术的不断进步和临床实践的深入探索，相信未来口腔颌面部缺损的再生修复将取得更加显著的成果。

三、牙周组织再生的研究进展

牙周组织再生是口腔医学领域的重要研究方向，其目标是恢复牙周组织的生理结构和功能，实现牙齿的健康与稳定。随着医学科技的不断发展，牙周组织再生技术取得了显著的进步。下面将对牙周组织再生的研究进展进行综述，以期为临床实践提供有益的参考。

（一）牙周组织再生的理论基础

牙周组织再生涉及生物学、材料学、工程学等多个领域的知识。其理论基础主要包括细胞生物学、分子生物学和组织工程学等。牙周组织由多种细胞成分和细胞外基质构成，其再生过程需要依赖细胞的增殖、分化以及细胞外基质的重塑。因此，研究牙周组织再生的关键在于探索如何有效地调控这些生物学过程。

（二）牙周组织再生的研究进展

1. 细胞治疗在牙周组织再生中的应用

细胞治疗是牙周组织再生领域的重要研究方向。通过移植具有再生能力的细胞，可以促进牙周组织的再生。近年来，干细胞技术为牙周组织再生提供了新的可能。骨髓间充质干细胞、脂肪干细胞等具有多向分化潜能的干细胞，已被证实可以分化为牙周组织细胞，并参与牙周组织的再生过程。此外，诱导多能干细胞也为牙周组织再生提供了新的细胞来源。这些干细胞可以通过体外培养、扩增和分化，为牙周组织再生提供足够的细胞数量。

2. 组织工程技术在牙周组织再生中的应用

组织工程技术是牙周组织再生的另一重要手段。通过构建具有特定形态和功能的牙周组织工程化产品，可以实现牙周组织的再生。在组织工程技术中，生物材料的选择和制备是关键。天然生物材料如胶原蛋白、壳聚糖等，以及合成高分子材料如聚乳酸、聚己内酯等，都被广泛应用于牙周组织工程化产品的构建中。这些材料可以与细胞结合，形成三维结构，为细胞的生长和分化提供支撑。此外，生长因子在牙周组织再生中也发挥着重要作用。通过添加生长因子如骨形态发生蛋白（BMPs）、成纤维细胞生长因子（FGFs）等，可以促进细胞的增殖和分化，加速牙周组织的再生过程。

3. 基因治疗在牙周组织再生中的应用

基因治疗是近年来牙周组织再生领域的新兴技术。通过将特定基因导入牙周组织细胞，可以调控细胞的生物学行为，促进牙周组织的再生。例如，通过导入生长因子基因，可以提高牙周组织细胞的增殖和分化能力；通过导入抗炎因子基因，可以减轻牙周组织的炎症反应，提高再生效果。基因治疗为牙周组织再生提供了新的治疗策略，但其安全性和有效性尚需进一步研究和验证。

（三）牙周组织再生面临的挑战与展望

尽管牙周组织再生技术取得了显著的进展，但仍面临一些挑战。首先，如何选择合适的细胞类型和生物材料，以实现最佳的再生效果，仍是一个需要解决的问题。其次，牙周组织再生过程中的免疫反应、感染等并发症也需要加以防范和控制。最后，牙周组织再生的长期效果和安全性也需要进一步评估。

未来，随着医学科技的不断发展，牙周组织再生技术将有望实现更加精准、高效的治疗。一方面，干细胞技术和组织工程技术将进一步优化和完善，为牙周组织再生提供更加可靠的细胞来源和组织工程化产品；另一方面，基因治疗等新兴技术也将为牙周组织再生带来新的突破和进展。同时，跨学科的合作与交流也将推动牙周组织再生技术的不断创新和发展。

牙周组织再生是口腔医学领域的重要研究方向，其研究进展为牙齿的健康与稳定提供了新的可能。通过细胞治疗、组织工程技术和基因治疗等手段，可以有效地促进牙周组织的再生。虽然目前仍面临一些挑战，但随着科学技术的不断进步和临床实践的深入探索，相信未来牙周组织再生将取得更加显著的成果，为患者带来更好的治疗效果和生活质量。

四、干细胞疗法在口腔疾病治疗中的应用

口腔疾病是一类常见的健康问题，包括牙周病、口腔溃疡、口腔癌等，严重影响患者的生活质量。传统的治疗方法往往难以完全治愈或存在副作用，因此，寻找新的治疗方法具有重要意义。近年来，干细胞疗法作为一种新兴的生物医学技术，为口腔疾病的治疗提供了新的希望。下面将详细探讨干细胞疗法在口腔疾病治疗中的应用，以期为临床实践提供有益的参考。

（一）干细胞的特性与分类

干细胞是一类具有自我更新和分化潜能的细胞，能够分化为多种组织细胞，参与组织的再生和修复。根据其来源和分化潜能，干细胞可分为胚胎干细胞、成体干细胞和诱导多能干细胞等。在口腔疾病治疗中，常用的干细胞来源包括骨髓、脂肪、脐带血等。这些干细胞具有易于获取、低免疫原性等优点，为口腔疾病的治疗提供了良好的细胞来源。

（二）干细胞疗法在口腔疾病治疗中的应用

1. 牙周病治疗

牙周病是一种常见的口腔疾病，主要表现为牙龈炎症、牙周袋形成和牙槽骨吸收等。干细胞疗法在牙周病治疗中具有广泛的应用前景。通过移植具有再生能力的干细胞，可以促进牙周组织的再生和修复，恢复牙周组织的正常结构和功能。研究表明，骨髓间充质干细胞和脂肪干细胞等具有强大的牙周组织再生能力，能够分化为成骨细胞、成纤维细胞等，参与牙周组织的再生过程。

2. 口腔溃疡治疗

口腔溃疡是一种常见的口腔黏膜病变，表现为口腔黏膜的糜烂、疼痛和功能障碍。传统的治疗方法往往难以完全治愈，且易复发；干细胞疗法则为口腔溃疡的治疗提供了新的途径。通过移植干细胞，可以促进口腔黏膜的再生和修复，加速溃疡的愈合。研究表明，口腔黏膜干细胞和骨髓间充质干细胞等均可用于口腔溃疡的治疗，且具有较好的疗效。

3. 口腔癌治疗

口腔癌是一种恶性程度较高的肿瘤，传统的治疗方法包括手术、放疗和化疗等，但往往存在副作用和复发风险。干细胞疗法在口腔癌治疗中具有潜在的应用价值。一方面，干细胞可用于口腔癌的辅助治疗，通过促进组织的再生和修复，减轻放疗和化疗的副作用；另一方面，通过干细胞与肿瘤细胞的相互作用，可以探索新的肿瘤治疗策略，如免疫治疗和基因治疗等。

（三）干细胞疗法在口腔疾病治疗中的优势与挑战

干细胞疗法在口腔疾病治疗中具有显著的优势。首先，干细胞具有强大的再生能力，能够分化为多种组织细胞，参与组织的再生和修复；其次，干细胞疗法具有个体化治疗的特点，可以根据患者的具体情况制订合适的治疗方案；最后，干细胞疗法具有副作用小、复发率低等优点。

然而，干细胞疗法在口腔疾病治疗中仍面临一些挑战。首先，干细胞的获取、培养和分化等过程需要严格的实验条件和操作技术，成本较高；其次，干细胞的免疫原性和安全性问题也需要进一步研究和验证。最后，干细胞疗法的长期效果和稳定性也需要进一步评估。

（四）展望与结论

随着医学科技的不断发展，干细胞疗法在口腔疾病治疗中的应用前景将更加广阔。未来，我们可以期待干细胞疗法在口腔疾病治疗中的不断创新和突破，为更多患者带来福音。同时，我们需要加强干细胞疗法的基础研究和临床应用研究，不断提高其疗效和安全性，为口腔疾病的治疗贡献更多的力量。

总之，干细胞疗法作为一种新兴的生物医学技术，在口腔疾病治疗中具有重要的应用价值。通过深入了解干细胞的特性与分类、优化干细胞移植技术、探索新的治疗策略等方式，可以进一步推动干细胞疗法在口腔疾病治疗中的应用和发展。相信在不久的将来，干细胞疗法将为口腔疾病患者带来更加安全、有效的治疗方案，帮助他们重拾健康与笑容。

第五章　口腔修复学教学改革探索与实践

第一节　口腔修复学的理论与实践教学

一、理论与实践相结合的教学模式构建

随着社会的快速发展和教育理念的更新，传统的教学模式已经难以满足当今社会对人才的需求。理论与实践相结合的教学模式应运而生，旨在培养学生的实际操作能力、创新思维和解决问题的能力。下面将探讨理论与实践相结合的教学模式的构建，以期为提高教学质量、促进学生全面发展提供有益参考。

（一）理论与实践相结合教学模式的内涵与意义

理论与实践相结合的教学模式，是指在教学过程中将理论知识与实践操作相结合，使学生在掌握基本理论的同时，能够将其应用于实际问题的解决中。这种教学模式强调知识的实用性，注重培养学生的动手能力和创新意识，有助于提高学生的综合素质和竞争力。

构建理论与实践相结合的教学模式具有以下意义：

1. 促进学生全面发展

通过实践操作，学生可以更深入地理解理论知识，提高学习兴趣和积极性，从而促进其全面发展。

2. 提高教学质量

理论与实践相结合的教学模式有助于教师更好地把握教学重点和难点，使教学内容更加贴近实际，提高教学效果。

3. 培养创新型人才

该教学模式鼓励学生将理论知识与实际操作相结合，培养其独立思考和解决问题的能力，有助于培养创新型人才。

（二）构建理论与实践相结合教学模式的策略

1. 优化课程设置

构建理论与实践相结合的教学模式，首先需要优化课程设置。在课程设置上，应充分体现理论与实践的紧密结合，确保学生既能掌握扎实的理论知识，又能获得足够的实践机会。同时，应根据不同专业的特点和需求，合理设置实验、实训、实习等实践环节，使理论与实践相互促进、相得益彰。

2. 加强师资队伍建设

构建理论与实践相结合的教学模式，还需要加强师资队伍建设。教师应具备丰富的理

论知识和实践经验，能够指导学生进行实践操作和解决实际问题。同时，学校应鼓励教师参与企业实践、产学研合作等活动，以提高教师的实践能力和创新意识。此外，学校还可以邀请企业专家、行业领袖等担任客座教授或开设讲座，为学生提供更加广阔的视野和实践机会。

3. 创新教学方法和手段

在构建理论与实践相结合的教学模式中，创新教学方法和手段至关重要。教师应首先采用案例教学、项目驱动、模拟实训等教学方法，使学生在解决问题的过程中掌握知识和技能；其次，利用现代信息技术手段，如虚拟仿真、在线课程等，为学生提供更加便捷、高效的学习资源和实践平台。这些教学方法和手段有助于激发学生的学习兴趣和积极性，提高教学效果和质量。

4. 建立完善的实践教学体系

构建理论与实践相结合的教学模式还需要建立完善的实践教学体系，包括制订实践教学大纲、实践教学计划和实践教学评价标准等。实践教学大纲应明确实践教学的目标、内容和要求；实践教学计划应合理安排实践环节的时间、地点和指导教师；实践教学评价标准应科学、客观地评价学生的实践成果和能力水平。此外，学校还应加强实践教学的管理和监督，确保实践教学的质量和效果。

5. 强化产学研合作

产学研合作是构建理论与实践相结合教学模式的重要途径。学校应与企业、研究机构等建立紧密的合作关系，共同开展科研项目、人才培养等活动。通过产学研合作，学校可以及时了解行业动态和技术发展趋势，为教学提供有力的支持；企业则可以借助学校的科研力量和人才资源，推动技术创新和产业升级。同时，产学研合作还可以为学生提供更多的实践机会和就业渠道，促进其全面发展。

理论与实践相结合是适应社会发展和教育改革需要的一种重要教学模式。通过优化课程设置、加强师资队伍建设、创新教学方法和手段、建立完善的实践教学体系以及强化产学研合作等措施，可以有效地构建这种教学模式，提高教学质量和学生综合素质，为社会培养更多具有创新能力和实践精神的人才。当然，在构建过程中也会遇到各种挑战和问题，需要我们不断探索和完善，以适应不断变化的社会需求和教育环境。

二、口腔修复学实验教学的设计与实施

口腔修复学是口腔医学领域的重要组成部分，旨在通过修复技术恢复患者口腔的正常功能和形态。实验教学作为口腔修复学教育中的重要环节，对培养学生的实践能力和创新精神具有至关重要的作用。下面将详细探讨口腔修复学实验教学的设计与实施，以期为提高实验教学质量、促进学生全面发展提供有益参考。

（一）口腔修复学实验教学的设计

1. 实验教学目标明确

实验教学的首要任务是明确教学目标，确保实验教学与理论教学相辅相成，共同实现课程总体目标。在口腔修复学实验教学中，教学目标应涵盖知识掌握、技能操作、创新思

维和团队协作等多个方面，旨在全面提高学生的综合素质。

2. 实验教学内容优化

实验教学内容的选择首先应紧密结合口腔修复学的学科特点和行业需求，注重实用性和前沿性。其次，应根据学生的实际情况和学习需求，合理安排实验项目，确保实验内容既具有代表性又具有挑战性。此外，实验教学还应注重跨学科融合，引入相关学科的知识和技术，拓宽学生的视野和思路。

3. 实验教学方法创新

实验教学方法的选择直接影响到实验教学的效果。在口腔修复学实验教学中，应采用多种教学方法相结合的方式，如案例教学、项目驱动、模拟实训等，以激发学生的学习兴趣和积极性。同时，应充分利用现代信息技术手段，如虚拟仿真、在线课程等，提高实验教学的效率和效果。

（二）口腔修复学实验教学的实施

1. 实验前准备充分

实验前准备是实验教学顺利进行的重要保障。在实验开始前，教师应详细讲解实验目的、原理、步骤和注意事项，确保学生对实验内容有充分的理解。同时，教师应对实验器材和材料进行认真检查，确保实验条件的完备和安全。此外，学生也应提前预习实验内容，准备好相关知识和技能，为实验做好充分准备。

2. 实验过程指导到位

在实验过程中，教师应密切关注学生的操作情况，及时给予指导和帮助。首先，对于学生在实验中遇到的问题和困难，教师应耐心解答，引导学生自主思考和解决问题。其次，教师应注重培养学生的团队协作精神和沟通能力，鼓励学生在实验中相互学习、相互帮助。此外，教师还应注重实验安全，确保学生在实验过程中的安全。

3. 实验结果分析与总结

实验结束后，教师应组织学生对实验结果进行分析和总结。通过讨论和交流，学生可以加深对实验原理和操作技巧的理解，提高分析问题和解决问题的能力。同时，教师还应对学生的实验结果进行评价和反馈，指出学生的优点和不足，提出改进意见和建议。此外，教师还可以引导学生将实验结果与理论知识相结合，形成完整的知识体系。

（三）口腔修复学实验教学的问题与改进

尽管口腔修复学实验教学在培养学生实践能力和创新精神方面发挥着重要作用，但在实际教学中仍存在一些问题。例如，实验设备不足、实验内容单一、实验教学方法陈旧等。针对这些问题，可以从以下几个方面进行改进：

1. 加强实验设备投入，提高实验条件

学校应加大对口腔修复学实验教学的投入力度，引进先进的实验设备和器材，为实验教学提供良好的物质基础。

2. 拓展实验教学内容，增加实验项目

教师可以结合行业发展和学生需求，不断更新和拓展实验教学内容，增加具有代表性和挑战性的实验项目，以激发学生的学习兴趣和积极性。

3. 创新实验教学方法，提高教学效果

教师应积极探索和实践新的实验教学方法和手段，如案例教学、项目驱动等，以提高学生的参与度和实践效果。

口腔修复学实验教学是培养学生实践能力和创新精神的重要途径。通过明确教学目标、优化教学内容、创新教学方法和实施有效的实验教学过程，教师可以提高实验教学质量和效果，为学生的全面发展奠定坚实的基础。同时，教师应不断关注实验教学中存在的问题和不足，积极探索和改进教学方法和手段，以适应口腔修复学领域的发展和变化。

三、临床实习在口腔修复学教学中的作用

口腔修复学作为口腔医学的重要分支，旨在通过修复技术恢复或改善口腔的结构和功能。在临床教学中，实习环节对于口腔修复学的学习至关重要。通过临床实习，学生能够将理论知识与实践操作相结合，深入了解口腔修复的临床流程和技术要点，从而提高其临床操作能力和综合素质。下面将在探讨临床实习在口腔修复学教学中的作用，以期为提高口腔修复学的教学质量提供参考。

（一）临床实习在口腔修复学教学中的重要作用

1. 理论与实践相结合，深化知识理解

口腔修复学是一门实践性很强的学科，理论知识的学习是基础，但只有通过实践操作才能真正理解和掌握。临床实习为学生提供了一个将理论知识应用于实际临床操作的平台。在实习过程中，学生可以在教师的指导下，亲自参与患者的接诊、检查、诊断和治疗，从而深入了解口腔修复的临床流程和技术要点。通过实际操作，学生能够更加深入地理解理论知识，巩固所学知识，并将其转化为实际操作能力。

2. 提高临床操作能力，培养专业技能

临床实习是提高学生临床操作能力的重要途径。在实习过程中，学生需要亲自进行口腔检查、制取印模、制作修复体等操作。这些操作不仅需要学生掌握正确的技术方法，还需要具备敏锐的观察力、准确的判断力和熟练的操作技能。通过反复练习和实践，学生的临床操作能力会得到显著提高，从而为其未来的职业发展奠定坚实的基础。

3. 培养临床思维，提高问题解决能力

临床实习不仅要求学生掌握基本的操作技能，还要求具备临床思维能力。在实习过程中，学生会遇到各种复杂的临床问题，如患者口腔状况的差异、修复体的设计和制作难题等。这些问题需要学生运用所学知识进行综合分析和判断，制订合理的治疗方案。通过解决这些问题，学生的临床思维能力会得到锻炼和提高，从而能够更好地应对未来的临床挑战。

4. 增强团队协作意识，提升职业素养

口腔修复学的临床工作往往需要团队协作完成。在临床实习中，学生需要与教师、其他实习生以及患者进行有效的沟通和协作。通过与团队成员的密切配合，学生可以学会如何倾听他人的意见、尊重他人的观点并协调各方利益，从而增强团队协作意识。同时，临床实习还要求学生遵守职业道德和规范，尊重患者的权益和隐私，保护患者的安全和健康。

这些经历有助于提升学生的职业素养和道德水平。

（二）优化临床实习在口腔修复学教学中的实施策略

1. 完善实习制度，保障实习质量

首先，学校应建立完善的临床实习制度，明确实习目标、内容和要求，确保实习的顺利进行。其次，学校还应加强对实习过程的监督和管理，定期对实习生的表现进行评估和反馈，及时发现和解决问题。此外，学校还应与实习单位建立良好的合作关系，为实习生提供充足的实践机会和优质的教学资源。

2. 加强师资培训，提高指导水平

临床实习的指导教师是实习质量的关键因素。学校应加强对指导教师的培训和管理，提高其教学水平和指导能力。指导教师不仅要具备丰富的临床经验和专业知识，还应具备良好的教学方法和沟通能力，能够引导学生正确地进行临床操作和思考。

3. 创新实习模式，丰富实习内容

为了提高学生的实践能力和创新能力，学校可以创新临床实习模式，如开展案例式教学、项目式实习等。同时，学校还可以根据口腔修复学的发展趋势和行业需求，不断更新和丰富实习内容，引入新技术和新方法，使实习更加贴近实际临床工作。

临床实习在口腔修复学教学中具有不可替代的作用。通过临床实习，学生能够深化对理论知识的理解，提高临床操作能力，培养临床思维和问题解决能力，增强团队协作意识，提升职业素养。因此，学校和教师应高度重视临床实习环节，不断优化实习制度和教学方法，提高实习质量，为培养高素质的口腔修复学人才贡献力量。

在未来的口腔修复学教学中，教师还应不断探索和创新临床实习的新模式和新方法，以适应口腔医学领域的快速发展和变化。同时，教师应关注学生的个体差异和需求，为每个学生提供个性化的实习指导和支持，促进其全面发展。相信在大家的共同努力下，口腔修复学的教学质量和水平将不断提高，为培养更多优秀的口腔修复学人才奠定坚实的基础。

四、口腔修复学教学中的问题分析与解决策略

口腔修复学是口腔医学领域的重要学科，旨在通过修复技术恢复或改善患者的口腔功能和形态。然而，在实际教学过程中，口腔修复学教学常面临诸多挑战和问题，如教学内容陈旧、教学方法单一、实践教学不足等。这些问题不仅影响了教学质量，也制约了学生专业技能的提升。因此，深入分析口腔修复学教学中的问题，并提出有效的解决策略，对于提高口腔修复学的教学质量具有重要意义。

（一）口腔修复学教学中的问题分析

1. 教学内容更新缓慢，难以适应行业发展

随着口腔修复技术的不断更新和进步，新的修复材料和修复方法不断涌现。然而，部分口腔修复学教材的内容更新速度较慢，无法及时反映最新的技术和理念，导致学生在学习过程中难以接触到前沿知识，难以适应行业发展的需求。

2. 教学方法单一，缺乏创新

传统的口腔修复学教学通常采用讲授式的教学方法，教师单方面传授知识，学生被动

接受。这种教学方法缺乏互动性和创新性，难以激发学生的学习兴趣和积极性。同时，由于缺乏对实践操作的足够重视，学生的临床操作能力难以得到有效提升。

3. 实践教学资源不足，实践机会有限

口腔修复学是一门实践性很强的学科，实践教学对于提高学生的临床操作能力至关重要。然而，部分学校由于实践教学资源有限，如实验设备不足、临床实习基地缺乏等，导致学生难以获得足够的实践机会。这在一定程度上限制了学生专业技能的提升和职业发展。

（二）口腔修复学教学中的解决策略

1. 更新教学内容，引入前沿知识

针对教学内容更新缓慢的问题，学校首先应加强与行业内的沟通和合作，及时了解最新的技术和理念；其次，鼓励教师积极参与学术研究和技术培训，将最新的研究成果和技术方法引入教学中。此外，还可以定期更新教材，确保教材内容与行业发展保持同步。

2. 创新教学方法，激发学习兴趣

为了激发学生的学习兴趣和积极性，教师应采用多样化的教学方法。例如，可以引入案例教学、项目式教学等新型教学方法，让学生在实践中学习和掌握知识。同时，教师还可以利用现代信息技术手段，如多媒体教学、在线课程等，丰富教学手段，提高教学效果。

3. 加强实践教学，提高临床操作能力

实践教学是口腔修复学教学中的重要环节。学校首先应加大对实践教学的投入力度，完善实践教学设施和设备，为学生提供充足的实践机会；其次，加强与临床实习基地的合作，让学生在真实的临床环境中进行实践操作，提高其临床操作能力。此外，还可以组织临床技能竞赛等活动，激发学生的实践热情和创新精神。

4. 建立科学的教学评价体系，提高教学质量

建立科学的教学评价体系是提高教学质量的重要手段。学校首先应建立包括学生评价、同行评价、专家评价等在内的多维度的评价体系，对教师的教学质量进行全面评估；其次，根据评价结果及时调整教学策略和方法，提高教学效果。此外，还可以设立教学奖励机制，激励教师积极参与教学改革和创新。

口腔修复学教学中的问题分析和解决策略是提升教学质量的关键所在。通过更新教学内容、创新教学方法、加强实践教学以及建立科学的教学评价体系等措施，可以有效解决当前口腔修复学教学中存在的问题，提高教学效果和学生的专业技能水平。同时，这些策略也有助于培养更多具备创新精神和实践能力的口腔修复学人才，为口腔医学领域的发展做出积极贡献。

未来，随着口腔修复技术的不断进步和口腔医学领域的快速发展，口腔修复学教学将面临更多的挑战和机遇。因此，需要持续关注行业动态和技术发展，不断调整和优化教学策略和方法，以适应时代的需求和行业的发展。同时，应加强与国际的交流与合作，借鉴先进的教学理念和经验，推动口腔修复学教学的不断创新和发展。

五、口腔修复学教学效果的评估与反馈机制

口腔修复学作为口腔医学的重要组成部分，其教学效果的评估与反馈机制对于提高教学质量、促进教学改革具有重要意义。评估教学效果可以了解学生的学习情况，发现教学中存在的问题，为教学改进提供依据；而反馈机制则可以将评估结果及时传达给教师和学生，促进双方的沟通与交流，推动教学的持续优化。因此，建立科学、有效的口腔修复学教学效果评估与反馈机制至关重要。

（一）口腔修复学教学效果评估的方法与内容

1. 评估方法

口腔修复学教学效果的评估方法应多样化，包括但不限于以下几种：

（1）理论考试。通过闭卷或开卷考试的形式，检测学生对口腔修复学理论知识的掌握程度。

（2）实践技能考核。通过模拟临床操作或实际病例处理，评估学生的实践操作能力和技能水平。

（3）问卷调查。通过发放问卷，收集学生对教学效果的反馈意见，了解学生的学习感受和建议。

（4）教学观察。通过观摩课堂教学或临床实习，直接观察教师的教学行为和学生的学习状态，评估教学效果。

2. 评估内容

口腔修复学教学效果的评估内容应全面、具体，主要包括以下几个方面：

（1）知识掌握情况。评估学生对口腔修复学基本理论、基本知识和基本技能的掌握程度。

（2）临床思维能力。评估学生在面对实际病例时，能否运用所学知识进行问题分析、诊断和治疗。

（3）实践操作能力。评估学生在模拟或真实环境中进行口腔修复操作的能力，包括操作规范性、准确性和熟练度等。

（4）学习态度与习惯。评估学生的学习主动性、学习方法和学习习惯等，了解学生的学习状态和学习需求。

（二）口腔修复学教学效果反馈机制的构建

1. 反馈渠道的建立

为了确保教学效果评估结果能够及时、准确地传达给相关人员，需要建立多种反馈渠道，包括但不限于以下几种：

（1）面对面反馈。教师可通过课后与学生进行面对面的交流，针对个人或集体的学习情况进行反馈。

（2）书面反馈。教师可将评估结果以书面形式反馈给学生，如成绩单、学习建议等，让学生详细了解自己的学习状况。

（3）在线反馈。利用教学平台或电子邮件等方式，实现教师与学生之间的在线交流与反馈，提高反馈的及时性和便捷性。

2. 反馈内容的明确与细化

反馈内容应具体、明确，能够真实反映学生的学习情况，同时提出有针对性的改进建议。例如，教师可以针对学生在理论考试中的薄弱环节进行知识点梳理和强化训练；对于实践操作中的不规范行为，教师可以进行示范教学并指出改正方法。此外，教师还可以结合学生的学习特点和需求，提供个性化的学习建议和指导。

3. 反馈结果的跟踪与改进

反馈机制的建立并不意味着评估与反馈工作的结束，还需要对反馈结果进行跟踪与改进。一方面，教师应关注学生的改进情况，及时给予进一步的指导和帮助；另一方面，学校和教学管理部门也应定期对教学效果评估与反馈工作进行总结和反思，不断完善评估方法和反馈机制，提高教学质量和效果。

（三）口腔修复学教学效果评估与反馈机制的意义与作用

1. 促进教学质量提升

通过教学效果评估，教师可以了解学生的学习情况和存在的问题，从而针对性地调整教学策略和方法，提高教学质量。同时，反馈机制有助于教师及时了解学生对教学的反馈意见，发现教学中存在的不足并进行改进。

2. 激发学生学习动力

有效的评估与反馈机制可以让学生及时了解自己的学习状况和不足之处，从而调整学习方法和策略，提高学习效率。同时，正面的反馈可以激发学生的学习信心和动力，促使他们更加积极地投入学习中去。

3. 推动教学改革与创新

通过对教学效果的评估和反馈，可以发现教学中的问题和瓶颈，为教学改革和创新提供依据和方向。学校和教学管理部门可以根据评估结果调整课程设置、优化教学资源配置、推动教学方法创新等，以适应口腔修复学领域的发展需求和人才培养目标。

口腔修复学教学效果的评估与反馈机制是提高教学质量、促进教学改革的重要手段。通过建立科学、有效的评估方法和反馈机制，可以全面了解学生的学习情况和教学效果，发现问题并进行改进。同时，评估与反馈机制也有助于激发学生的学习动力和积极性，推动教学改革和创新。未来，随着口腔修复学领域的不断发展和教学理念的更新，我们需要不断完善和优化评估与反馈机制，以适应新的教学需求和挑战。

第二节　口腔修复医学的新发展与教学思路的转变

一、口腔修复医学新技术的教学引入

随着科技的飞速发展，口腔修复医学领域的新技术层出不穷，给口腔修复治疗带来了革命性的变化。为了培养适应新时代需求的口腔修复医学人才，高校及医疗机构需将新技术及时引入教学中，使学生掌握最新的修复技术，提高临床实践能力。下面将探讨口腔修复医学新技术的教学引入方法及其意义。

（一）口腔修复医学新技术的概述

口腔修复医学新技术涵盖了数字化技术、生物材料、3D 打印技术等多个方面。数字化技术如口腔扫描仪、CAD/CAM 系统等，实现了口腔修复体的精准设计与制作；生物材料如生物陶瓷、生物活性玻璃等，提高了修复体的生物相容性和耐久性；3D 打印技术则能够快速、准确地制作出个性化的修复体，提高了修复效果。

（二）口腔修复医学新技术的教学引入方法

1. 更新教学内容

高校及医疗机构应根据行业发展动态，及时更新口腔修复医学的教学内容，将新技术纳入课程体系中。通过开设新课程或调整现有课程结构，确保学生能够全面、系统地学习新技术知识。

2. 加强师资队伍建设

教师是新技术教学引入的关键。高校及医疗机构应加强对教师的培训，提高教师的专业素养和教学能力。同时，积极引进具有丰富临床经验和教学经验的专家学者，充实师资队伍，为学生提供优质的教学资源。

3. 采用多样化的教学方法

针对新技术的特点，教师应采用多样化的教学方法，如案例教学、项目式教学、实验教学等，激发学生的学习兴趣和积极性。同时，利用现代信息技术手段，如多媒体教学、在线课程等，丰富教学手段，提高教学效果。

4. 加强实践教学环节

实践教学是新技术教学引入的重要环节。高校及医疗机构应完善实践教学设施和设备，为学生提供充足的实践机会。通过模拟操作、临床实习等方式，让学生在实践中掌握新技术，提高临床操作能力。

（三）口腔修复医学新技术教学引入的意义

1. 提升学生的综合素质

口腔修复医学新技术的教学引入，有助于提升学生的综合素质。通过学习新技术，学生能够掌握更多的知识和技能，提高临床实践能力。同时，新技术的引入有助于培养学生的创新思维和解决问题的能力，使其更好地适应行业发展的需求。

2. 推动教学改革与创新

新技术的引入对于教学改革与创新具有积极的推动作用。为了适应新技术的教学需求，高校及医疗机构需要不断更新教学理念和方法，优化课程设置和教学资源配置。这将有助于推动口腔修复医学教育的现代化和国际化进程，提高整体教学质量。

3. 促进口腔修复医学的发展

口腔修复医学新技术的引入和应用，将推动口腔修复医学领域的技术进步和创新。通过教学引入新技术，可以培养更多具备创新精神和实践能力的口腔修复医学人才，为口腔修复医学的发展注入新的活力。同时，新技术的普及和推广将提高口腔修复治疗的效果和患者的满意度，促进口腔健康事业的发展。

（四）教学引入新技术的挑战与对策

尽管口腔修复医学新技术的教学引入具有重要意义，但在实际过程中也面临一些挑战。例如，新技术的更新速度较快，教学内容难以跟上技术发展；部分新技术成本较高，难以在教学中普及；学生对新技术的接受程度和学习兴趣存在差异；等等。

针对这些挑战，我们提出以下对策：首先，建立动态的教学内容更新机制，及时将新技术纳入教学中；其次，加强校企合作，争取更多的教学资源和技术支持；再次，通过举办讲座、研讨会等活动，提高学生对新技术的认识和学习兴趣；最后，加强教学评估和反馈机制，及时发现问题并进行改进。

口腔修复医学新技术的教学引入是口腔修复医学教育发展的重要趋势。通过更新教学内容、加强师资队伍建设、采用多样化的教学方法以及加强实践教学环节等措施，可以有效地将新技术引入教学中，提高学生的综合素质和实践能力。同时，新技术的引入将推动教学改革与创新，促进口腔修复医学的发展。

未来，随着科技的不断进步和口腔修复医学领域的持续发展，新技术将不断涌现并应用于临床实践中。因此，我们需要持续关注行业动态和技术发展，不断更新和完善教学内容和方法，以适应新时代的需求和挑战。同时，应加强国际交流与合作，借鉴先进的教学理念和经验，推动口腔修复医学教育的国际化进程。

总之，口腔修复医学新技术的教学引入是一项长期而艰巨的任务，需要我们共同努力和不断探索。相信在未来的发展中，口腔修复医学教育将迎来更加美好的明天。

二、跨学科知识在口腔修复学教学中的融合

口腔修复学作为一门综合性的学科，不仅涉及口腔医学领域的知识，还与其他学科有着紧密的交叉与融合。跨学科知识的引入和应用，对于提升口腔修复学的教学效果、培养学生的综合素质具有重要意义。下面将探讨跨学科知识在口腔修复学教学中的融合方法及其作用，以期为提高口腔修复学教学质量提供有益的参考。

（一）跨学科知识在口腔修复学教学中的重要性

1. 拓宽学生的知识视野

跨学科知识的融合能够使学生接触到更多领域的知识，从而拓宽其知识视野。在口腔修复学教学中，引入生物学、材料学、工程学等相关学科的知识，有助于学生更好地理解口腔修复的原理和技术，形成全面的知识体系。

2. 增强学生的综合能力

跨学科知识的融合有助于培养学生的综合能力。通过将不同学科的知识进行融合，可以使学生形成跨学科思维和解决问题的能力。在口腔修复学实践中，学生需要运用多学科知识进行综合分析和处理，这对其综合能力的培养具有重要意义。

3. 推动口腔修复学的创新发展

跨学科知识的引入和应用，能够为口腔修复学带来新的思路和方法，推动其创新发展。通过借鉴其他学科的理论和技术，可以为口腔修复学提供新的治疗手段和材料，提高治疗效果和患者满意度。

（二）跨学科知识在口腔修复学教学中的融合方法

1. 课程设置与教学内容的优化

为了实现跨学科知识的融合，首先需要对课程设置和教学内容进行优化。在课程设置上，可以增加与口腔修复学相关的跨学科课程，如生物学基础、材料科学导论等；在教学内容上，应注重学科间的交叉与衔接，将相关学科的知识融入口腔修复学的教学中。

2. 教学方法的创新

跨学科知识的融合需要采用创新的教学方法。教师可以采用案例教学、问题导向学习等教学方法，引导学生运用多学科知识进行综合分析和解决问题。同时，可以利用现代信息技术手段，如多媒体教学、在线课程等，提高教学效果和学生的学习兴趣。

3. 实践教学的加强

实践教学是跨学科知识融合的重要环节。通过实践教学，学生可以亲身体验跨学科知识的应用过程，加深对知识的理解和掌握。高校和医疗机构可以加强合作，共同建立实践教学基地，为学生提供充足的实践机会。此外，可以开展跨学科的综合实验和项目，让学生在实践中锻炼跨学科思维和解决问题的能力。

（三）跨学科知识在口腔修复学教学中的融合案例

1. 生物材料学在口腔修复中的应用

生物材料学作为材料科学与生物学的交叉学科，为口腔修复提供了丰富的材料选择。在教学中，可以引入生物材料学的相关知识，介绍各种口腔修复材料的性能、特点和应用方法。同时，通过实验和实践教学，让学生亲手操作和使用这些材料，加深对其性能和应用的理解。

2. 计算机辅助设计在口腔修复中的应用

计算机辅助设计（CAD）技术在口腔修复中发挥着越来越重要的作用。通过CAD技术，可以精确地设计和制作口腔修复体，提高修复效果和质量。在教学中，可以引入CAD技术的相关知识和软件操作方法，让学生掌握这一技能并将其应用于口腔修复实践中。

（四）跨学科知识融合面临的挑战与对策

尽管跨学科知识融合在口腔修复学教学中具有重要意义，但在实际操作过程中也面临一些挑战。例如，不同学科之间的知识体系存在差异，如何有效地进行衔接和融合是一个难题；同时，跨学科教学对教师的要求更高，需要具备丰富的知识储备和跨学科思维。

针对这些挑战，我们可以采取以下对策：首先，加强学科间的交流与合作，建立跨学科的教学团队，共同研发跨学科课程和教学方法；其次，加强教师培训，提高教师的跨学科素养和教学能力；最后，完善评价和反馈机制，及时发现问题并进行改进。

跨学科知识在口腔修复学教学中的融合是提高教学质量、培养学生综合素质的重要途径。通过优化课程设置和教学内容、创新教学方法、加强实践教学等措施，可以有效地实现跨学科知识的融合。同时，我们应正视跨学科教学面临的挑战，并积极寻求解决方案。

未来，随着科技的不断进步和学科间的交叉融合趋势加强，跨学科知识在口腔修复学教学中的应用将更加广泛和深入。我们期待通过不断的探索和实践，推动口腔修复学教学向更高水平发展，为培养更多优秀的口腔修复医学人才做出贡献。

三、创新教学方法在口腔修复学中的应用

口腔修复学作为口腔医学领域的重要组成部分，其教学方法的创新对于提高教学质量、培养优秀口腔修复医学人才具有重要意义。随着教育理念的不断更新和技术的快速发展，传统的教学方法已难以满足现代口腔修复学教学的需求。因此，探索创新教学方法在口腔修复学中的应用显得尤为重要。

（一）创新教学方法的概述

创新教学方法是指在传统教学方法的基础上，结合现代教育理念和技术手段，进行教学方法的改革和创新。这些创新方法旨在激发学生的学习兴趣和积极性，提高教学效果和学生的学习效果。在口腔修复学教学中，创新教学方法的应用可以帮助学生更好地理解和掌握口腔修复学的知识和技能，提高其临床实践能力。

（二）创新教学方法在口腔修复学中的应用实例

1. 案例教学法的应用

案例教学法是一种以实际案例为基础的教学方法，通过引导学生分析和解决真实案例，培养其分析和解决问题的能力。在口腔修复学教学中，教师可以选取典型的口腔修复案例，让学生进行分析和讨论，从而加深他们对口腔修复技术的理解和掌握。同时，案例教学法可以帮助学生了解临床实践中可能遇到的问题，提高其临床应对能力。

2. 情境模拟教学法的应用

情境模拟教学法是通过模拟真实场景，让学生在模拟环境中进行实践操作的教学方法。在口腔修复学教学中，教师可以利用模拟教学设备或软件，模拟真实的口腔修复操作场景，让学生在模拟环境中进行实践操作。这种教学方法可以让学生在实际操作前熟悉操作流程和技巧，减少在实际操作中的错误和失误，提高其临床操作水平。

3. 互动式教学法的应用

互动式教学法强调师生之间的互动和交流，通过提问、讨论、合作等方式，激发学生的学习兴趣和积极性。在口腔修复学教学中，教师可以采用小组讨论、角色扮演等互动方式，引导学生积极参与课堂讨论和实践操作。这种教学方法可以帮助学生更好地理解和掌握口腔修复学的知识和技能，同时培养其团队合作和沟通能力。

（三）创新教学方法在口腔修复学中的优势与挑战

1. 优势

创新教学方法在口腔修复学中的应用带来了诸多优势。首先，创新教学方法能够激发学生的学习兴趣和积极性，使其更加主动地参与到学习中来。其次，创新教学方法有助于

提高学生的学习效果和实践能力，使其在掌握理论知识的同时，能够更好地应用到实际操作中。最后，创新教学方法还能够培养学生的创新思维和解决问题的能力，为其未来的职业发展奠定坚实的基础。

2. 挑战

尽管创新教学方法在口腔修复学中有着广泛的应用前景，但在实际应用过程中也面临着一些挑战。首先，创新教学方法的实施需要教师具备较高的专业素养和教学能力，这对教师的培训和发展提出了更高的要求。其次，创新教学方法可能需要投入更多的教学资源和时间，对教学条件和资源有限的地区和学校来说，可能存在一定的实施难度。此外，不同学生的学习风格和能力存在差异，如何针对不同学生群体制定合适的创新教学方法也是一个需要解决的问题。

（四）应对挑战的策略与建议

为了克服创新教学方法在口腔修复学中的挑战，我们提出以下策略与建议：

1. 加强教师培训与发展

针对创新教学方法对教师专业素养和教学能力的高要求，高校和医疗机构应加强对教师的培训与发展工作。通过举办培训班、研讨会等活动，提高教师对创新教学方法的认识和理解，并培养其在实际教学中的应用能力。

2. 优化教学资源配置

针对创新教学方法可能带来的教学资源投入问题，高校和医疗机构应优化教学资源的配置和利用。通过合理规划和调配教学资源，确保创新教学方法的顺利实施。同时，可以积极寻求外部资金支持和社会合作，为创新教学方法的推广和应用提供有力保障。

3. 差异化教学策略

针对不同学生的学习风格和能力差异，教师应采用差异化的教学策略。通过了解学生的学习需求和特点，制订个性化的教学方案，确保每个学生都能从创新教学方法中受益。同时，可以引入多元化的评价方式，全面评估学生的学习效果和实践能力。

创新教学方法在口腔修复学中的应用是提高教学质量、培养优秀口腔修复医学人才的重要途径。通过应用案例教学、情境模拟教学和互动式教学等创新方法，可以激发学生的学习兴趣和积极性，提高其学习效果和实践能力。然而，在实际应用过程中也面临着一些挑战，需要加强教师培训与发展、优化教学资源配置以及采用差异化的教学策略来应对。

未来，随着科技的不断进步和教育理念的持续更新，我们相信会有更多创新的教学方法涌现并应用于口腔修复学教学中。这些新方法将为学生提供更加丰富多彩的学习体验，帮助他们更好地掌握口腔修复学的知识和技能。同时，我们将继续关注创新教学方法在口腔修复学中的应用效果，不断优化和完善教学方法，为培养更多优秀的口腔修复医学人才做出贡献。

四、教学思路的转变与学生自主学习能力的培养

随着时代的进步和教育理念的不断更新，教学思路的转变与学生自主学习能力的培养成为当前教育领域的重要议题。传统的以教师为中心的教学模式已经无法满足现代社会的

需求，因此，我们必须对教学思路进行深刻转变，着重培养学生的自主学习能力，以适应未来社会的发展。

（一）教学思路的转变

1. 从教师中心向学生中心转变

在传统的教学模式中，教师往往是课堂的主导者，而学生则处于被动接受知识的状态。这种教学模式忽视了学生的主体性和主动性，不利于培养学生的创新思维和实践能力。因此，我们需要将教学思路从以教师为中心向以学生为中心转变，注重激发学生的学习兴趣和积极性，让学生成为课堂的主人。

2. 从知识传授向能力培养转变

传统的教学模式注重知识的传授和记忆，而忽视了学生能力的培养。然而，现代社会对人才的需求已经发生了巨大的变化，更加注重学生的综合素质和创新能力。因此，我们需要将教学思路从知识传授向能力培养转变，注重培养学生的创新思维、批判性思维、解决问题的能力等。

3. 从单一教学方式向多元化教学方式转变

不同的学生有不同的学习方式和兴趣爱好，因此，单一的教学方式无法满足所有学生的需求。我们需要将教学思路从单一教学方式向多元化教学方式转变，采用多种教学手段和方法，如案例教学、情境模拟、项目学习等，以适应不同学生的学习需求。

（二）学生自主学习能力的培养

1. 激发学习兴趣和动机

培养学生的自主学习能力，首先要激发他们的学习兴趣和动机。教师可以通过生动有趣的教学内容、有趣的学习活动和鼓励性的评价等方式，激发学生的学习兴趣和积极性，使他们愿意主动参与学习。

2. 创设自主学习环境

为了培养学生的自主学习能力，教师需要创设一个有利于自主学习的环境。这包括提供丰富的学习资源、建立学习小组或社区、制订学习计划等。在这样的环境中，学生可以自主选择学习内容、学习方式和学习进度，从而更好地发挥自己的主观能动性。

3. 培养学习策略和方法

学习策略和方法是自主学习的重要组成部分。教师需要引导学生掌握有效的学习策略和方法，比如如何制订学习计划、如何进行时间管理、如何进行信息筛选和整理等。通过培养学生的学习策略和方法，可以帮助他们更高效地进行自主学习。

4. 鼓励反思和评价

反思和评价是自主学习的重要环节。教师需要引导学生对自己的学习过程进行反思和评价，及时发现并改进自己学习中存在的问题。通过反思和评价，学生可以更加深入地了解自己的学习情况，进一步提高自主学习的效果。

（三）教学思路转变与学生自主学习能力培养的相互促进

教学思路的转变与学生自主学习能力的培养是相互促进的关系。一方面，教学思路的转变为学生自主学习能力的培养提供了可能性和空间。通过以学生为中心的教学方式、注重能力培养的教学目标和多元化教学方式的应用，学生可以更好地发挥自己的主观能动性，培养自主学习能力。另一方面，学生自主学习能力的培养又进一步推动了教学思路的转变。学生的自主学习意识和能力的提升，使得传统的教学模式无法满足他们的学习需求，进而促进了教师对教学思路的探索和创新。

（四）挑战与对策

在教学思路的转变和学生自主学习能力的培养过程中，我们不可避免地会遇到一些挑战。例如，部分教师可能难以适应新的教学模式，缺乏培养学生自主学习能力的经验和技能；同时，学生可能因为长期习惯于被动接受知识而难以迅速转变学习方式。

针对这些挑战，我们可以采取以下对策：首先，加强对教师的培训和指导，帮助他们掌握新的教学理念和教学方法，提升他们培养学生自主学习能力的水平；其次，通过课堂引导、案例分析等方式，帮助学生认识到自主学习的重要性，激发他们的学习兴趣和积极性；最后，建立完善的评价体系，将学生的自主学习能力作为评价的重要指标之一，以推动学生自主学习能力的提升。

教学思路的转变与学生自主学习能力的培养是现代教育发展的重要方向。通过转变教学思路，我们可以更好地适应现代社会对人才的需求，培养出具有创新精神和实践能力的学生。同时，通过培养学生的自主学习能力，可以帮助他们更好地适应未来社会的挑战和变化。

未来，我们需要继续深化对教学思路转变与学生自主学习能力培养的研究和实践，通过不断探索和创新，找到更加适合学生的教学模式和方法，为学生的全面发展提供有力保障。同时，我们也需要加强教师培训和评价体系建设等方面的工作，为教学思路的转变和学生自主学习能力的培养提供有力支持。

五、口腔修复学教学中的科研导向与实践能力培养

口腔修复学作为口腔医学的重要分支，旨在培养学生掌握口腔修复的理论知识与实践技能。在当今日益重视科研与实践能力的教育背景下，将科研导向与实践能力培养融入口腔修复学教学显得尤为重要。下面将探讨如何在口腔修复学教学中实现科研导向与实践能力培养的有机结合，以提高教学质量，培养具备创新精神和实践能力的口腔修复学人才。

（一）科研导向在口腔修复学教学中的作用

1. 激发学生的科研兴趣与创新能力

在口腔修复学教学中，引入科研导向可以激发学生的科研兴趣，培养他们的创新能力和探索精神。通过引导学生参与科研项目、阅读科研文献、了解科研前沿动态，可以让他们对口腔修复学的理论与实践有更深入的认识，从而激发其创新思维和求知欲。

2. 提升学生的学术素养与综合能力

科研导向的教学有助于提升学生的学术素养和综合能力。通过参与科研项目，学生可以学习如何设计实验、收集和分析数据、撰写科研论文等，从而培养其独立思考、解决问题的能力。同时，科研项目中的团队合作和沟通交流可以提升学生的协作精神和沟通能力。

（二）实践能力培养在口腔修复学教学中的重要性

1. 提高临床操作技能

口腔修复学是一门实践性很强的学科，培养学生的实践能力至关重要。通过实践操作，学生可以更好地了解和掌握口腔修复技术，提高临床操作技能。实践能力的培养也有助于学生更好地适应临床工作环境，为患者提供优质的医疗服务。

2. 培养学生的综合素质

实践能力的培养不仅关乎学生的专业技能，更关乎其综合素质的提升。在实践过程中，学生需要运用所学知识解决实际问题，这有助于培养其分析问题、解决问题的能力。同时，实践操作中的团队协作和沟通交流也有助于提升学生的综合素质。

（三）实现科研导向与实践能力培养的有机结合

1. 优化课程体系与教学内容

为实现科研导向与实践能力培养的有机结合，首先应优化口腔修复学的课程体系与教学内容。在课程设置上，应增加科研方法和实践技能相关课程，使学生具备基本的科研素养和实践能力。同时，教学内容应紧跟学科前沿，引入最新研究成果和技术，以拓宽学生的视野和知识面。

2. 强化实践教学环节

实践教学是培养学生实践能力的重要途径。在口腔修复学教学中，应增加实践教学的比重，通过实验、实训、临床实习等环节，让学生亲身参与口腔修复操作，提高其临床操作技能。此外，还可以开展模拟诊疗、病例讨论等活动，以增强学生的临床思维和解决问题的能力。

3. 搭建科研平台与实践基地

搭建科研平台和实践基地是实现科研导向与实践能力培养有机结合的重要保障。高校和医疗机构应积极建设科研实验室和实践教学中心，为学生提供良好的科研和实践环境。同时，加强与行业企业的合作，建立产学研合作基地，为学生提供更多的实践机会和就业渠道。

4. 引导学生参与科研项目与实践活动

引导学生积极参与科研项目和实践活动是培养其科研导向和实践能力的重要手段。教师可以结合自己的科研项目，引导学生参与实验设计、数据分析和论文撰写等工作，让学生亲身体验科研过程；还可以鼓励学生参加学术竞赛、社会实践等活动，以锻炼其综合素质和实践能力。

（四）挑战与对策

虽然科研导向与实践能力培养在口腔修复学教学中具有重要意义，但在实施过程中也面临着一些挑战。例如，部分教师对科研导向和实践教学的认识不够深入，缺乏相关的教学经验和资源；同时，学生的学习积极性和参与度也存在差异。

针对这些挑战，我们可以采取以下对策：首先，加强对教师的培训和指导，提高其科研导向和实践教学的能力；其次，完善教学评价体系，将科研导向和实践能力纳入考核范围，以激发学生的学习积极性和参与度；最后，加强与学生的沟通和交流，了解其学习需求和困难，为其提供个性化的教学支持和指导。

科研导向与实践能力培养在口腔修复学教学中具有举足轻重的作用。通过优化课程体系、强化实践教学、搭建科研平台和实践基地，以及引导学生积极参与科研项目和实践活动等措施，可以实现科研导向与实践能力培养的有机结合，提高口腔修复学的教学质量。

未来，随着口腔修复学领域的不断发展和教育理念的更新，我们需要不断探索和创新教学方法和手段，以适应社会对口腔修复学人才的需求。同时，我们还应关注学生的学习体验和成长需求，为其提供更加个性化、多样化的教学支持和指导，培养更多具备创新精神和实践能力的口腔修复学人才。

第三节　口腔修复学教学改革初探

一、口腔修复学教学内容的优化与更新

口腔修复学作为口腔医学的重要组成部分，致力于恢复口腔功能、改善口腔美观和提高患者生活质量。随着医学技术的不断进步和患者需求的日益多样化，口腔修复学的教学内容也需要不断优化和更新，以适应时代的发展。下面将探讨口腔修复学教学内容的优化与更新策略，以提高教学质量，培养适应未来口腔修复需求的优秀人才。

（一）当前口腔修复学教学内容的挑战

1. 知识更新迅速，教学内容滞后

口腔修复学领域的技术和材料不断推陈出新，新知识、新技术层出不穷。然而，部分教材和教学内容更新滞后，无法及时反映最新的研究成果和临床实践。这导致学生所学知识陈旧，难以适应临床工作的需要。

2. 理论与实践脱节，缺乏实践环节

口腔修复学是一门实践性很强的学科，需要学生掌握大量的临床操作技能。然而，部分教学内容过于注重理论知识，缺乏足够的实践环节，导致学生难以将所学知识应用于实际操作中。

3. 缺乏跨学科融合，教学内容单一

口腔修复学涉及口腔医学、材料科学、生物力学等多个学科领域。然而，部分教学内容过于单一，缺乏跨学科融合，导致学生难以形成全面的知识体系，无法适应复杂多变的临床环境。

（二）口腔修复学教学内容的优化策略

1. 更新教材内容，引入最新研究成果

教材是教学的基础，应定期更新教材内容，引入最新的研究成果和临床实践。同时，鼓励教师关注学科前沿动态，将最新的技术和理念融入教学中，使学生所学内容与时俱进。

2. 加强实践教学，提高学生临床操作能力

实践教学是口腔修复学教学的重要环节。应增加实践教学的比重，加强实验室建设和临床实习基地建设，为学生提供充足的实践机会。同时，注重实践教学的质量和效果评估，确保学生能够真正掌握临床操作技能。

3. 促进跨学科融合，拓宽学生知识面

跨学科融合是口腔修复学教学的重要趋势。应加强与其他学科的交流和合作，引入相关学科的知识和技术，形成综合性的教学内容。通过跨学科融合，可以帮助学生形成全面的知识体系，提高其解决问题的能力。

（三）口腔修复学教学内容的更新途径

1. 定期举办学术研讨会和交流活动

学术研讨会和交流活动是了解学科前沿动态、获取最新研究成果的重要途径。应定期举办相关活动，邀请国内外专家学者进行讲座和交流，为教师和学生提供学习和交流的平台。

2. 利用现代教育技术更新教学方式

现代教育技术如在线教育、虚拟仿真技术等为口腔修复学教学提供了新的手段。应充分利用这些技术，更新教学方式，提高教学效果。例如，可以通过在线教育平台开展远程教学，利用虚拟仿真技术进行实践操作训练等。

3. 加强与企业和科研机构的合作

企业和科研机构是技术创新和成果转化的重要力量。应加强与其合作，共同开发新课程和新教材，引入最新的技术和产品，使教学内容更加贴近临床实际和市场需求。

（四）实施过程中的注意事项

1. 确保教学内容的连贯性和系统性

在优化和更新教学内容时，应注意保持教学内容的连贯性和系统性，避免出现知识点重复或遗漏的情况，确保学生能够形成完整的知识体系。

2. 注重培养学生的创新能力和实践能力

教学内容的优化和更新应注重学生创新能力和实践能力的培养。通过引入创新性的教学方法和手段，激发学生的创新思维和实践兴趣，培养其解决问题的能力和综合素质。

3. 关注学生的反馈和需求

学生是教学的主体，应关注学生的反馈和需求。通过问卷调查、座谈会等方式收集学生的意见和建议，及时调整教学内容和方式，以满足学生的学习需求和提高教学满意度。

口腔修复学教学内容的优化与更新是提高教学质量、培养优秀人才的关键举措。通过更新教材内容、加强实践教学、促进跨学科融合等途径，可以使教学内容更加贴近临床实际和市场需求，提高学生的综合素质和竞争力。同时，关注学科前沿动态、利用现代教育技术、加强与企业和科研机构的合作等也是实现教学内容优化的重要手段。

未来，随着口腔修复学领域的不断发展和创新，我们需要继续深化对教学内容的研究和探索，不断推陈出新，以适应时代的发展和社会的需求。同时，应注重培养学生的创新精神和实践能力，为口腔修复学事业的持续发展注入新的活力和动力。

二、教学方法的多样化与创新

随着教育改革的不断深入和口腔修复学领域的快速发展，传统的教学方法已难以满足现代教学的需求。教学方法的多样化与创新成为提高教学质量、培养学生综合素质的重要途径。下面将探讨口腔修复学教学方法的多样化与创新，以期为口腔修复学教学提供有益的参考。

（一）传统教学方法的局限性

传统的教学方法往往注重教师的讲授和学生的被动接受，缺乏互动性和实践性。这种教学方法容易使学生感到枯燥乏味，难以激发其学习兴趣和主动性。同时，传统教学方法也无法满足现代口腔修复学对学生综合能力的培养要求。

（二）教学方法的多样化

1. 案例教学法

案例教学法是一种以实际案例为基础的教学方法。通过引入典型的口腔修复病例，教师可以引导学生进行分析、讨论和总结，从而加深对理论知识的理解和应用。案例教学法有助于培养学生的临床思维能力和解决问题的能力。

2. 互动式教学法

互动式教学法强调师生之间的双向交流和互动。教师可以通过提问、讨论、小组合作等方式，激发学生的学习兴趣和主动性，促进其对知识的深入理解和掌握。互动式教学法有助于培养学生的沟通能力和协作精神。

3. 实践教学法

口腔修复学是一门实践性很强的学科，实践教学法是其不可或缺的教学方法。通过实验室操作、临床实习等方式，学生可以亲身体验口腔修复技术的操作过程，提高临床操作技能。实践教学法有助于培养学生的实践能力和创新精神。

（三）教学方法的创新

1. 引入现代教育技术

现代教育技术的应用为教学方法的创新提供了广阔的空间。例如，教师可以利用多媒体教学、网络教学等现代教育技术手段，将抽象的理论知识以直观、生动的方式呈现给学生，提高教学效果。同时，学生可以利用网络资源进行自主学习和拓展学习，提高学习效率。

2. 开展跨学科教学

口腔修复学涉及多个学科领域的知识，开展跨学科教学有助于拓宽学生的知识面和视野。教师可以与其他学科的教师进行合作，共同设计跨学科课程和教学项目，让学生在学习过程中形成综合性的知识体系。跨学科教学有助于培养学生的综合素质和解决问题的能力。

3. 实施项目式教学

项目式教学是一种以实际项目为驱动的教学方法。教师可以根据教学目标和学生需求，设计具有实际意义的口腔修复项目，让学生在完成项目的过程中掌握相关知识和技能。

项目式教学有助于培养学生的实践能力、创新精神和团队合作精神。

（四）实施教学方法多样化与创新的注意事项

1. 因材施教，注重个性化教学

每个学生的学习背景、兴趣和能力都有所不同，因此在教学过程中应因材施教，注重个性化教学。教师应根据学生的实际情况，选择合适的教学方法和手段，以满足不同学生的学习需求。

2. 平衡理论与实践教学

虽然实践教学在口腔修复学教学中占有重要地位，但也不能忽视理论教学的作用。教师应根据教学内容和目标，合理安排理论和实践教学的比重，确保学生既掌握扎实的理论知识，又具备足够的实践能力。

3. 加强教师培训与评估

教学方法的多样化与创新需要教师具备较高的教学水平和创新能力。因此，学校应加强对教师的培训和评估工作，提高教师的专业素养和教学能力。同时，应建立完善的教学评价体系，对教学方法的实施效果进行定期评估和调整。

教学方法的多样化与创新是口腔修复学教学改革的重要方向。通过引入案例教学法、互动式教学法、实践教学法等多种教学方法，以及利用现代教育技术、开展跨学科教学、实施项目式教学等创新手段，可以激发学生的学习兴趣和主动性，提高其综合素质和实践能力。同时，实施教学方法的多样化与创新还需要注意因材施教、平衡理论与实践教学以及加强教师培训与评估等方面的问题。

未来，随着科技的不断进步和教育理念的不断更新，口腔修复学教学方法的多样化与创新将呈现出更加广阔的发展前景。我们应继续探索和实践新的教学方法和手段，为培养更多优秀的口腔修复学人才贡献力量。

三、教学资源的整合与利用

随着教育信息化的深入发展，教学资源的整合与利用已成为提高教学质量、推动教育现代化的重要手段。口腔修复学作为一门实践性强的学科，对教学资源的需求尤为迫切。因此，合理整合与利用教学资源，对于促进口腔修复学教学的发展具有重要意义。

（一）教学资源的分类与特点

教学资源包括教材、教学设备、实验器材、网络资源、师资力量等多个方面。这些资源各具特点，对于教学活动的开展具有不同的作用。教材是教学的基础，为师生提供了系统的知识框架；教学设备和实验器材则是实践教学的重要保障，有助于学生掌握实际操作技能；网络资源则具有信息量大、更新迅速的优势，为师生提供了丰富的学习资源；而师资力量是教学质量的关键因素，教师的专业素养和教学水平直接影响到教学效果。

（二）教学资源的整合策略

1. 构建教学资源库

教学资源库是整合各类教学资源的重要平台。学校可以建立口腔修复学教学资源库，将教材、课件、实验视频、网络课程等资源进行统一管理和分类存储。通过教学资源库，师生可以方便地获取所需资源，实现资源共享和优势互补。

2. 加强校际合作与资源共享

不同学校之间可以加强合作，实现教学资源的共享。通过校际合作，可以弥补单一学校教学资源的不足，提高资源利用效率。例如，可以开展联合实验教学、共享网络课程等合作项目，促进教学资源的优化配置。

3. 引入社会资源与力量

社会资源是教学资源的重要补充，学校可以积极引入企业、科研机构等社会力量参与口腔修复学教学，共同开发教学资源。例如，可以与企业合作建立实践教学基地，为学生提供实习实训机会；与科研机构合作开展科研项目，推动科研成果转化为教学资源。

（三）教学资源的利用方法

1. 充分利用现代教育技术

现代教育技术如多媒体教学、在线教育等，为教学资源的利用提供了便捷的途径。教师可以通过制作多媒体课件、录制实验教学视频等方式，将教学资源以直观、生动的方式呈现给学生。同时，学生可以利用在线教育平台进行自主学习和拓展学习，提高学习效率。

2. 开展多样化教学活动

多样化的教学活动有助于激发学生的学习兴趣和主动性，提高教学资源的利用效率。教师可以结合教学资源，设计丰富多彩的教学活动，如案例分析、小组讨论、角色扮演等。这些活动可以让学生在实践中掌握知识，提升能力。

3. 注重实践教学与创新能力培养

口腔修复学是一门实践性很强的学科，实践教学是教学资源利用的重要环节。学校应加大对实践教学的投入，完善实践教学设施，提高实践教学质量。同时，应注重培养学生的创新能力，鼓励学生参与科研项目、创新实验等活动，激发学生的创新思维和实践能力。

（四）教学资源整合与利用的挑战与对策

挑战：资源整合难度大，利用效率不高。

由于教学资源种类繁多、分布广泛，整合难度较大。同时，部分学校对教学资源的管理和利用不够规范，导致资源利用效率不高。

对策：建立健全教学资源管理制度，加强资源整合与共享的规范化管理。同时，加强师资培训和技术支持，提高教师利用教学资源的能力和水平。

挑战：资源更新速度快，维护成本高。

随着科技的进步和教育理念的更新，教学资源需要不断更新和维护。然而，资源更新和维护的成本较高，给学校带来了一定的经济压力。

对策：加强与企业、科研机构等合作伙伴的沟通与合作，共同承担资源更新和维护的成本。同时，积极探索新的教学资源获取途径和利用方式，降低资源获取成本。

挑战：师生对教学资源的需求多样化

不同师生对教学资源的需求具有多样性，如何满足他们的个性化需求是一个挑战。

对策：加强师生需求调研和分析，了解他们的实际需求和使用习惯。根据调研结果，调整和优化教学资源库的内容和结构，提供更加符合师生需求的教学资源。

教学资源的整合与利用是提高口腔修复学教学质量、推动教育现代化的重要途径。通过构建教学资源库、加强校际合作与资源共享、引入社会资源与力量等策略，可以有效整合各类教学资源。同时，通过充分利用现代教育技术、开展多样化教学活动、注重实践教学与创新能力培养等方法，可以充分发挥教学资源的作用。然而，在教学资源整合与利用过程中仍面临一些挑战，需要学校和社会共同努力加以解决。

未来，随着科技的不断进步和教育理念的更新，教学资源的整合与利用将呈现出更加广阔的发展前景。我们应继续探索和实践新的教学资源整合与利用模式，为口腔修复学教学的发展提供更加有力的支持。

四、教学团队的建设与教师能力的提升

在高等教育体系中，教学团队的建设与教师能力的提升是推动教学质量提升和学科发展的重要因素。口腔修复学作为医学领域的一个重要分支，其教学团队的建设与教师能力的提升尤为重要。下面将探讨教学团队建设的意义、教师能力提升的途径及其在教学实践中的应用，以期为口腔修复学教学质量的提升提供有益的参考。

（一）教学团队建设的意义

1. 促进教学资源共享与优势互补

教学团队的建设能够将具有不同学科背景、教学经验和专业特长的教师聚集在一起，实现教学资源的共享与优势互补。团队成员之间可以相互学习、交流教学经验，共同开发优质教学资源，提高教学效果。

2. 提升教学创新与科研能力

教学团队的建设有助于激发教师的创新精神和科研能力。团队成员可以共同探索新的教学方法和手段，开展教学改革与实践，推动教学创新。同时，团队成员之间的合作与交流也有助于提升教师的科研能力，推动学科发展。

3. 培养学生的综合素质与实践能力

教学团队的建设有助于培养学生的综合素质与实践能力。团队成员可以共同设计实践教学项目，引导学生参与实践活动，培养学生的实践能力和创新精神。同时，团队成员之间的合作与交流有助于提升学生的团队协作能力和综合素质。

（二）教师能力提升的途径

1. 加强师德师风建设

师德师风是教师能力提升的基石。学校应加强对教师的师德师风教育，引导教师树立正确的教育观念和职业道德观念，提高教师的职业素养和责任意识。

2. 开展教学培训与学术交流

学校应定期组织教学培训与学术交流活动，为教师提供学习新知识、掌握新技能的机会。通过参加培训与交流活动，教师可以了解最新的教学理念和教学方法，提升教学能力。

3. 实施教学研究与改革

鼓励教师开展教学研究与改革，探索适合口腔修复学特点的教学方法和手段。通过实践与研究，教师可以积累教学经验，提高教学效果，同时有助于提升教师的科研能力。

4. 建立激励机制与评价体系

学校应建立完善的激励机制与评价体系，对在教学和科研方面取得突出成绩的教师给予表彰和奖励。通过激励机制与评价体系的建立，可以激发教师的积极性和创造性，推动教师能力的提升。

（三）教学团队建设与教师能力提升在教学实践中的应用

1. 优化课程设置与教学内容

教学团队可以根据学科发展趋势和学生需求，共同优化课程设置和教学内容。通过整合教学资源、更新教学内容、创新教学方法等手段，提高课程质量和教学效果。

2. 加强实践教学与实习实训

教学团队可以共同设计实践教学项目和实习实训计划，为学生提供更多的实践机会。通过实践教学与实习实训的开展，可以培养学生的实践能力和创新精神，提高学生的综合素质。

3. 开展跨学科教学与科研合作

教学团队可以积极与其他学科领域的教师开展跨学科教学与科研合作。通过跨学科合作与交流，可以拓宽教师的学术视野和知识面，推动学科交叉与融合，促进教学创新与科研发展。

教学团队的建设与教师能力的提升是提升口腔修复学教学质量和推动学科发展的重要保障。通过加强师德师风建设、开展教学培训与学术交流、实施教学研究与改革，以及建立激励机制与评价体系等途径，可以有效提升教师的教学能力。同时，在教学实践中，教学团队应充分发挥其优势，优化课程设置与教学内容，加强实践教学与实习实训，开展跨学科教学与科研合作，以推动口腔修复学教学的不断创新与发展。

未来，随着教育改革的不断深入和口腔修复学领域的快速发展，教学团队的建设与教师能力的提升将面临新的挑战和机遇。我们应继续探索和实践新的教学团队建设模式与教师能力提升途径，以适应时代发展的需求，为培养更多优秀的口腔修复学人才贡献自己的力量。

五、口腔修复学教学改革的效果评估与持续改进

随着医学教育的不断发展，口腔修复学教学也在不断探索与创新。教学改革作为提高教学质量、培养优秀人才的重要手段，已成为口腔修复学教育领域的重要议题。然而，教学改革并非一蹴而就，需要不断地进行评估与持续改进，以确保其效果能够真正体现出来。下面将探讨口腔修复学教学改革的效果评估与持续改进的方法与策略，以期为教学改革提供有益的参考。

（一）口腔修复学教学改革的效果评估

1. 评估指标体系的构建

为了全面、客观地评估口腔修复学教学改革的效果，需要构建一套科学的评估指标体系。该体系应包括教学质量、学生能力、教学资源利用等多个方面的指标，以全面反映教学改革带来的变化。

2. 教学质量评估

教学质量是教学改革效果评估的重要指标之一，可以通过对教师的教学态度、教学方法、教学效果等方面进行评价，以了解教学改革在提升教学质量方面的成效。

3. 学生能力评估

学生能力的培养是教学改革的根本目标。通过对学生理论知识掌握情况、实践操作能力、创新能力等方面的考核，可以评估教学改革在提升学生能力方面的效果。

4. 教学资源利用评估

教学资源的利用情况也是评估教学改革效果的重要方面。可以通过对教学资源配置、使用情况、更新速度等方面的考察，了解教学改革在优化教学资源利用方面的成果。

（二）口腔修复学教学改革的持续改进

1. 反馈机制的建立

为了及时发现教学改革中存在的问题与不足，需要建立有效的反馈机制。通过收集教师、学生、用人单位等多方面的反馈信息，对教学改革进行全面的审视与评估，为持续改进提供依据。

2. 问题诊断与分析

在收集到反馈信息后，需要对问题进行诊断与分析。通过对问题的深入剖析，找出问题的根源与成因，为制定针对性的改进措施提供依据。

3. 制定改进措施

根据问题诊断与分析的结果，制定具体的改进措施。改进措施应针对问题的根源与成因，提出切实可行的解决方案，以确保问题得到有效解决。

4. 实施与监控

将制定的改进措施付诸实施，并对实施过程进行监控。通过定期检查、评估等方式，确保改进措施得到有效执行，达到预期效果。

5. 循环改进

教学改革是一个持续的过程，需要不断地进行评估与改进。在每一次改进后，都需要重新构建评估指标体系，进行新一轮的效果评估，并根据评估结果制定新的改进措施，形成循环改进的模式。

（三）持续改进中的注意事项

1. 坚持以学生为中心

教学改革的核心是提高学生的综合素质和能力，因此在持续改进过程中，应始终坚持以学生为中心，关注学生的需求和成长，确保教学改革真正惠及学生。

2. 注重教师的专业发展

教师是教学改革的实施者，其专业发展水平直接影响到教学改革的效果。因此，在持续改进过程中，应注重教师的专业发展，提供必要的培训和支持，激发教师的创新精神和教学能力。

3. 强化实践教学环节

口腔修复学是一门实践性很强的学科，实践教学环节对于提高学生的实践能力和创新精神具有重要意义。在持续改进过程中，应强化实践教学环节，优化实践教学内容和方法，提高学生的实践操作能力。

4. 加强跨学科合作与交流

口腔修复学涉及多个学科领域的知识和技术，加强跨学科合作与交流有助于拓宽教学视野、丰富教学内容、提升教学质量。因此，在持续改进过程中，应积极寻求与其他学科领域的合作与交流机会，共同推动口腔修复学教学的发展。

口腔修复学教学改革的效果评估与持续改进是一个长期而复杂的过程，需要多方面的共同努力。通过构建科学的评估指标体系、建立有效的反馈机制、制定针对性的改进措施等手段，可以不断提升教学改革的效果，推动口腔修复学教学质量的提升。同时，我们应认识到教学改革是一个持续的过程，需要不断地进行探索与创新，以适应时代发展的需求和人才培养的要求。未来，随着医学教育的不断进步和口腔修复学领域的快速发展，教学改革将在口腔修复学教育中发挥更加重要的作用，为培养更多优秀的口腔修复学人才做出更大的贡献。

第四节 数字技术在口腔修复学教学中的应用

一、数字技术在口腔修复学教学中的应用现状

随着信息技术的快速发展，数字技术已经深入各个领域中，口腔修复学教学亦不例外。数字技术的应用不仅改变了传统的教学方式，也提升了教学效果和学生的学习体验。下面将探讨数字技术在口腔修复学教学中的应用现状，分析其优势与挑战，并展望未来的发展趋势。

（一）数字技术在口腔修复学教学中的应用形式

1. 数字化教学资源

数字化教学资源是数字技术在口腔修复学教学中最直接的应用形式。这些资源包括电子教材、在线视频、多媒体课件等，为学生提供了更为丰富、生动的学习材料。通过数字化教学资源，学生可以随时随地进行学习，打破了时间和空间的限制。

2. 虚拟仿真教学

虚拟仿真技术是数字技术在口腔修复学教学中的又一重要应用。通过虚拟仿真技术，学生可以模拟真实的口腔环境和修复操作，进行实践性的学习。这种教学方式不仅能够提高学生的操作技能，还能够在安全的环境下进行实践操作，降低了教学成本。

3. 数字化教学平台

数字化教学平台为口腔修复学教学提供了便捷的在线教学环境。通过这些平台，教师可以进行在线授课、布置作业、组织讨论等教学活动，学生可以参与在线学习、提交作业、进行互动交流等。数字化教学平台使得教学更加灵活、高效，也提高了师生之间的互动与沟通。

（二）数字技术在口腔修复学教学中的优势

1. 提升教学质量与效果

数字技术使得教学内容更加生动、形象，有助于学生更好地理解和掌握知识点。同时，数字技术能够提供个性化的学习路径和资源推荐，满足不同学生的学习需求，提升教学效果。

2. 拓宽教学途径与形式

数字技术打破了传统教学的限制，使得教学途径和形式更加多样化。通过数字化教学资源、虚拟仿真教学及数字化教学平台等应用形式，教师可以进行更为灵活、高效的教学活动，学生也能够获得更为丰富、深入的学习体验。

3. 增强实践操作能力与创新能力

数字技术为口腔修复学教学提供了虚拟仿真环境，使得学生在安全、可控的条件下进行实践操作成为可能。通过模拟真实的修复操作，学生能够更好地掌握实践技能，并提升创新能力。

（三）数字技术在口腔修复学教学应用中面临的挑战

1. 技术更新迅速，教师需要不断学习与适应

数字技术的快速发展使得教师需要不断学习和掌握新的教学工具和方法。然而，由于教师自身的技术水平和学习能力有限，可能难以跟上技术更新的步伐，导致数字技术在教学中的应用受到限制。

2. 数字化教学资源的质量与数量参差不齐

目前市场上的数字化教学资源虽然种类繁多，但质量与数量参差不齐。一些资源内容陈旧、缺乏更新，难以满足学生的学习需求；而一些新兴的资源则可能存在技术不成熟、操作复杂等问题，影响了其在教学中的应用效果。

3. 虚拟仿真教学的真实性与可信度问题

虽然虚拟仿真技术能够模拟真实的口腔环境和修复操作，但其真实性和可信度仍然存在一定的问题。虚拟环境与真实环境之间可能存在一定的差异，学生在虚拟环境中进行实践操作时可能难以完全适应真实环境的需求。

（四）数字技术在口腔修复学教学中的未来发展趋势

1. 技术融合与创新

随着技术的不断进步，未来的口腔修复学教学将更加注重技术的融合与创新。例如，将人工智能、大数据等先进技术引入教学中，实现更为精准、个性化的教学服务。

2. 跨学科交叉与融合

口腔修复学涉及多个学科领域的知识和技术，未来的教学将更加注重跨学科交叉与融合。通过与其他学科领域的合作与交流，共同开发综合性的教学资源和方法，提升教学质量和效果。

3. 实践教学与临床应用的紧密结合

实践教学是口腔修复学教学的重要组成部分，未来的教学将更加注重实践教学与临床应用的紧密结合。通过与企业、医院等机构的合作，建立实践教学基地和临床实习基地，为学生提供更多的实践机会和临床应用经验。

数字技术在口腔修复学教学中的应用已经取得了一定的成果，但仍面临一些挑战和问题。未来，随着技术的不断进步和教育的不断创新，数字技术将在口腔修复学教学中发挥更加重要的作用。通过加强技术学习、优化教学资源、提升教学真实性和可信度等措施，我们可以进一步推动数字技术在口腔修复学教学中的应用和发展，为培养更多优秀的口腔修复学人才做出更大的贡献。

二、虚拟仿真技术在口腔修复实验教学中的应用

随着信息技术的飞速发展，虚拟仿真技术已经广泛应用于多个领域，为实验教学带来了革命性的变革。在口腔修复学领域，实验教学是培养学生实践能力和创新精神的重要环节。虚拟仿真技术的应用为口腔修复实验教学提供了全新的途径和方法，有效提升了实验教学的质量和效果。本节旨在探讨虚拟仿真技术在口腔修复实验教学中的应用，分析其优势与不足，并提出相应的改进策略。

（一）虚拟仿真技术在口腔修复实验教学中的优势

1. 安全性高，降低实验风险

口腔修复实验往往涉及复杂的操作和精细的器械，传统实验教学中存在一定的安全风险。而虚拟仿真技术可以模拟真实的实验环境和操作过程，使学生在虚拟环境中进行实践操作，避免了真实操作中可能发生的意外情况，确保了实验的安全性。

2. 灵活性强，突破时空限制

虚拟仿真技术可以构建高度逼真的虚拟实验室，学生可以随时随地进行实验操作，不受时间和地点的限制。这种灵活性使得实验教学更加便捷，学生可以根据自己的学习进度和兴趣进行个性化学习。

3. 成本低廉，节约实验资源

传统的口腔修复实验教学需要大量的实验器材和耗材，成本较高。而虚拟仿真技术通过模拟实验环境和操作过程，可以大大降低实验成本，节约实验资源。同时，虚拟仿真实验可以减少实验器材的损耗和维修费用，进一步降低实验成本。

4. 可重复性强，提高实验效率

虚拟仿真实验可以反复进行，学生可以多次尝试不同的操作方法和参数设置，以探索最佳的修复方案。这种可重复性使得学生能够在短时间内积累大量的实践经验，提高实验效率。

（二）虚拟仿真技术在口腔修复实验教学中的应用案例

1. 牙齿修复模拟实验

通过虚拟仿真技术，可以模拟牙齿缺损、颜色异常等常见口腔问题，并提供多种修复材料和修复方案。学生可以在虚拟环境中进行牙齿修复操作，观察修复效果，并根据反馈调整修复方案。这种模拟实验有助于学生熟悉和掌握牙齿修复的基本技术和操作流程。

2. 义齿制作模拟实验

义齿制作是口腔修复学的重要组成部分，其过程复杂且精细。虚拟仿真技术可以模拟义齿制作的整个过程，包括口腔检查、设计、制作、试戴等环节。学生可以在虚拟环境中进行义齿制作操作，了解制作过程中的注意事项和技术要点，提高制作技能和水平。

（三）虚拟仿真技术在口腔修复实验教学中存在的不足与改进策略

1. 存在的不足

虽然虚拟仿真技术在口腔修复实验教学中具有诸多优势，但仍有一些不足之处。首先，虚拟仿真实验无法完全替代真实操作，学生在虚拟环境中进行实践操作时可能缺乏真实操作的体验感。其次，虚拟仿真实验的反馈机制尚不完善，无法提供与真实操作完全一致的反馈效果。最后，虚拟仿真技术的更新速度较快，需要不断更新和维护，以确保其适应性和有效性。

2. 改进策略

针对虚拟仿真技术在口腔修复实验教学中存在的不足，可以采取以下改进策略：一是加强虚拟仿真技术与真实操作的结合，通过引入力反馈、触觉反馈等技术手段，提高虚拟仿真实验的逼真度和体验感；二是完善虚拟仿真实验的反馈机制，通过引入人工智能、大数据分析等技术手段，实现对学生操作行为的精准评估和反馈；三是加强虚拟仿真技术的更新和维护工作，确保其与口腔修复学领域的最新发展保持同步。

虚拟仿真技术在口腔修复实验教学中的应用为学生提供了更加安全、灵活、低成本的实践环境，有助于提高学生的实践能力和创新精神。然而，虚拟仿真技术仍存在一些不足之处，需要不断完善和改进。未来，随着技术的不断进步和应用的深入拓展，虚拟仿真技术将在口腔修复实验教学中发挥更加重要的作用，为培养更多优秀的口腔修复学人才做出更大的贡献。

总之，虚拟仿真技术的应用为口腔修复实验教学带来了革命性的变革，其优势明显，但也需要我们不断地探索和改进。相信在不久的将来，虚拟仿真技术将在口腔修复学领域发挥更加广泛和深入的作用，推动实验教学质量的持续提升。

三、数字化教学资源在口腔修复学教学中的开发与应用

随着信息技术的迅猛发展，数字化教学资源在口腔修复学教学中的开发与应用日益受到重视。数字化教学资源以其独特的优势，给口腔修复学教学带来了前所未有的变革。下面将探讨数字化教学资源的开发与应用在口腔修复学教学中的重要性、开发现状、应用实践及未来发展趋势。

（一）数字化教学资源在口腔修复学教学中的重要性

1. 提升教学效果与效率

数字化教学资源通过多媒体、动画、视频等形式，将复杂抽象的口腔修复学知识以直观、生动的方式呈现给学生，提高了学生的学习兴趣和积极性。同时，数字化教学资源可以随时随地访问，方便学生进行自主学习和复习，有效提升了教学效果和效率。

2. 丰富教学内容与形式

数字化教学资源具有丰富的内容和多样的形式，可以涵盖口腔修复学的各个领域和方面。通过开发多样化的数字化教学资源，教师可以根据教学需求和学生特点灵活选择教学内容和形式，使教学具有针对性和实效性。

3. 促进教学创新与改革

数字化教学资源的开发与应用推动了口腔修复学教学的创新与改革。通过引入新的教学理念、方法和手段，数字化教学资源激发了教师的教学创新热情，促进了教学模式的变革和教学方法的改进。

（二）数字化教学资源在口腔修复学教学中的开发现状

1. 数字化教学资源类型多样化

目前，口腔修复学教学中的数字化教学资源类型日益多样化，包括电子教材、多媒体课件、在线视频、虚拟仿真软件等。这些资源涵盖了口腔修复学的基础理论、临床操作、病例分析等多个方面，为教学提供了丰富的素材和工具。

2. 开发平台与工具日益完善

随着信息技术的进步，数字化教学资源的开发平台与工具也日益完善。教师可以利用专业的开发工具制作多媒体课件和在线视频，也可以利用在线平台发布和管理教学资源。这些平台和工具为数字化教学资源的开发提供了便捷的条件和技术支持。

3. 资源共享与协作机制初步建立

为了促进数字化教学资源的共享与协作，许多高校和机构建立了教学资源库和共享平台。这些平台不仅提供了大量的数字化教学资源供教师和学生使用，还促进了不同高校和机构之间的资源共享和协作交流。

（三）数字化教学资源在口腔修复学教学中的应用实践

1. 课前自主学习与预习

教师可以提前将数字化教学资源上传到在线平台或学习管理系统，供学生在课前进行自主学习和预习。学生可以通过观看视频、阅读电子教材等方式了解课程的基本内容和重点难点，为课堂学习做好充分准备。

2. 课中辅助教学与互动

在课堂教学中，教师可以利用数字化教学资源进行辅助教学，如通过展示多媒体课件、播放视频片段等方式帮助学生更好地理解和掌握知识点。同时，教师可以利用在线平台进行实时互动和讨论，激发学生的学习兴趣和参与度。

3. 课后复习与拓展学习

课后，学生可以利用数字化教学资源进行复习和巩固所学知识。同时，教师可以提供拓展学习资源，引导学生进行深入学习和探索。此外，通过在线测试和作业提交等功能，教师还可以及时了解学生的学习情况和反馈意见，以便调整教学策略和改进教学效果。

（四）数字化教学资源在口腔修复学教学中的挑战与展望

1. 挑战

尽管数字化教学资源在口腔修复学教学中具有诸多优势，但仍面临一些挑战。首先，数字化教学资源的开发需要投入大量的人力、物力和财力，对一些资源有限的高校和机构来说可能存在一定的困难。其次，数字化教学资源的质量参差不齐，需要教师进行筛选和整合以确保其教学价值。此外，学生的信息素养和自主学习能力也是影响数字化教学资源应用效果的重要因素。

2. 展望

未来，随着信息技术的不断进步和口腔修复学教学需求的不断提高，数字化教学资源的应用将更加广泛和深入。一方面，我们可以期待更多高质量、多样化的数字化教学资源涌现出来，为教学提供更多选择和可能性；另一方面，随着人工智能、大数据等技术的应用，数字化教学资源将更加智能化和个性化，能够更好地满足学生的学习需求和提升教学效果。

数字化教学资源在口腔修复学教学中的开发与应用具有重要意义和价值。通过充分利用数字化教学资源的优势，我们可以有效提升教学效果和效率，促进教学创新与改革。同时，我们也需要正视数字化教学资源开发与应用中存在的挑战和问题，积极寻求解决方案和改进措施。相信在不久的将来，数字化教学资源将在口腔修复学教学中发挥更加重要的作用，为培养更多优秀的口腔修复学人才做出更大的贡献。

四、数字技术在口腔修复学教学中的优势与挑战

随着科技的快速发展，数字技术已经渗透各行各业，包括教育领域。在口腔修复学教学中，数字技术的应用给教学带来了许多优势，但也面临着一些挑战。下面将深入探讨数字技术在口腔修复学教学中的优势与挑战，以期为提高教学质量和推动教学改革提供参考。

（一）数字技术在口腔修复学教学中的优势

1. 提高教学质量与效率

数字技术能够通过多媒体、三维模型、虚拟现实等手段，将口腔修复学的复杂结构和操作过程直观地呈现给学生。这种直观的教学方式有助于学生更好地理解和掌握知识点，从而提高教学质量。同时，数字技术可以实现远程教学和自主学习，突破了传统教学的时空限制，提高了教学效率。

2. 增强学生实践能力

数字技术能够模拟真实的口腔修复操作环境，使学生在虚拟环境中进行实践操作。这种模拟实践不仅可以帮助学生熟悉操作流程，还可以减少实验成本和风险。此外，数字技

术还可以对学生的操作进行实时反馈和评估，帮助学生及时纠正错误，提高实践能力。

3. 促进教学资源共享

数字技术使得教学资源得以轻松地在网络上共享和传播。通过建设数字化教学资源库，教师可以方便地获取和分享优质教学资源，学生也可以随时随地进行自主学习。这种资源共享不仅有助于提高教学质量，还可以促进不同地区和院校之间的教学交流与合作。

（二）数字技术在口腔修复学教学中的挑战

1. 技术更新迅速，教师需不断学习

数字技术的快速发展使得教师需要不断学习和更新自己的知识和技能。然而，由于年龄、专业背景等原因，部分教师可能难以适应这种快速变化。因此，加强教师培训和技术支持，提高教师的数字素养，是数字技术在口腔修复学教学中面临的重要挑战。

2. 数字技术成本较高，普及难度大

虽然数字技术具有许多优势，但其成本也相对较高。购买和维护数字化教学设备、开发数字化教学资源等都需要投入大量的资金。对一些经济条件较差的院校和地区来说，普及数字技术可能存在一定的难度。因此，如何降低数字技术成本，提高其普及率，是数字技术在口腔修复学教学中需要解决的问题。

3. 虚拟实践与现实操作存在差异

虽然数字技术可以模拟真实的口腔修复操作环境，但虚拟实践与现实操作之间仍存在一定的差异。虚拟环境中的操作往往无法完全模拟真实操作中的物理特性和感觉反馈，这可能会影响学生对真实操作的理解和掌握。因此，在利用数字技术进行教学时，需要注意虚拟实践与现实操作之间的平衡和衔接。

（三）应对挑战的策略与建议

1. 加强教师培训和技术支持

为了提高教师的数字素养和适应能力，需要加强对教师的培训和技术支持，可以通过举办培训班、开设在线课程等方式，帮助教师掌握数字技术的基本知识和操作技能。同时，还可以建立技术支持团队，为教师提供及时的技术咨询和帮助。

2. 探索降低数字技术成本的方法

为了降低数字技术成本，提高其普及率，可以探索一些降低成本的方法。例如，可以利用开源软件和免费资源来开发数字化教学资源；可以通过校企合作、政府补贴等方式来减轻院校的经济负担；还可以推广共享经济的理念，实现数字教学资源的共享和复用。

3. 结合虚拟实践与现实操作

在利用数字技术进行教学时，需要注重虚拟实践与现实操作的结合。可以通过设计具有真实感的虚拟操作环境、引入物理引擎和传感器等技术手段来提高虚拟实践的逼真度；同时，需要加强对学生实际操作能力的培养和训练，确保学生能够将虚拟实践中的知识和技能应用到实际操作中。

数字技术在口腔修复学教学中具有显著的优势，但也面临着一些挑战。通过加强教师培训和技术支持、降低数字技术成本及结合虚拟实践与现实操作等策略，可以充分发挥数字技术在口腔修复学教学中的潜力，提高教学质量和效率。未来，随着数字技术的不断发展和创新，相信其在口腔修复学教学中的应用将更加广泛和深入，为培养更多优秀的口腔修复学人才做出更大的贡献。

五、数字技术与传统教学方法的结合与创新

随着科技的快速发展，数字技术已经渗透各行各业，包括教育领域。在口腔修复学教学中，数字技术的引入给教学带来了前所未有的变革。然而，传统教学方法在某些方面仍然具有其独特的优势。因此，如何将数字技术与传统教学方法相结合，并进行创新，是当前口腔修复学教学面临的重要课题。下面将探讨数字技术与传统教学方法的结合与创新，以期为提高教学质量和推动教学改革提供新的思路。

（一）数字技术与传统教学方法的结合

1. 数字技术辅助教学，提升教学效果

数字技术可以通过多媒体、动画、虚拟仿真等手段，将复杂抽象的口腔修复学知识以直观、生动的方式呈现给学生。这种教学方式有助于激发学生的学习兴趣和积极性，提高教学效果。同时，数字技术可以辅助教师进行课堂管理、作业布置和成绩评定等工作，提高教学效率。

2. 传统教学方法注重基础，巩固知识体系

传统教学方法注重基础知识的讲解和巩固，通过教师的讲解、板书和学生的听讲、笔记等方式，帮助学生建立完整的知识体系。这种教学方法有助于培养学生的逻辑思维能力和自主学习能力，为学生后续的学习和发展打下坚实的基础。

3. 结合两者优势，形成互补效应

数字技术与传统教学方法各有其优势，将它们结合起来可以形成互补效应。在口腔修复学教学中，可以利用数字技术辅助教学，提高教学效果；同时，可以利用传统教学方法巩固学生的基础知识，提高学生的自主学习能力。这种结合不仅可以发挥两种教学方法的优势，还可以避免它们的不足，提高整体教学效果。

（二）数字技术与传统教学方法的创新

1. 翻转课堂模式的应用

翻转课堂是一种将传统课堂与数字技术相结合的教学模式。在翻转课堂中，教师可以在课前通过数字平台发布教学资源，引导学生进行自主学习；在课堂上则重点进行问题讨论和实践操作，加深学生对知识的理解和应用。这种教学模式能够充分发挥学生的主体作用，提高学生的参与度和学习效果。

2. 混合式学习模式的探索

混合式学习是指将传统面对面教学与在线学习相结合的一种教学模式。在口腔修复学教学中，可以通过数字平台提供在线课程、学习资源和互动工具，同时保留传统课堂的讲解和讨论环节。这种学习模式能够为学生提供更多的学习选择和学习路径，满足不同学生的学习需求和学习风格。

3. 个性化学习路径的设计

数字技术使得个性化学习成为可能。通过分析学生的学习数据和行为，可以了解每个学生的学习特点和需求，从而为他们设计个性化的学习路径。在口腔修复学教学中，可以利用数字技术为每个学生提供定制化的学习资源、学习进度和学习反馈，帮助他们更好地掌握知识和技能。

（三）实施过程中的挑战与对策

1. 教师角色与技能转变的挑战

在数字技术与传统教学方法的结合与创新中，教师需要适应新的教学模式和角色定位。他们不仅需要掌握数字技术的基本操作和教学方法，还需要具备教学设计和组织的能力。为了应对这一挑战，学校可以加强教师培训和技术支持，帮助教师提高数字素养和教学能力。

2. 学生自主学习能力的培养

数字技术与传统教学方法的结合与创新强调学生的自主学习和参与度。然而，部分学生可能缺乏自主学习的能力和习惯。因此，教师需要引导学生逐步适应新的教学模式，培养他们的自主学习能力和学习习惯。同时，学校可以提供相应的学习资源和支持服务，帮助学生更好地进行自主学习。

3. 教学资源建设与管理的问题

数字技术与传统教学方法的结合需要大量的教学资源支持。然而，教学资源的建设和管理可能面临一些问题，如资源质量参差不齐、更新不及时等。为了解决这些问题，学校可以建立教学资源库和共享平台，加强资源的筛选和整合工作，确保教学资源的质量和有效性。

数字技术与传统教学方法的结合与创新给口腔修复学教学带来了新的机遇和挑战。通过翻转课堂、混合式学习等创新模式的应用，我们可以充分发挥数字技术的优势，提高教学效果和学生的学习体验。同时，我们也需要关注实施过程中可能遇到的挑战和问题，并积极寻求解决方案。未来，随着数字技术的不断发展和创新，相信口腔修复学教学将会迎来更加美好的明天。

第六章　口腔修复医学教育的创新应用

第一节　模块化教学在口腔修复学教学中的创新应用

一、模块化教学体系的构建与实施

随着教育改革的深入进行，传统的教学模式已难以满足当前社会对人才培养的需求。模块化教学作为一种新型的教学模式，以其灵活性、针对性和实用性等特点，受到了广泛关注。在口腔修复学教学中，构建与实施模块化教学体系，不仅可以提高教学质量，还可以更好地适应行业需求，培养出更多优秀的口腔修复学人才。下面将探讨模块化教学体系的构建与实施过程，以期为教学改革提供有益的参考。

（一）模块化教学体系的构建

1. 模块划分与设计

模块化教学的核心在于将教学内容划分为若干个相互独立又相互联系的模块。在口腔修复学教学中，可以根据知识点、技能点及行业需求等因素，将教学内容划分为基础理论、基本技能、临床实践等多个模块。每个模块都应具有明确的教学目标、教学内容和教学方法，以确保教学的系统性和完整性。

2. 教学资源的整合与优化

模块化教学体系的构建需要充分整合和优化教学资源。这包括教材、教学设备、实践基地等硬件资源，以及师资队伍、教学方法等软件资源。在硬件资源方面，应确保每个模块都有足够的教学设备和实践基地，以满足教学的需求。在软件资源方面，应加强师资队伍建设，提高教师的教学水平和能力，同时探索适合模块化教学的教学方法和手段。

3. 教学评价与反馈机制的建立

教学评价与反馈机制是模块化教学体系构建的重要环节。通过建立科学的评价体系和反馈机制，可以及时了解教学效果和学生的学习情况，为教学改进提供依据。在评价方面，可以采用多种评价方式相结合的方法，如课堂表现评价、实践操作评价、期末考试评价等。在反馈方面，应建立畅通的反馈渠道，及时收集学生和教师的意见和建议，为教学改进提供有力支持。

（二）模块化教学体系的实施

1. 教师角色的转变与能力提升

在模块化教学体系的实施过程中，教师需要从传统的知识传授者转变为学生的引导者和合作者。教师需要掌握模块化教学的基本原理和方法，熟悉各个模块的教学内容和要求，能够灵活运用各种教学方法和手段，激发学生的学习兴趣和积极性。同时，教师需要具备跨学科的知识和能力，以便更好地指导学生的综合实践和创新活动。

2. 学生主体地位的凸显与自主学习能力的培养

模块化教学强调学生的主体地位，注重培养学生的自主学习能力和创新精神。在教学过程中，教师应充分发挥学生的主观能动性，引导学生积极参与课堂讨论、实践操作和团队协作等活动，提高他们独立思考和解决问题的能力。同时，可以通过布置课外作业、开展科研项目等方式，鼓励学生进行自主学习和探究学习，培养他们的创新精神和实践能力。

3. 教学管理与协调机制的完善

模块化教学体系的实施需要完善的教学管理与协调机制。学校应建立专门的教学管理机构，负责模块化教学的整体规划、组织实施和监督检查等工作。同时，各教学单位之间应加强沟通与协作，确保各个模块之间的衔接和配合。此外，学校还应建立健全的教学档案管理制度，对模块化教学的实施过程进行记录和归档，以便总结经验、发现问题并进行改进。

（三）模块化教学体系实施的挑战与对策

1. 模块之间的衔接与整合问题

在模块化教学体系的实施过程中，如何确保各个模块之间的衔接和整合是一个重要问题。为了避免教学内容的重复和遗漏，需要建立明确的模块间联系和过渡机制。同时，需要加强不同模块教师之间的沟通与合作，共同制订教学计划和教学大纲，确保教学的连贯性和系统性。

2. 教学资源的有效利用与共享问题

模块化教学对教学资源的需求较大，如何有效利用和共享教学资源是另一个需要解决的问题。学校应建立健全的教学资源管理制度，对教学资源进行合理配置和有效利用。同时，可以通过建立教学资源共享平台等方式，促进不同教学单位之间的资源共享和互利共赢。

3. 教学质量监控与评估体系的完善问题

教学质量监控与评估体系是确保模块化教学体系有效实施的重要保障。学校应建立完善的教学质量监控机制，对教学过程进行全面监控和及时反馈。同时，应建立科学的教学评估体系，对模块化教学的实施效果进行客观评价，为教学改进提供依据。

模块化教学体系的构建与实施是教学改革的重要方向之一。在口腔修复学教学中，通过构建与实施模块化教学体系，可以提高教学质量和效率，培养出更多优秀的口腔修复学人才。然而，模块化教学体系的实施也面临一些挑战和问题，需要我们在实践中不断探索和完善。未来，随着教育技术的不断发展和创新，相信模块化教学体系将会得到更广泛的应用和推广。

二、模块化教学在口腔修复学中的优势分析

口腔修复学作为口腔医学的重要分支，其教学内容涉及面广、技能操作性强，对于教

学质量和教学方法的要求较高。模块化教学作为一种新型的教学模式，以其结构清晰、内容精练、针对性强等特点，在口腔修复学教学中具有显著的优势。下面将对模块化教学在口腔修复学中的优势进行深入分析，以期为推动教学改革和提高教学质量提供有益的参考。

（一）模块化教学的概念与特点

模块化教学是指将教学内容按照知识点、技能点或教学任务划分为若干个相互独立又相互联系的模块，每个模块都具有明确的教学目标、教学内容和教学方法。模块化教学的特点主要体现在以下几个方面：

1. 结构清晰，层次分明

模块化教学将教学内容划分为若干个模块，每个模块都有其独特的主题和重点，使得教学结构更加清晰，层次更加分明。

2. 内容精练，针对性强

每个模块都针对特定的知识点或技能点进行设计，内容精练且针对性强，有助于学生更好地掌握重点和难点。

3. 灵活性高，适应性强

模块化教学可以根据学生的学习情况和行业需求进行灵活调整，使得教学更加适应实际需求。

（二）模块化教学在口腔修复学中的优势

1. 提高教学效率与质量

模块化教学将口腔修复学的教学内容划分为若干个相互关联的模块，每个模块都有明确的教学目标和内容。这种教学方式使得教师可以更加有针对性地开展教学，避免了传统教学中可能出现的内容重复和遗漏问题。同时，学生可以根据自身的学习情况和兴趣，选择适合自己的模块进行学习，从而提高了学习效率和效果。

此外，模块化教学还注重理论与实践的结合。在每个模块中，都设置了相应的实践环节，让学生在实际操作中掌握口腔修复技能。这种教学方式不仅有助于巩固学生的理论知识，还能提高他们的实践操作能力，为未来的职业生涯打下坚实的基础。

2. 适应行业发展需求

口腔修复学是一个不断发展的学科，新的技术、材料和理念不断涌现。模块化教学可以根据行业发展需求，及时调整和更新教学内容，确保教学内容与时俱进。同时，模块化教学可以根据行业需求，设置专门的实践模块，让学生有机会接触到最新的口腔修复技术和设备，从而更好地适应行业发展的需求。

3. 培养学生的自主学习与创新能力

模块化教学注重学生的主体地位，鼓励学生进行自主学习和探究学习。在每个模块的学习中，学生需要主动思考、探索和实践，从而培养了他们的自主学习能力和创新精神。此外，模块化教学还鼓励学生之间的交流与合作，让他们在团队中共同解决问题、分享经验，进一步提高了他们的团队协作能力和创新能力。

4. 便于教学管理与评估

模块化教学使得教学管理和评估更加便捷和高效。每个模块都有明确的教学目标和内容，使得教师可以更加方便地进行教学计划和进度的安排。同时，模块化教学还便于对学生进行针对性的评估和反馈，教师可以根据学生在每个模块中的表现，及时发现问题并进行指导，从而提高了教学效果和学生的学习成果。

（三）模块化教学在口腔修复学中的实施建议

1. 合理划分模块，确保内容的系统性和完整性

在模块化教学的实施过程中，需要合理划分模块，确保教学内容的系统性和完整性。同时，需要注意模块之间的衔接和过渡，避免出现内容断裂或重复的情况。

2. 加强师资队伍建设，提高教师的教学水平

模块化教学对教师的教学水平和能力提出了更高的要求。因此，需要加强师资队伍建设，提高教师的教学水平和能力。可以通过培训、交流等方式，让教师掌握模块化教学的基本原理和方法，提高他们的教学效果和水平。

3. 完善教学资源，保障教学的顺利进行

模块化教学需要充足的教学资源来支撑。因此，需要完善教学资源，包括教材、教具、实践基地等，以确保教学的顺利进行。同时，需要注重教学资源的更新和维护，使其能够适应行业发展的需求。

模块化教学在口腔修复学中具有显著的优势，能够提高教学效率与质量、适应行业发展需求、培养学生的自主学习与创新能力以及便于教学管理与评估。然而，模块化教学的实施也需要注意一些问题，如模块的划分与整合、师资队伍的建设及教学资源的完善等。未来，随着口腔修复学领域的不断发展和教学改革的深入推进，模块化教学将会得到更广泛的应用和推广，为培养更多优秀的口腔修复学人才提供有力支持。

总之，模块化教学作为一种新型的教学模式，在口腔修复学中具有广阔的应用前景和重要的实践价值。我们应该积极探索和实践模块化教学在口腔修复学中的应用，以推动教学改革和提高教学质量，为培养更多优秀的口腔修复学人才做出贡献。

三、模块化教学的课程设计与内容安排

模块化教学作为一种新型的教学模式，其课程设计与内容安排对于提高教学效果和培养学生的综合能力具有重要意义。在口腔修复学领域，模块化教学的应用能够帮助学生更好地掌握知识和技能，提高实践操作能力，为未来的职业生涯奠定坚实基础。下面将对模块化教学的课程设计与内容安排进行深入探讨，以期为教学实践提供有益的参考。

（一）模块化教学的课程设计原则

1. 系统性原则

模块化教学的课程设计应遵循系统性原则，确保各个模块之间的衔接和整合，形成一个完整的课程体系。在设计过程中，需要充分考虑知识点的逻辑关系和教学顺序，确保教学内容的系统性和连贯性。

2. 针对性原则

模块化教学的课程设计应针对学生的实际需求和学习特点进行，注重培养学生的实践能力和创新精神。在模块划分和内容安排上，应充分考虑学生的专业背景和兴趣爱好，设

置具有针对性的教学内容和实践活动。

3. 灵活性原则

模块化教学的课程设计应具有一定的灵活性，能够根据行业的发展变化和学生的实际情况进行调整和优化。在课程设计上，应注重模块之间的可组合性和可扩展性，以便根据需要进行调整和更新。

（二）模块化教学的内容安排策略

1. 模块划分与内容确定

在模块化教学的内容安排中，首先需要对教学内容进行模块划分。根据口腔修复学的知识点和技能点，可以将其划分为基础理论模块、基本技能模块、临床实践模块等。每个模块都应包含明确的教学目标和内容，确保学生能够全面掌握相关知识和技能。

在确定模块内容时，应注重理论与实践的结合，既包含理论知识的学习，又包含实践操作的训练。同时，需要关注行业发展的最新动态，将新技术、新材料和新理念融入教学内容中，确保教学内容的时效性和前瞻性。

2. 教学顺序与进度安排

模块化教学的课程设计需要合理安排教学顺序和进度，确保学生能够按照由浅入深、由易到难的顺序进行学习。在教学顺序上，可以先安排基础理论模块的学习，为学生打下坚实的知识基础；然后逐步过渡到基本技能模块和临床实践模块的学习，提高学生的实践操作能力。在进度安排上，应根据学生的学习情况和实际需求进行灵活调整。对于学习进度较快的学生，可以适当增加教学内容和难度；对于学习进度较慢的学生，则需要给予更多的指导和帮助，确保他们跟上教学进度。

3. 教学方法与手段选择

模块化教学的课程设计还需要选择合适的教学方法和手段，以提高教学效果和激发学生的学习兴趣。在教学过程中，可以采用讲授、讨论、案例分析、实践操作等多种教学方法相结合的方式进行。同时，可以利用多媒体教学、网络教学等现代教学手段，丰富教学内容和形式，提高学生的学习兴趣和参与度。

（三）模块化教学的课程设计与内容安排实践案例

以口腔修复学中的“固定义齿修复”模块为例，可以设计如下课程方案：

1. 模块目标

使学生掌握固定义齿修复的基本理论、操作技能和临床应用，能够独立完成固定义齿修复的基本操作。

2. 教学内容

包括固定义齿修复的原理、适应证和禁忌证、牙体预备技术、印模制取与转移、临时修复体的制作、修复体的制作与试戴等。

3. 教学顺序与进度

首先介绍固定义齿修复的基本原理和适应证，然后逐步讲解牙体预备技术、印模制取与转移等操作技能，最后进行实践操作和临床实习。在进度安排上，可以根据学生的学习情况和实践进度进行灵活调整。

4. 教学方法与手段

采用讲授、示范、实践操作等多种教学方法相结合的方式进行。同时，利用多媒体教学和网络教学资源，提供丰富的教学素材和案例，帮助学生更好地理解和掌握相关知识和技能。

（四）模块化教学课程设计与内容安排的思考与展望

模块化教学在口腔修复学中的应用取得了一定的成果，但也存在一些问题和挑战。未来，在模块化教学的课程设计与内容安排上，需要注重以下几个方面：

一是不断更新和优化教学内容，确保教学内容与行业发展保持同步。

二是加强师资队伍建设，提高教师的教学水平和能力，确保模块化教学的顺利实施。

三是注重学生的个体差异和需求差异，为不同学生提供个性化的学习方案和指导。

四是加强与其他学科和领域的交叉融合，拓宽学生的知识视野和实践能力。

模块化教学的课程设计与内容安排对于提高教学效果和培养学生的综合能力具有重要意义。在口腔修复学领域，通过合理的模块划分、内容安排以及教学方法和手段的选择，可以构建出高效、实用的模块化教学体系。同时，随着口腔修复学领域的不断发展和教学改革的深入推进，模块化教学的课程设计与内容安排也将不断完善和优化，为培养更多优秀的口腔修复学人才提供有力支持。

四、模块化教学的师资配备与教学管理

模块化教学作为一种创新性的教学模式，在口腔修复学等多个学科领域得到了广泛的应用。它以其结构清晰、内容精练、针对性强等特点，有效提升了教学质量和学生的学习效果。然而，模块化教学的成功实施离不开合理的师资配备和科学的教学管理。本节将重点探讨模块化教学的师资配备与教学管理问题，以期为相关教学实践提供有益的参考。

（一）模块化教学的师资配备原则

1. 专业化原则

模块化教学要求教师必须具备深厚的专业知识和丰富的教学经验，能够针对每个模块的特点和内容进行有针对性的教学。因此，在师资配备上，应优先考虑具有口腔修复学及相关领域背景的专业教师，确保他们具备扎实的理论基础和实践能力。

2. 多元化原则

模块化教学涉及多个知识点和技能点，需要不同背景和专长的教师共同参与。在师资配备上，应注重教师的多元化，包括学术背景、教学经验、实践技能等方面的差异，以便为学生提供更全面的教学服务。

3. 动态调整原则

随着口腔修复学领域的发展和教学内容的更新，模块化教学的师资配备也需要进行动态调整。学校应根据实际情况，及时引进新的优秀教师，优化师资结构，确保教学质量的持续提升。

（二）模块化教学的教学管理策略

1. 制订详细的教学计划

在模块化教学中，教学管理应制订详细的教学计划，明确每个模块的教学目标、教学内容、教学方法和考核方式等。教学计划应充分考虑学生的学习需求和行业发展趋势，确保教学的针对性和实用性。

2. 加强教学过程的监控与评估

教学管理应加强对教学过程的监控与评估，及时发现和解决教学中存在的问题。可以通过定期听课、学生评教、教学反馈等方式，收集和分析教学信息，为教学改进提供依据。同时，应建立激励机制，鼓励教师积极参与教学改革和创新。

3. 促进师资队伍的建设与发展

教学管理应注重师资队伍的建设与发展，为教师提供必要的培训和学习机会，帮助他们不断提高教学水平和专业能力。可以组织教师参加学术会议、研讨会等活动，拓宽他们的学术视野；还可以开展教学研讨、经验交流等活动，促进教师之间的合作与共享。

4. 完善教学资源的管理与利用

模块化教学需要丰富的教学资源来支持，包括教材、教具、实验室、临床实习基地等。教学管理应完善教学资源的管理与利用机制，确保教学资源的充足和有效利用。可以通过建立教学资源库、实行资源共享等方式，提高教学资源的利用效率。

（三）模块化教学师资配备与教学管理的实践案例

以某高校口腔修复学模块化教学为例，其师资配备与教学管理策略如下：

1. 师资配备方面

该校口腔修复学教研室拥有一支结构合理、素质优良的师资队伍。教师们在口腔修复学领域具有丰富的教学经验和研究成果，能够满足模块化教学的需求。同时，学校积极引进优秀人才，不断优化师资结构，为模块化教学的顺利实施提供了有力保障。

2. 教学管理方面

该校口腔修复学教研室制订了详细的教学计划，明确了每个模块的教学目标、内容和方法。在教学过程中，教研室加强了对教学过程的监控与评估，定期组织听课、评教等活动，及时发现和解决教学中存在的问题。此外，教研室还注重师资队伍的建设与发展，为教师提供多种培训和学习机会，促进他们的专业成长。

（四）模块化教学师资配备与教学管理的挑战与展望

尽管模块化教学在师资配备与教学管理方面取得了一定的成效，但仍面临一些挑战。例如，如何确保每位教师都能够适应模块化教学的要求、如何有效利用和整合教学资源，以及如何建立科学的教学评价体系等。

未来，模块化教学的师资配备与教学管理应更加注重以下几个方面：一是加强教师的培训和考核，提高他们的教学水平和创新能力；二是优化教学资源配置，提高资源利用效率；三是完善教学评价体系，建立多元化、全方位的评价机制；四是加强与其他学科和领域的交流合作，推动模块化教学的不断创新和发展。

模块化教学的师资配备与教学管理是确保教学质量和效果的关键因素。通过专业化的师资配备和科学化的教学管理策略，可以有效提升模块化教学的实施效果。同时，面对未来的挑战和机遇，我们应不断探索和创新，为模块化教学的持续发展注入新的活力。

五、模块化教学效果的评估与反馈

模块化教学作为一种新型的教学模式，在口腔修复学等多个学科领域得到了广泛的应用。它通过将教学内容划分为若干个相互独立又相互联系的模块，使得教学更具有针对性和系统性。然而，模块化教学的效果究竟如何，是否达到了预期的教学目标，需要通过科学的评估与反馈机制来进行检验和改进。下面将对模块化教学效果的评估与反馈进行深入探讨，以期为教学实践提供有益的参考。

（一）模块化教学效果评估的原则与标准

1. 评估原则

模块化教学效果的评估应遵循客观性、全面性和可操作性的原则。客观性要求评估结果应真实反映学生的实际学习效果，避免主观臆断和偏见；全面性要求评估应涵盖学生在知识、技能、态度等多方面的表现，以全面了解学生的学习状况；可操作性要求评估方法应简单易行，便于教师实施和学生理解。

2. 评估标准

模块化教学效果的评估标准应根据教学目标和教学内容来制定。在知识方面，可以通过考试、测验等方式来检验学生对模块知识的掌握程度；在技能方面，可以通过实践操作、案例分析等方式来评估学生的技能水平；在态度方面，可以通过观察、问卷调查等方式来了解学生的学习态度和兴趣。

（二）模块化教学效果评估的方法与手段

1. 形成性评估

形成性评估是在教学过程中进行的评估，旨在及时了解学生的学习情况和问题，以便教师调整教学策略和方法。在模块化教学中，教师可以利用课堂观察、作业检查、小组讨论等方式进行形成性评估，及时获取学生的学习反馈，为后续的教学提供依据。

2. 总结性评估

总结性评估是在教学结束后进行的评估，旨在全面检验学生的学习成果和教学效果。在模块化教学中，教师可以通过期末考试、技能考核等方式进行总结性评估，以了解学生对模块知识的掌握程度和技能水平。

3. 学生自评与互评

学生自评和互评是评估学生学习效果的重要手段。通过自评，学生可以反思自己的学习过程和成果，发现自身的优点和不足；通过互评，学生可以相互学习、相互启发，提高学习效果。在模块化教学中，教师可以设计相应的自评和互评环节，引导学生积极参与评估活动。

（三）模块化教学效果反馈机制的建设与实施

1. 建立反馈渠道

为了及时获取教学效果的反馈信息，学校应建立多种反馈渠道，如教学意见箱、在线反馈系统、座谈会等，方便学生、教师和管理人员提供意见和建议。同时，应确保这些渠道畅通无阻，能够及时收集和处理反馈信息。

2. 定期分析反馈信息

学校应定期对收集到的反馈信息进行整理和分析，了解模块化教学的实施情况、学生的学习需求和问题以及教师的教学情况等。通过分析反馈信息，可以发现教学中的优点和不足，为改进教学提供依据。

3. 制定改进措施并实施

根据反馈信息的分析结果，学校应制定相应的改进措施，如调整模块设置、优化教学方法、加强师资培训等。同时，应明确改进目标和时间表，确保改进措施得到有效实施。

4. 跟踪评估改进效果

实施改进措施后，学校应对改进效果进行跟踪评估，以了解改进措施是否有效、是否达到了预期目标。如果改进效果不佳或未达到预期目标，应进一步分析原因并调整改进措施。

（四）模块化教学效果评估与反馈的实践案例

以某高校口腔修复学模块化教学为例，其教学效果评估与反馈机制如下：

1. 评估方法多样化

该校口腔修复学教研室采用了多种评估方法，包括课堂测试、实践操作考核、学生自评与互评等，以全面了解学生的学习效果。同时，教研室还注重形成性评估与总结性评估的结合，及时获取学生的学习反馈并调整教学策略。

2. 反馈渠道畅通

该校建立了在线反馈系统和教学意见箱等反馈渠道，方便学生提供意见和建议。教研室定期收集和分析反馈信息，以发现教学中的问题并及时制定改进措施。

3. 改进措施有效实施

根据反馈信息的分析结果，教研室对模块化教学进行了针对性改进，如优化模块设置、加强实践环节等。实施改进措施后，学生的学习效果和满意度得到了显著提升。

（五）模块化教学效果评估与反馈的挑战与展望

尽管模块化教学效果评估与反馈机制在一定程度上提高了教学质量和效果，但仍面临一些挑战。例如，如何确保评估标准的客观性和全面性、如何有效收集和处理大量的反馈信息、如何确保改进措施的有效实施等。

未来，模块化教学效果评估与反馈机制应更加注重以下四个方面：一是加强评估标准的科学性和可操作性；二是利用现代信息技术手段提高反馈信息的收集和处理效率；三是加强教师培训和指导，提高他们的教学水平和评估能力；四是加强与其他学科和领域的交流与合作，借鉴先进的评估与反馈经验和方法。

模块化教学效果的评估与反馈是确保教学质量和效果的关键环节。通过建立科学的评估标准和方法、畅通的反馈渠道及有效的改进措施，可以全面了解学生的学习效果和问题，为教学改进提供依据。同时，面对未来的挑战和机遇，我们应不断探索和创新，为模块化教学的持续发展注入新的活力。

第二节　数学理论在口腔修复学教学中的创新应用

一、数学理论在口腔修复学教学中的作用与价值

口腔修复学作为口腔医学的一个重要分支，涉及牙齿、口腔软组织和颌面部缺损的修复与重建。随着医学技术的不断进步，口腔修复学的教学也在不断探索新的方法和理念。其中，数学理论作为一种基础而重要的学科，在口腔修复学教学中发挥着不可忽视的作用。下面将探讨数学理论在口腔修复学教学中的作用与价值，以期为教学实践提供有益的参考。

（一）数学理论在口腔修复学教学中的作用

1. 提供精确的计算与分析方法

口腔修复学涉及许多精确的计算和分析，如牙齿的排列、咬合力的计算、修复材料的力学性能分析等。数学理论提供了严谨的计算和分析方法，能够帮助学生准确理解口腔修复过程中的各种参数和变量，从而更好地掌握相关知识和技能。

2. 培养逻辑思维和问题解决能力

数学理论强调逻辑推理和问题解决的能力，这与口腔修复学的教学目标高度契合。通过学习数学理论，学生可以锻炼自己的逻辑思维能力，学会运用科学的方法分析问题、提出假设、进行验证，进而提高口腔修复学的实践能力。

3. 加深对口腔修复学原理的理解

数学理论中的一些概念和原理，如几何学、力学等，与口腔修复学有着密切的联系。通过学习数学理论，学生可以更深入地理解口腔修复学的原理，如牙齿的形态学、咬合力的分布等，从而加深对口腔修复学知识的理解和掌握。

（二）数学理论在口腔修复学教学中的价值

1. 提升教学质量和效果

将数学理论融入口腔修复学教学中，可以使教学内容更加丰富、深入和系统化。通过数学理论的引导，教师可以更加准确地解释口腔修复学中的现象和原理，提高教学的针对性和有效性。同时，数学理论的严谨性和逻辑性也有助于培养学生的科学精神和严谨态度，进一步提升教学质量和效果。

2. 促进口腔修复学的创新与发展

数学理论作为一种基础学科，具有广泛的应用前景和创新能力。在口腔修复学教学中引入数学理论，可以激发学生的创新思维和探索精神，推动口腔修复学的创新与发展。例如，通过运用数学模型对口腔修复过程进行模拟和优化，可以探索更加高效、精准的修复

方法和技术，为口腔修复学的临床实践提供有力支持。

3. 培养学生的跨学科素养

数学理论作为一种通用性强的学科，与其他学科具有广泛的交叉性。在口腔修复学教学中融入数学理论，有助于培养学生的跨学科素养，使他们能够综合运用多个学科的知识和方法解决实际问题。这种跨学科的思维方式和能力对现代医学人才来说具有重要的意义，也是口腔修复学教育的重要目标之一。

（三）数学理论在口腔修复学教学中的实践应用

1. 结合具体案例进行教学

在口腔修复学教学中，可以通过引入具体的案例来展示数学理论的应用。例如，在分析牙齿排列问题时，可以利用数学中的几何学原理进行计算和分析；在研究修复材料的力学性能时，可以运用力学理论进行建模和仿真。通过这些具体案例的讲解和实践操作，学生可以更直观地感受到数学理论在口腔修复学中的实际作用。

2. 开展跨学科的教学活动

为了更好地发挥数学理论在口腔修复学教学中的作用，可以开展跨学科的教学活动。例如，组织数学与口腔修复学的联合课程或研讨会，邀请相关领域的专家进行授课和交流；鼓励学生参与跨学科的研究项目或实践活动，培养他们的跨学科素养和实践能力。

数学理论在口腔修复学教学中发挥着不可或缺的作用和价值。通过引入数学理论，可以提升教学质量和效果，促进口腔修复学的创新与发展，并培养学生的跨学科素养。然而，如何更好地将数学理论与口腔修复学教学相结合，以及如何根据学生的实际情况和学科特点进行有针对性的教学设计和实施，仍是需要进一步探讨和研究的问题。

未来，随着科技的不断进步和口腔修复学的深入发展，数学理论在其中的应用将会更加广泛和深入。我们期待更多的教育工作者和研究者能够关注这一领域，不断探索和创新，为口腔修复学的教学和实践做出更大的贡献。同时，我们也希望广大口腔修复学学生能够充分认识到数学理论的重要性，积极学习和应用数学知识，提升自己的专业素养和综合能力。

二、数学模型在口腔修复学教学中的应用案例

口腔修复学作为口腔医学的重要分支，致力于解决牙齿、口腔软组织及颌面部缺损的修复问题。随着现代科技的不断进步，数学模型作为一种科学工具，逐渐在口腔修复学教学中发挥着重要作用。通过构建和应用数学模型，学生可以更深入地理解口腔修复学中的复杂问题，提升问题解决能力，进而推动口腔修复技术的创新与发展。下面将结合具体案例，探讨数学模型在口腔修复学教学中的应用及其价值。

（一）数学模型在口腔修复学教学中的应用案例

1. 牙齿咬合力的数学模型分析

在口腔修复学中，牙齿咬合力的分析对于修复方案的设计至关重要。通过构建数学模型，可以对牙齿咬合力进行量化分析，进而为修复方案的制订提供科学依据。例如，利用有限元方法建立的牙齿咬合力数学模型，可以模拟牙齿在不同咬合状态下的应力分布情况，

帮助学生深入理解牙齿咬合的力学原理。

案例：某高校口腔修复学教研室在教学中引入了牙齿咬合力的数学模型分析。教师首先向学生介绍了有限元方法的基本原理和应用步骤，然后引导学生利用专业软件建立牙齿模型，并设置不同的咬合条件进行模拟分析。通过分析结果，学生可以直观地观察到牙齿在不同咬合状态下的应力变化，进而理解咬合力的分布规律及其对牙齿健康的影响。这一案例不仅加深了学生对牙齿咬合力理论知识的理解，还提高了他们的实践能力和创新能力。

2. 口腔软组织修复的数学建模

口腔软组织修复是口腔修复学的重要组成部分，涉及软组织的缺损修复、重建及功能恢复等问题。数学模型在口腔软组织修复中的应用，可以帮助学生更好地掌握修复过程中的关键参数和变量，提高修复效果。

案例：某口腔修复学实验室针对口腔软组织修复问题，开发了一种基于数学建模的预测方法。研究人员首先收集了大量关于口腔软组织修复的临床数据，包括患者年龄、性别、缺损部位、缺损大小等信息。然后利用统计学和机器学习等方法，建立了一个预测口腔软组织修复效果的数学模型。通过该模型，教师可以根据学生的实际情况，为其提供个性化的修复方案建议。同时，学生可以通过参与模型的构建和验证过程，深入理解口腔软组织修复的原理和方法。

3. 修复材料性能的数学模型评估

修复材料的性能直接影响到口腔修复的效果和质量。利用数学模型对修复材料的性能进行评估，可以为学生选择和使用合适的修复材料提供指导。

案例：某口腔修复学教学团队针对一种新型修复材料的性能评估问题，开展了基于数学模型的研究。他们首先通过实验测定了该材料的力学性能参数，如弹性模量、屈服强度等，然后利用这些参数建立了一个描述材料性能的数学模型。通过模型分析，教师可以向学生展示该材料在不同应力条件下的变形和破坏过程，从而帮助学生评估其适用性和优缺点。这一案例不仅丰富了学生对修复材料性能评估的理论知识，还为他们将来在实际操作中选择合适的修复材料提供了依据。

（二）数学模型在口腔修复学教学中的价值

1. 深化理论理解与实践应用

通过数学模型的应用，学生能够将抽象的口腔修复学理论与具体实践相结合，深入理解修复过程中的力学原理、材料性能及生理机制等。这种理论与实践的结合有助于提高学生的综合素质和解决问题的能力。

2. 培养跨学科思维与创新能力

数学模型涉及数学、物理学、工程学等多个学科的知识，将其应用于口腔修复学教学中可以培养学生的跨学科思维。同时，通过构建和应用数学模型解决口腔修复学中的实际问题，可以激发学生的创新精神和探索欲望，推动口腔修复技术的创新与发展。

3. 提高教学质量与效果

数学模型的应用可以使口腔修复学教学更加生动、直观和有趣，激发学生的学习兴趣和积极性。同时，通过数学模型的分析和预测功能，教师可以更加准确地评估学生的学习效果和掌握情况，进而调整教学策略和方法，提高教学质量和效果。

数学模型在口腔修复学教学中的应用案例表明，其在深化理论理解、培养跨学科思维和提高教学质量等方面发挥着重要作用。未来随着科技的不断进步和口腔修复学的深入发展，数学模型在口腔修复学教学中的应用将更加广泛和深入。我们期待更多的教育工作者和研究者能够关注这一领域，不断探索和创新数学模型的应用方法和技术手段，为口腔修复学的教学和实践做出更大的贡献。

同时，我们应该认识到数学模型的应用也存在一定的局限性和挑战。例如，数学模型的建立需要基于大量的实验数据和临床经验，而这些数据的获取和整理往往需要耗费大量的时间和精力。此外，数学模型的准确性和可靠性也受到多种因素的影响，如模型假设的合理性、参数选择的准确性等。因此，在应用数学模型时，我们需要充分考虑其适用性和局限性，并结合实际情况进行合理的调整和优化。

总之，数学模型作为一种科学工具在口腔修复学教学中具有广阔的应用前景和重要的价值。我们应该充分发挥其优势和作用，推动口腔修复学教学的创新与发展。

三、数学方法在口腔修复设计与优化中的应用

口腔修复设计作为口腔医学领域的重要组成部分，旨在通过精确的设计方案，实现牙齿、口腔软组织和颌面部缺损的有效修复。在这一过程中，数学方法发挥着不可替代的作用。数学方法以其独特的逻辑性和精确性，为口腔修复设计提供了强大的技术支持和理论指导。下面将探讨数学方法在口腔修复设计与优化中的应用，以期为临床实践提供有益的参考。

（一）数学方法在口腔修复设计中的应用

1. 几何形态分析与设计

口腔修复设计中，牙齿、义齿等修复体的几何形态是关键因素之一。数学方法中的几何学原理为修复体的形态分析与设计提供了有力工具。通过测量和分析牙齿的形态参数，如牙冠高度、宽度、曲率等，可以精确设计出符合患者口腔状况的修复体。此外，几何学方法还可以用于修复体与周围组织的匹配度分析，以确保修复效果的自然与舒适。

2. 力学分析与优化

口腔修复体在口腔环境中承受着复杂的力学作用，包括咀嚼力、咬合力等。数学方法中的力学原理可用于分析修复体在受力状态下的应力分布、变形情况等，进而优化修复体的结构设计。通过有限元分析等数学方法，可以模拟修复体在不同载荷条件下的力学响应，为修复体的材料选择、结构改进提供依据。

3. 数据处理与统计分析

口腔修复设计过程中涉及大量数据的收集、处理与分析。数学方法中的统计学原理为数据处理提供了科学方法。通过对患者口腔状况、修复效果等数据进行统计分析，可以评估修复设计的有效性，发现潜在问题，为设计优化提供依据。此外，基于大数据的数学分析方法还可以用于挖掘口腔修复设计的规律与趋势，为临床实践提供指导。

（二）数学方法在口腔修复优化中的应用

1. 优化算法的应用

优化算法是数学方法中的重要组成部分，可用于解决口腔修复设计中的最优化问题。例如，通过遗传算法、粒子群优化等优化算法，可以在满足一定约束条件的前提下，寻找修复体设计的最优解。这些算法可以综合考虑修复体的形态、力学性能、材料成本等多种因素，实现修复设计的全局优化。

2. 数值模拟与预测

数值模拟技术基于数学方法，可以对口腔修复过程进行虚拟仿真，预测修复效果。通过构建口腔修复过程的数学模型，模拟修复体在口腔环境中的受力情况、磨损情况等，可以预测修复体的使用寿命和性能表现。这种预测能力有助于提前发现潜在问题，为修复设计的优化提供有力支持。

3. 精准医疗与个性化设计

数学方法在口腔修复优化中的应用还体现在精准医疗和个性化设计方面。通过对患者口腔数据的精确测量和分析，结合数学方法进行个性化修复设计，可以实现修复体与患者口腔状况的精准匹配。这种精准医疗的理念有助于提高修复效果，改善患者的生活质量。

（三）数学方法在口腔修复设计与优化中的价值与挑战

数学方法在口腔修复设计与优化中具有重要的应用价值。它不仅可以提高设计的精确性和有效性，还可以为临床实践提供科学的理论指导和技术支持。然而，数学方法的应用也面临一些挑战。首先，口腔修复设计涉及复杂的生理和解剖结构，需要建立精确的数学模型进行描述和分析。这需要具备深厚的数学和医学知识背景。其次，数学方法的应用需要大量的数据支持，包括患者口腔状况、修复效果等。最后数据的获取和处理需要耗费大量的时间和精力。此外，数学方法的准确性和可靠性也受到多种因素的影响，如模型假设的合理性、参数选择的准确性等。

为了克服这些挑战，我们需要加强跨学科合作，将数学方法与口腔医学知识相结合，共同推动口腔修复设计与优化的发展。同时，我们还需要加强数据收集和处理的能力，提高数据的准确性和可靠性。随着人工智能和机器学习等技术的不断发展，我们可以借助这些先进技术来改进和优化数学方法在口腔修复设计与优化中的应用。

数学方法在口腔修复设计与优化中发挥着重要作用，为临床实践提供了有力的技术支持和理论指导。随着科技的不断进步和口腔修复学的深入发展，数学方法的应用将更加广泛和深入。我们期待更多的研究者能够关注这一领域，不断探索和创新数学方法的应用方式和技术手段，为口腔修复设计与优化的发展做出更大的贡献。

总之，数学方法在口腔修复设计与优化中的应用是一个充满挑战与机遇的领域。我们应该充分发挥数学方法的优势和作用，结合临床实践的需求和发展趋势，推动口腔修复设计与优化的创新与发展。

四、数学理论与口腔修复学实践的结合

口腔修复学作为口腔医学的重要分支，旨在通过科学的方法和手段恢复口腔功能、形态和美观。在这一过程中，数学理论以其独特的逻辑性和精确性为口腔修复学提供了有力的支持。数学理论与口腔修复学实践的结合，不仅提高了修复设计的精确性和效果，还推动了口腔修复技术的发展和创新。下面将探讨数学理论与口腔修复学实践的结合点，分析其在口腔修复设计、材料选择、力学分析等方面的应用，并展望未来的发展趋势。

（一）数学理论在口腔修复设计中的应用

口腔修复设计是口腔修复学的重要组成部分，涉及牙齿、义齿、口腔软组织等修复体的形态、结构和功能设计。数学理论在口腔修复设计中发挥着至关重要的作用。

首先，几何学原理为口腔修复设计提供了形态分析的基础。通过测量和分析牙齿、口腔软组织的形态参数，如长度、宽度、高度、曲率等，可以建立精确的几何模型，为修复体的形态设计提供依据。此外，几何学原理还可以用于分析修复体与周围组织的匹配度，确保修复效果的自然与舒适。

其次，数学理论中的优化算法为口腔修复设计提供了全局优化的方法。优化算法可以在满足一定约束条件的前提下，寻找修复体设计的最优解。通过综合考虑修复体的形态、力学性能、材料成本等多个因素，优化算法可以实现修复设计的全局优化，提高修复效果和患者满意度。

（二）数学理论在口腔修复材料选择中的应用

口腔修复材料的选择直接影响修复效果和使用寿命。数学理论在口腔修复材料选择中发挥着重要作用。

一方面，数学理论可以用于分析材料的力学性能。通过对材料的弹性模量、屈服强度、断裂韧性等参数进行数学建模和仿真分析，可以评估材料在口腔环境中的受力性能和耐久性。这为选择具有优良力学性能的修复材料提供了科学依据。

另一方面，数学理论还可以用于优化材料的组合和配比。通过建立材料的组成与性能之间的数学模型，可以探索不同材料之间的相互作用和协同效应，从而优化材料的组合和配比，提高修复效果和使用寿命。

（三）数学理论在口腔修复力学分析中的应用

口腔修复体在口腔环境中承受着复杂的力学作用，包括咀嚼力、咬合力等。数学理论在口腔修复力学分析中具有重要作用。

首先，数学理论可以用于建立口腔修复体的力学模型。通过对修复体的结构、材料和受力情况进行数学建模，可以模拟修复体在口腔环境中的受力情况和变形情况。这为分析修复体的力学性能和优化设计方案提供了有力工具。

其次，数学理论可以用于进行力学性能的定量评估。通过计算和分析修复体在受力状态下的应力分布、变形量等参数，可以评估修复体的力学性能和稳定性。这为修复体的优化设计和使用提供了重要参考。

（四）数学理论与口腔修复学实践结合的未来展望

随着数学理论和口腔修复学技术的不断发展，两者的结合将呈现出更为广阔的应用前景。

一方面，随着数学理论的不断创新和完善，将为口腔修复学提供更加精确和高效的数学模型和算法。这将有助于提高口腔修复设计的精确性和效果，推动口腔修复技术的发展和创新。

另一方面，随着口腔修复学实践的不断深入和拓展，将为数学理论的应用提供更多的实践场景和需求。这将促进数学理论与口腔修复学实践的深度融合，推动两者在更多领域实现交叉创新和应用。

数学理论与口腔修复学实践的结合是口腔医学领域的一个重要研究方向。通过数学理论的精确性和逻辑性，我们可以为口腔修复设计、材料选择和力学分析提供有力的支持。同时，随着数学理论和口腔修复技术的不断进步，两者的结合将推动口腔修复学的发展和创新，为患者带来更好的治疗效果和生活质量。

在未来的研究中，我们应继续探索数学理论与口腔修复学实践的结合点，加强跨学科合作与交流，推动两者在更多领域实现深度融合和创新应用。同时，我们应关注患者需求和临床实践中的问题，为数学理论与口腔修复学实践的结合提供更加实际和有效的解决方案。

总之，数学理论与口腔修复学实践的结合具有广阔的应用前景和重要的实践意义。我们应充分利用数学理论的优势和作用，推动口腔修复学的发展和创新，为患者提供更加优质和高效的口腔修复服务。

五、数学理论在口腔修复学教学中的挑战与应对策略

口腔修复学作为口腔医学的重要分支，其教学实践涉及多学科知识的融合与应用。其中，数学理论在口腔修复学教学中的地位日益凸显，其精确性和逻辑性为口腔修复设计、材料选择和力学分析提供了有力的支持。然而，数学理论在口腔修复学教学中的应用也面临着诸多挑战。下面将分析这些挑战，并提出相应的应对策略，以期促进数学理论与口腔修复学教学的有效结合。

（一）数学理论在口腔修复学教学中的挑战

1. 学科差异导致的理解难度

数学理论与口腔修复学属于不同的学科领域，其知识体系、思维方式和研究方法存在较大的差异。这导致学生在学习过程中往往难以将两者有效融合，理解难度较大。尤其是在涉及复杂的数学公式和模型时，学生往往感到困惑和无从下手。

2. 教学内容与方法的不匹配

传统的口腔修复学教学往往注重实践技能的培养，而忽视了数学理论的重要性。这导致数学理论在口腔修复学教学中的内容和方法往往与实际需求不匹配，难以满足学生的学习需求。同时，一些教师缺乏将数学理论与口腔修复学实践相结合的教学经验和能力，使得教学效果不佳。

3. 学生数学基础的薄弱

口腔修复学专业的学生往往在数学基础方面存在一定的薄弱环节，使得他们在学习涉及数学理论的口腔修复学知识时感到吃力，难以理解和掌握。同时，由于数学理论的学习需要一定的逻辑思维能力和抽象思维能力，这也增加了学生的学习难度。

（二）应对策略

1. 加强学科交叉融合的教学设计

为了克服学科差异带来的挑战，我们应加强数学理论与口腔修复学之间的交叉融合教学设计。通过引入相关的数学概念和原理，解释其在口腔修复学中的应用和意义，帮助学生建立两者之间的联系。同时，我们可以结合具体的口腔修复案例，分析数学理论在其中的应用过程和效果，使学生更加直观地理解数学理论的作用和价值。

2. 创新教学方法与手段

针对教学内容与方法的不匹配问题，我们应积极探索创新的教学方法与手段。例如，可以采用案例教学、问题导向学习等教学方法，将数学理论与口腔修复学实践紧密结合，使学生在解决实际问题的过程中掌握数学理论的应用技巧。同时，我们还可以利用现代教育技术，如多媒体教学、在线课程等，丰富教学手段，提高教学效果。

3. 强化学生数学基础的培养

针对学生数学基础薄弱的问题，我们应在教学中加强对学生数学基础的培养。可以通过开设数学基础课程或补习课程，帮助学生弥补数学基础知识的不足。同时，在口腔修复学教学中，也应注重数学基础知识的应用和巩固，使学生在学习新知识的同时，能提升数学思维能力。

4. 提升教师跨学科教学能力

为了促进数学理论与口腔修复学教学的有效结合，我们还应注重提升教师的跨学科教学能力。可以通过组织教师参加跨学科培训、研讨会等活动，增强教师对数学理论在口腔修复学中的应用价值和意义的认识。同时，鼓励教师开展跨学科研究，探索数学理论与口腔修复学的新结合点，为教学提供更加丰富和深入的素材。

（三）数学理论在口腔修复学教学中的实践意义

数学理论在口腔修复学教学中的有效应用，不仅有助于提升学生的理论素养和实践能力，还具有深远的实践意义。通过数学理论的学习和应用，学生可以更加深入地理解口腔修复设计的原理和方法，提高修复设计的精确性和有效性。同时，数学理论的应用还可以帮助学生更好地分析和解决口腔修复实践中的问题，提升临床实践能力。此外，数学理论与口腔修复学教学的结合还有助于培养学生的跨学科思维和创新能力，为未来的口腔修复学研究和发展提供有力的人才支持。

数学理论在口腔修复学教学中的应用面临着诸多挑战，但通过加强学科交叉融合、创新教学方法与手段、强化学生数学基础培养以及提升教师跨学科教学能力等策略，我们可以有效应对这些挑战。未来，随着口腔修复学技术的不断发展和创新，数学理论在其中的应用将更加广泛和深入。因此，我们应继续探索数学理论与口腔修复学教学的结合点，加强跨学科合作与交流，推动口腔修复学教学的发展和创新。

总之，数学理论在口腔修复学教学中具有重要的作用和意义。通过克服挑战并采取有效的应对策略，可以实现数学理论与口腔修复学教学的有效结合，为培养具有高素质和创新能力的口腔修复学人才提供有力的支持。

第三节　数字化导引系统结合临床模拟教学在口腔修复实验教学中的创新应用

一、数字化导引系统的构建与功能介绍

随着信息技术的飞速发展和数字化时代的到来，数字化导引系统已经成为现代导航与定位领域的重要组成部分。该系统借助先进的数字化技术和算法，实现对目标位置、路径和轨迹的精确引导和定位，广泛应用于航空航天、自动驾驶、智能交通等领域。下面将详细阐述数字化导引系统的构建过程及其各项功能，以期为相关领域的研究与应用提供有益的参考。

（一）数字化导引系统的构建

数字化导引系统的构建涉及多个关键步骤和技术环节，主要包括硬件平台搭建、软件系统开发、算法设计与优化等方面。

1. 硬件平台搭建

数字化导引系统的硬件平台是系统运行的基础，包括传感器、处理器、通信设备等核心部件。其中，传感器的选择应根据应用场景和需求进行，如 GPS 接收器、惯性测量单元（IMU）等，用于获取目标的位置、速度和姿态信息；处理器则负责处理传感器数据，执行导航算法，并输出控制指令，通信设备用于实现系统与其他设备或网络的互联互通，确保信息的实时传输和共享。

2. 软件系统开发

软件系统是数字化导引系统的核心，包括操作系统、导航算法、用户界面等模块。其中，操作系统负责管理硬件资源，提供基础服务；导航算法是实现精确导引的关键，根据传感器数据和预设目标，计算出最优路径和轨迹；用户界面则提供人机交互功能，方便用户设置参数、查看状态信息以及进行实时监控。

3. 算法设计与优化

算法是数字化导引系统的灵魂，其设计和优化直接关系到系统的性能和精度。导航算法应综合考虑多种因素，如地形、障碍物、动态环境等，以实现快速、准确、稳定的导引。此外，随着人工智能技术的发展，机器学习、深度学习等方法也被引入导航算法，以提高系统的自适应能力和鲁棒性。

（二）数字化导引系统的功能介绍

数字化导引系统具备多种功能，能够满足不同场景下的导航与定位需求。以下是该系统的主要功能介绍：

1. 实时定位与导航

数字化导引系统能够实时获取目标的位置信息，并根据预设目标或路径进行导航。通过高精度传感器和先进算法，系统可以实现厘米级甚至毫米级的定位精度，确保目标在复杂环境中能够准确到达目的地。

2. 路径规划与优化

系统能够根据地形、障碍物及动态环境信息，实时计算并规划出最优路径。同时，系统还能根据实时交通情况对路径进行动态调整，以避开拥堵路段或突发状况，提高导航效率。

3. 多模式切换与协同

数字化导引系统支持多种导航模式，如 GPS 导航、惯性导航、视觉导航等。系统能够根据实际需求自动切换导航模式，实现不同模式之间的协同工作。这有助于应对各种复杂环境，提高系统的适应性和可靠性。

4. 实时监控与报警

系统具备实时监控功能，能够实时显示目标的位置、速度和状态信息。当目标偏离预设路径或遇到异常情况时，系统能够自动触发报警机制，提醒用户及时采取措施。这有助于降低安全风险，保障导航任务的顺利进行。

5. 数据记录与分析

数字化导引系统能够记录导航过程中的各项数据，包括位置、速度、加速度、姿态等。通过对这些数据的分析，可以评估系统的性能和精度，为后续的优化和改进提供依据。此外，数据记录还有助于进行事后回溯和故障排查，提高系统的可维护性。

数字化导引系统作为现代导航与定位领域的重要技术成果，具有广泛的应用前景和巨大的发展潜力。通过构建高性能的硬件平台、开发先进的软件系统以及优化导航算法，可以不断提升数字化导引系统的性能和精度，满足更多场景下的导航与定位需求。

未来，随着物联网、云计算、大数据等技术的不断发展，数字化导引系统将与更多领域实现深度融合和创新应用。例如，在智能交通领域，数字化导引系统可以实现车辆与道路基础设施的互联互通，提高交通效率和安全性；在自动驾驶领域，数字化导引系统可以为车辆提供高精度、高可靠的导航服务，推动自动驾驶技术的快速发展。

总之，数字化导引系统的构建和功能介绍是一个复杂而重要的课题。通过不断的研究和创新，可以推动数字化导引系统在更多领域实现广泛应用，为现代社会的发展和进步做出更大的贡献。

二、临床模拟教学在口腔修复学中的意义与价值

口腔修复学作为口腔医学的重要组成部分，其教学质量直接关系到口腔修复技术的传承与发展。近年来，随着医学教育模式的不断创新和完善，临床模拟教学作为一种新型的教学方法，在口腔修复学教学中发挥着越来越重要的作用。下面将探讨临床模拟教学在口腔修复学中的意义与价值，以期为提高口腔修复学教学质量提供有益的参考。

（一）临床模拟教学的概念与特点

临床模拟教学是指利用模拟技术创建的虚拟或实体环境，模拟真实的临床场景，使学生在模拟环境中进行实践操作，以达到提高临床技能的目的。这种教学方法具有以下几个特点：

1. 安全性高

模拟教学可以避免真实临床操作中的风险，使学生在安全的环境中进行实践。

2. 可重复性

模拟环境可以反复使用，学生可以根据自己的需求进行多次练习，加深对知识和技能的理解。

3. 灵活性强

模拟教学可以根据教学需求进行个性化设置，模拟不同的临床场景和病例，满足学生的学习需求。

（二）临床模拟教学在口腔修复学中的意义

1. 提高学生的临床技能

口腔修复学是一门实践性很强的学科，需要学生掌握丰富的临床技能。传统的理论教学往往难以使学生全面理解和掌握这些技能，而临床模拟教学则可以通过模拟真实的临床环境，让学生在实践中学习和掌握技能，从而提高其临床操作能力。

2. 增强学生的临床思维能力

临床模拟教学不仅注重技能的培养，还强调临床思维能力的训练。在模拟环境中，学生需要根据模拟病例的症状和体征，进行诊断、治疗方案的制订和实施，这有助于培养学生的临床思维能力，使其能够在未来的临床工作中更好地应对各种复杂情况。

3. 提高学生的团队协作能力

口腔修复治疗往往需要多个医护人员的协作完成，因此团队协作能力对口腔修复学专业的学生来说至关重要。临床模拟教学可以模拟团队工作的场景，让学生在模拟环境中进行团队协作实践，提高其团队协作能力。

（三）临床模拟教学在口腔修复学中的价值体现

1. 促进理论与实践的结合

临床模拟教学能够将理论知识与实际操作紧密结合，使学生在学习过程中能够直观地理解和应用所学知识。通过模拟真实的临床场景，学生可以亲身体验口腔修复治疗的过程，加深对理论知识的理解和掌握，从而更好地将理论知识转化为实际技能。

2. 提高教学质量与效果

临床模拟教学具有高度的真实性和互动性，能够激发学生的学习兴趣和积极性。学生在模拟环境中进行实践操作，能够更好地理解和掌握口腔修复治疗的技术和方法，提高学习效果。同时，模拟教学可以帮助学生更好地理解和处理临床中可能遇到的各种问题和挑战，从而提高教学质量。

3. 降低教学成本与风险

与传统的临床实习相比，临床模拟教学可以在一定程度上降低教学成本。模拟设备可以重复使用，减少了耗材的消耗；同时，模拟环境可以避免真实临床操作中的风险，降低了学生在实践过程中的安全隐患。

4. 适应现代医学教育发展趋势

随着现代医学教育的发展，越来越多的教育者开始关注学生的实践能力和临床思维能力的培养。临床模拟教学作为一种新型的教学方法，符合现代医学教育的发展趋势，能够更好地满足口腔修复学教学的需求。

（四）临床模拟教学在口腔修复学中的实践建议

1. 完善模拟教学设施与设备

学校应加大对模拟教学设施与设备的投入，确保模拟环境的真实性和可操作性。同时，应定期对设施与设备进行维护和更新，以满足教学需求。

2. 提高教师模拟教学水平

教师应具备丰富的临床经验和模拟教学经验，能够熟练运用模拟教学设备进行教学。学校应加强对教师的培训和支持，提高其模拟教学水平。

3. 合理安排模拟教学内容与进度

模拟教学内容应根据学生的实际情况和教学目标进行合理安排，确保教学内容的针对性和实用性。同时，应根据学生的掌握情况调整教学进度，确保教学效果。

4. 强化模拟教学的评估与反馈

学校应建立完善的模拟教学评估体系，对学生的学习情况进行定期评估，以便及时调整教学策略。同时，应及时给予学生反馈，帮助他们更好地认识自己的不足并加以改进。

临床模拟教学在口腔修复学中具有重要意义与价值。它不仅能够提高学生的临床技能和临床思维能力，还能促进理论与实践的结合，提高教学质量与效果。然而，目前临床模拟教学在口腔修复学中的应用还存在一些挑战和不足，如模拟环境的真实性和完整性、教学资源的配置与优化等。未来，我们需要进一步加强对临床模拟教学的研究和实践，不断完善和优化教学方法和手段，以更好地满足口腔修复学教学的需求，培养出更多优秀的口腔修复专业人才。

随着科技的不断进步和医学教育的不断创新，临床模拟教学在口腔修复学中的应用前景将更加广阔。我们有理由相信，在不久的将来，临床模拟教学将成为口腔修复学教学的重要组成部分，为培养高素质、高技能的口腔修复专业人才发挥更加重要的作用。

三、数字化导引系统与临床模拟教学的结合应用

随着信息技术的飞速发展，数字化导引系统以其高精度、高效率和实时性等特点，在各个领域得到了广泛应用。同时，临床模拟教学作为一种新兴的教学模式，以其安全、可重复和个性化等特点，在医学教育中发挥着越来越重要的作用。将数字化导引系统与临床模拟教学相结合，不仅能够提升医学教育的质量，还能培养学生的临床实践能力，具有重要的现实意义和应用价值。

（一）数字化导引系统在临床模拟教学中的应用

1. 精确模拟临床场景

数字化导引系统能够利用高精度传感器和算法，实时获取和处理临床模拟环境中的数据。通过将这些数据与模拟场景相结合，可以精确模拟出真实的临床场景，包括患者的生理状态、病变情况及治疗过程等。这种精确的模拟能够为学生提供更加真实、生动的学习环境，使其更好地理解和掌握临床知识和技能。

2. 提供实时反馈与指导

数字化导引系统能够实时分析学生在模拟环境中的操作行为，并根据预设的标准和规则给出反馈和指导。这种实时反馈能够帮助学生及时发现和纠正自己的错误，避免在实际操作中出现类似的问题。同时，系统还可以根据学生的操作情况调整模拟难度和复杂度，以满足不同学生的学习需求。

3. 实现个性化教学与评估

数字化导引系统可以记录学生在模拟环境中的学习过程和表现，并根据这些数据进行个性化的教学和评估。通过对学生的学习数据进行分析和挖掘，系统可以发现学生的优点和不足，并为其提供个性化的学习建议和指导。同时，系统可以根据学生的学习进度和成绩生成评估报告，为教师提供客观、全面的评价依据。

（二）数字化导引系统对临床模拟教学的优化与提升

1. 提高模拟教学的真实性和沉浸感

通过数字化导引系统的应用，临床模拟教学可以更加真实地模拟出临床环境和场景，使学生仿佛置身于真实的临床实践中。这种高度的真实性和沉浸感能够激发学生的学习兴趣和积极性，提高其参与模拟教学的意愿和效果。

2. 提升模拟教学的效率和灵活性

数字化导引系统能够实现模拟教学的自动化和智能化管理，减少人工操作的烦琐和错误。同时，系统还可以根据教学需求进行灵活配置和调整，适应不同课程和教学场景的需求。这大大提升了模拟教学的效率和灵活性，使教学更加便捷和高效。

3. 强化模拟教学的评估与反馈机制

数字化导引系统能够实时记录和分析学生在模拟教学中的表现和成绩，为教师提供全面、客观的评估依据。同时，系统可以根据学生的学习情况和需求提供个性化的反馈和指导，帮助学生更好地理解和掌握临床知识和技能。这种强化的评估与反馈机制有助于提高学生的学习效果和教学质量。

（三）实际应用案例与效果分析

为了验证数字化导引系统与临床模拟教学结合应用的效果，我们可以举一个实际应用案例进行分析。例如，在某医学院校的临床模拟教学中，引入了数字化导引系统来辅助学生进行口腔修复的实践操作。通过系统的精确模拟和实时反馈功能，学生能够在模拟环境中进行多次练习和修正，从而熟练掌握口腔修复的技术和流程。同时，系统还根据学生的操作情况提供了个性化的学习建议和指导，帮助学生更好地提升自己的临床技能。经过一段时间的实践应用，学生的临床操作能力和学习效果得到了显著提升，教学质量也得到了明显提高。

（四）挑战与展望

尽管数字化导引系统与临床模拟教学的结合应用具有诸多优势，但在实际应用过程中仍面临一些挑战。首先，系统的建设和维护需要投入大量的资金和人力资源，这对一些资源有限的医学院校来说可能是一个难题。其次，系统的精度和稳定性还有待进一步提高，以确保模拟教学的真实性和可靠性。此外，如何更好地将数字化导引系统与临床模拟教学相融合，使其更好地服务于医学教育的发展，也是一个值得深入研究的问题。

未来，随着技术的不断进步和应用场景的不断拓展，数字化导引系统与临床模拟教学的结合应用将迎来更广阔的发展空间。我们可以期待更多创新性的技术和方法被引入这一领域，为医学教育的发展注入新的活力和动力。同时，我们也需要关注并解决实际应用过程中遇到的问题和挑战，以确保这一教学模式能够持续、稳定地发挥其优势和作用。

数字化导引系统与临床模拟教学的结合应用给医学教育带来了革命性的变革。通过精确模拟临床场景、提供实时反馈与指导以及实现个性化教学与评估等功能，数字化导引系统为临床模拟教学提供了强大的技术支持和保障。这种结合应用不仅提高了模拟教学的真实性和沉浸感，还提升了模拟教学的效率和灵活性，强化了评估与反馈机制。然而，在实际应用过程中仍存在一些挑战和问题，需要我们不断加以解决和完善。相信随着技术的不断进步和应用经验的积累，数字化导引系统与临床模拟教学的结合应用将在医学教育中发挥更加重要的作用，为培养高素质、高技能的医学人才做出更大的贡献。

四、创新教学方法在提升学生实践能力中的作用

随着医学教育的不断发展，培养学生实践能力成为教育教学的核心目标之一。传统的医学教育模式往往注重理论知识的传授，而忽视了对学生实践能力的培养。然而，在医学领域，实践能力是衡量学生综合素质和未来发展潜力的重要指标。因此，探索创新的教学方法，以提升学生实践能力，成为医学教育改革的迫切需求。

近年来，数字化导引系统与临床模拟教学的结合应用，作为一种创新的教学方法，逐渐受到广泛关注。该方法通过模拟真实的临床环境，让学生在模拟环境中进行实践操作，从而提高学生的实践能力。下面将详细探讨该创新教学方法在提升学生实践能力中的作用。

（一）创新教学方法的特点与优势

1. 真实模拟环境

数字化导引系统与临床模拟教学的结合，能够利用先进的技术手段，模拟出真实的临床环境。这种模拟环境不仅包括患者的生理状态、病变情况及治疗过程等，还能模拟出医生与患者之间的沟通交流场景。这种真实的模拟环境为学生提供了一个安全、可控的实践平台，使其能够在模拟环境中进行多次练习和修正，从而熟练掌握临床技能。

2. 实时反馈与指导

数字化导引系统能够实时分析学生在模拟环境中的操作行为，并根据预设的标准和规

则给出反馈和指导。这种实时反馈能够帮助学生及时发现和纠正自己的错误，避免在实际操作中出现类似的问题。同时，系统还可以根据学生的操作情况调整模拟难度和复杂程度，以满足不同学生的学习需求。这种个性化的指导方式有助于提高学生的学习效果和实践能力。

3. 灵活性与可扩展性

数字化导引系统与临床模拟教学的结合应用具有较高的灵活性和可扩展性。教师可以根据教学需求和学生特点，灵活配置和调整模拟环境和教学内容。同时，随着技术的不断进步和医学知识的更新，系统可以不断升级和完善，以适应新的教学需求和发展趋势。这种灵活性和可扩展性使得该创新教学方法能够更好地适应医学教育的变化和发展。

（二）提升学生实践能力的作用分析

1. 增强临床操作技能

该创新教学方法通过模拟真实的临床环境，让学生在模拟环境中进行实践操作。这种实践操作不仅有助于学生熟练掌握临床技能，还能提高其在紧急情况下的应对能力。通过反复练习和修正，学生能够逐渐提高自己的操作准确性和熟练度，为未来的临床实践打下坚实的基础。

2. 培养临床思维能力

临床思维是医生在临床实践中必须具备的重要能力。该创新教学方法通过模拟真实的临床场景和病例，让学生在模拟环境中进行诊断和治疗。这种模拟实践能够帮助学生更好地理解临床问题的复杂性和多样性，培养其临床思维和解决问题的能力。同时，系统可以根据学生的操作情况给出反馈和指导，帮助学生不断完善自己的临床思维。

3. 提升团队协作与沟通能力

在医学领域，团队协作和沟通能力是医生必备的基本素质。该创新教学方法通过模拟团队工作的场景，让学生在模拟环境中进行团队协作实践。这种实践能够帮助学生更好地理解团队协作的重要性，并学会如何在团队中发挥自己的作用。同时，模拟环境还能模拟出医生与患者之间的沟通交流场景，帮助学生提高与患者沟通的技巧和能力。

4. 增强学生自信心与应对压力的能力

在医学实践中，医生常常面临着巨大的压力和挑战。该创新教学方法通过模拟真实的临床环境和场景，让学生在模拟环境中进行实践操作和应对挑战。这种模拟实践能够帮助学生逐渐适应临床工作的节奏和压力，增强其自信心和应对压力的能力。同时，通过反复练习和修正，学生能够更好地掌握临床技能，从而提高自己在临床实践中的表现水平。

该创新教学方法在提升学生实践能力方面发挥着重要作用。因其具有真实模拟环境、实时反馈与指导以及灵活性与可扩展性等特点与优势，该教学方法能够帮助学生更好地掌握临床技能、培养临床思维能力、提升团队协作与沟通能力以及增强自信心与应对压力的能力。这些能力的提升不仅有助于学生在未来的临床实践中取得更好的成绩，还能为其职业发展奠定坚实的基础。

然而，该创新教学方法在实施过程中可能面临一些挑战和限制。例如，系统的建设和维护需要投入大量的资金和人力资源；模拟环境的真实性和准确性需要不断提高；教师的专业素养和教学能力也需要不断提升以适应新的教学方法等。因此，未来我们需要进一步加强对该创新教学方法的研究和实践，不断完善和优化系统设计和教学内容，以更好地发挥其提升学生实践能力的作用。

总之，该创新教学方法在医学教育中具有广阔的应用前景和重要的实践价值。通过不断探索和实践，我们相信这一教学方法将为培养更多高素质、高技能的医学人才做出重要贡献。

五、创新教学方法在实施过程中可能遇到的问题与解决方案

数字化导引系统与临床模拟教学的结合应用，作为一种创新的教学方法，在提升学生实践能力方面展现出了巨大的潜力。然而，任何教学方法在实施过程中都难免会遇到一些问题。下面将对该创新教学方法在实施过程中可能遇到的问题进行深入分析，并提出相应的解决方案，以期为该教学方法的顺利实施提供有益的参考。

（一）可能遇到的问题

1. 技术难题与设备限制

数字化导引系统与临床模拟教学的实施依赖于先进的技术和设备支持。然而，在实际应用中，可能会遇到技术难题和设备限制的问题。例如，系统的稳定性和可靠性可能受到网络、硬件或软件等因素的影响；模拟设备的真实性和准确性可能无法满足教学需求；设备的更新和维护也可能成为一项挑战。

2. 教学内容与模拟场景的适配性

数字化导引系统与临床模拟教学的目的是通过模拟真实的临床环境来提升学生的实践能力。然而，如何确保教学内容与模拟场景的适配性是一个重要问题。如果模拟场景与教学内容脱节或过于简单，将无法达到预期的教学效果；反之，如果模拟场景过于复杂或难以操作，也会给学生带来困扰和挫败感。

3. 教师角色的转变与培训需求

在传统的教学模式中，教师通常扮演着知识传授者的角色。然而，在数字化导引系统与临床模拟教学的实施过程中，教师的角色需要发生转变，即从单纯的知识传授者转变为学生的引导者和指导者。这种角色的转变对教师提出了更高的要求，需要进行相关的培训和学习，以适应新的教学方法。

4. 学生参与度与积极性的问题

学生的参与度和积极性对于教学方法的实施效果至关重要。然而，在实际应用中，可能会遇到学生参与度不高或积极性不强的问题。这可能是由于学生对新的教学方法缺乏了解或信任，也可能是因为模拟环境无法引起学生的兴趣或满足其学习需求。

（二）解决方案

1. 加强技术研发与设备更新

针对技术难题和设备限制的问题，可以通过加强技术研发和设备更新来解决。首先，加强与相关技术领域的合作与交流，引进先进的技术和设备，提升系统的稳定性和可靠性。

其次，定期对模拟设备进行维护和更新，确保其真实性和准确性能够满足教学需求。此外，还可以建立设备共享机制，促进资源的有效利用和节约。

2. 优化教学内容与模拟场景的设计

为了确保教学内容与模拟场景的适配性，需要进行深入的教学需求分析，明确教学目标和学生的学习需求。同时，加强与临床实践的联系，确保模拟场景能够真实反映临床实际情况。此外，还可以引入多样化的模拟场景和案例，以激发学生的学习兴趣和积极性。

3. 加强教师培训与角色转变指导

针对教师角色的转变与培训需求问题，可以通过加强教师培训和角色转变指导来解决。首先，组织相关培训和学习活动，提升教师对数字化导引系统与临床模拟教学的认识和理解。其次，指导教师进行教学方法的探索和实践，帮助他们逐渐适应新的角色和教学方式。最后，建立教师交流平台，促进教师之间的经验分享和互相学习。

4. 提升学生参与度与积极性

为了提升学生的参与度和积极性，可以采取多种措施。首先，加强与学生的沟通和交流，了解他们的学习需求和兴趣点，以便更好地调整教学内容和模拟场景。其次，引入竞争机制和激励机制，鼓励学生积极参与模拟实践活动，并给予一定的奖励和认可。最后，可以开展形式多样的教学活动，如小组讨论、角色扮演等，以激发学生的学习兴趣和参与度。

数字化导引系统与临床模拟教学的结合应用给医学教育带来了革命性的变革。然而，在实施过程中可能会遇到技术难题、设备限制、教学内容与模拟场景的适配性问题以及教师角色的转变与培训需求等问题。通过加强技术研发与设备更新、优化教学内容与模拟场景的设计、加强教师培训与角色转变指导以及提升学生参与度与积极性等解决方案，我们可以有效应对这些挑战，确保该创新教学方法的顺利实施和取得预期的教学效果。

未来，随着技术的不断进步和应用经验的积累，数字化导引系统与临床模拟教学的结合应用将更加成熟和完善。我们期待这一教学方法能够在医学教育中发挥更大的作用，为培养更多高素质、高技能的医学人才做出更大的贡献。同时，我们需要持续关注该教学方法在实际应用中的效果和问题，并不断探索和改进，以更好地适应医学教育的发展需求和时代变化。

综上所述，数字化导引系统与临床模拟教学的结合应用虽然在实施过程中可能遇到一些问题，但通过采取有效的解决方案和持续的努力，我们可以克服这些困难，充分发挥该教学方法的优势和潜力，为医学教育的发展注入新的活力和动力。

六、该教学方法的未来发展与完善方向

随着医学教育的不断发展和创新，数字化导引系统与临床模拟教学的结合应用已经逐渐成为医学教育领域的一种重要教学方法。这种教学方法以其独特的优势，在提升学生实践能力方面取得了显著成效。然而，任何一种教学方法都不是完美无缺的，都需要在实践中不断完善和发展。下面将对该教学方法的未来发展与完善方向进行深入探讨，以期为该教学方法的持续进步提供有益的参考。

（一）技术创新与设备升级

1. 增强现实与虚拟现实技术的融合

随着增强现实（AR）和虚拟现实（VR）技术的不断发展，将这些技术融入数字化导引系统与临床模拟教学中，将进一步提升模拟环境的真实性和沉浸感。通过 AR 技术，学生可以在模拟环境中看到更加逼真的临床场景和操作过程；而 VR 技术能够为学生提供更加全方位的模拟体验，使其仿佛置身于真实的临床环境中。这种融合将使学生更加深入地理解和掌握临床技能，提高其实践能力。

2. 智能化模拟设备的研发

未来的模拟设备将更加注重智能化和个性化。通过引入人工智能和机器学习等技术，模拟设备能够根据学生的学习进度和能力水平自动调整模拟难度和复杂度，提供个性化的学习体验。同时，设备能够实时分析学生的操作行为，给出精准的反馈和指导，帮助学生及时发现和纠正错误。这种智能化模拟设备的研发将进一步提高教学效果和学习效率。

（二）教学内容与模拟场景的优化

1. 临床案例库的扩充与更新

临床案例是模拟教学的重要基础。未来，我们需要不断扩充和更新临床案例库，以涵盖更多的疾病种类、治疗方法和临床场景。同时，案例的选择应更加注重实用性和代表性，确保学生能够通过模拟实践掌握到真正有用的临床技能。此外，案例的更新也应与时俱进，及时反映医学领域的最新进展和临床实践的新变化。

2. 跨学科融合与综合模拟场景的构建

现代医学已经不再是单一的学科体系，而是需要多学科交叉融合的综合体系。因此，未来的模拟教学应更加注重跨学科融合，构建综合模拟场景。通过模拟不同学科之间的合作与交流，能够帮助学生更好地理解临床问题的复杂性和多样性，培养其跨学科思维和综合解决问题的能力。

（三）教师培训与专业发展

1. 加强教师培训与技能提升

教师是教学方法实施的关键。为了更好地应用数字化导引系统与临床模拟教学方法，教师需要具备相应的技术能力和专业素养。因此，未来需要加强对教师的培训和技能提升工作，使其能够熟练掌握和使用模拟教学设备和技术，了解最新的医学教育理念和教学方法。

2. 建立教师交流平台与资源共享机制

教师之间的交流与合作对于教学方法的完善和发展具有重要意义。通过建立教师交流平台，促进教师之间的经验分享和相互学习，可以推动教学方法的不断创新和完善。同时，建立资源共享机制，实现模拟教学设备和教学资源的共享与利用，可以提高资源利用效率，降低教学成本。

（四）评价体系与反馈机制的完善

1. 建立多元化评价体系

评价是教学方法完善的重要环节。为了全面评估学生的实践能力和教学效果，我们需要建立多元化的评价体系。除了传统的笔试和实操考核外，还可以引入学生自评、互评以及教师评价等多种方式，从多个角度对学生的学习成果进行综合评价。

2. 完善实时反馈与指导机制

实时反馈与指导是帮助学生及时发现问题并改进的关键环节。未来的模拟教学系统应进一步完善实时反馈与指导机制，确保学生能够在模拟实践过程中得到及时的反馈和指导。同时，系统应根据学生的学习进度和能力水平提供个性化的学习建议和指导方案，帮助学生更好地提升实践能力。

数字化导引系统与临床模拟教学方法在医学教育中具有巨大的潜力和发展前景。通过技术创新与设备升级、教学内容与模拟场景的优化、教师培训与专业发展评价体系与反馈机制的完善等方向的努力，我们可以不断推动该教学方法的进步和完善。未来，我们期待这种教学方法能够在医学教育中发挥更加重要的作用，为培养更多高素质、高技能的医学人才做出更大的贡献。同时，我们需要保持开放和创新的态度，不断探索新的教学方法和理念，以适应医学教育的不断发展和变化。

第七章 现代口腔医学教育工作的思考

第一节 口腔医学教育应加强临床思维科学的教学

一、临床思维科学在口腔医学教育中的重要性

口腔医学作为医学领域的一个重要分支，其教育和实践过程中，临床思维的培养具有举足轻重的地位。临床思维科学是医学教育中的核心组成部分，它涉及医生在临床实践中对病情的分析、诊断、治疗及预防的整个过程。在口腔医学教育中，临床思维科学的重要性不言而喻，它直接关系到医生临床技能的提升、医疗质量的保障以及患者就医体验的改善。

（一）临床思维科学的基本内涵

临床思维科学是指医生在临床实践中，运用医学知识、技能和经验，对患者病情进行综合分析、判断和决策的过程。它强调医生应具备系统的医学知识、敏锐的观察力、严谨的逻辑推理能力、丰富的临床经验以及良好的沟通能力。在口腔医学领域，临床思维科学同样适用，医生需要通过观察、询问、检查等手段，收集患者的病史、症状和体征，结合口腔医学专业知识，进行综合分析，最终做出准确的诊断和治疗方案。

（二）临床思维科学在口腔医学教育中的重要性

1. 提升临床技能水平

口腔医学是一门实践性很强的学科，医生需要在临床实践中不断积累经验，提升临床技能。临床思维科学作为口腔医学教育的重要内容，能够帮助学生建立科学的临床思维模式，使其在面对复杂的口腔疾病时，能够迅速、准确地做出判断和决策。通过临床思维的培养，学生可以更好地掌握口腔疾病的诊断、治疗以及预防方法，提高临床技能水平。

2. 保障医疗质量和安全

在口腔医学领域，医疗质量和安全是患者最为关心的问题。临床思维科学的应用，能够帮助医生更加全面地了解患者的病情，避免漏诊、误诊等情况的发生。同时，科学的临床思维还能够指导医生制订合理的治疗方案，降低医疗风险，保障患者的生命安全。因此，在口腔医学教育中加强临床思维的培养，对于提高医疗质量和安全具有重要意义。

3. 改善患者就医体验

口腔疾病往往会给患者带来较大的痛苦和不便，因此，医生在诊疗过程中需要更加关注患者的需求和感受。临床思维科学强调医生与患者之间的有效沟通，要求医生在诊疗过

程中充分倾听患者的诉求，解释治疗方案和预期效果，增强患者的信任感和满意度。通过临床思维的培养，医生可以更加人性化地处理医患关系，改善患者就医体验。

（三）口腔医学教育中临床思维科学的培养策略

1. 加强基础知识教育

扎实的医学基础知识是临床思维培养的基础。在口腔医学教育中，应加强对解剖学、生理学、病理学等基础学科的教学，帮助学生建立起完整的医学知识体系。同时，应注重口腔医学专业知识的传授，使学生掌握口腔疾病的发病机理、临床表现及治疗方法。

2. 强化临床实践教学

临床实践是临床思维培养的重要途径。在口腔医学教育中，应增加临床实践教学的比重，为学生提供更多的实践机会。通过参与临床实践，学生可以亲身感受临床工作的复杂性和多样性，从而锻炼自己的临床思维和决策能力。

3. 引入案例教学

案例教学是一种有效的教学方法，能够帮助学生更好地理解和应用临床思维。在口腔医学教育中，可以引入典型的口腔疾病案例，通过分析案例的诊疗过程，引导学生掌握临床思维的方法和技巧。同时，可以组织学生进行小组讨论和角色扮演等活动，增强学生的学习兴趣和参与度。

4. 培养批判性思维能力

批判性思维是临床思维的重要组成部分。在口腔医学教育中，应注重培养学生的批判性思维能力，鼓励他们对医学知识、诊疗方法以及临床实践进行深入的思考和质疑。通过培养批判性思维，学生可以更加独立地分析问题、解决问题，提高临床决策的准确性和有效性。

综上所述，临床思维科学在口腔医学教育中具有举足轻重的地位。通过加强临床思维的培养，可以提升学生的临床技能水平、保障医疗质量和安全、改善患者就医体验。因此，在口腔医学教育中应重视临床思维科学的传授和实践，不断探索和创新培养策略，为培养高素质的口腔医学人才做出积极贡献。

二、临床思维科学教学方法的探索与实践

临床思维是医学教育的核心，它关系到医生在临床实践中对疾病的认知、诊断和治疗。随着医学科技的不断发展，临床思维的培养已成为口腔医学教育中的重要环节。因此，探索和实践临床思维科学的教学方法，对于提高口腔医学教育质量、培养具备创新能力和实践能力的医学人才具有重要意义。

（一）临床思维科学教学方法的探索

1. 案例教学法

案例教学法是一种以真实或模拟的临床案例为基础的教学方法。通过引导学生分析、讨论和解决案例中的问题，能够帮助学生深入理解疾病的临床表现、诊断和治疗原则，同时锻炼其临床思维和决策能力。在口腔医学教育中，可以选取典型的口腔疾病案例，结合

临床实践，引导学生进行深入的探讨和学习。

2. 问题导向学习法

问题导向学习法（PBL）是一种以学生为主体的教学方法，强调学生通过提出问题、分析问题和解决问题来学习新知识。在口腔医学临床思维教学中，教师可以设计一系列与口腔疾病相关的问题，引导学生通过查阅文献、小组讨论等方式，自主寻找答案，从而培养其独立思考和解决问题的能力。

3. 模拟教学法

模拟教学法通过模拟真实的临床场景，让学生在模拟环境中进行实践操作，从而锻炼其临床思维和技能。在口腔医学教育中，可以利用模拟教学设备和技术，模拟口腔疾病的临床表现和治疗过程，让学生在模拟环境中进行实践操作和决策，提高其临床应对能力。

（二）临床思维科学教学方法的实践

1. 构建临床思维教学平台

为了有效地实施临床思维教学方法，需要构建一个完善的临床思维教学平台。该平台应包括丰富的教学资源、先进的教学设备和专业的教学团队。同时，应注重教学平台的互动性和开放性，鼓励学生积极参与教学过程，与教师和其他同学进行交流和合作。

2. 强化实践环节的教学

实践是锻炼临床思维的重要途径。因此，在口腔医学教育中，应增加实践环节的教学比重，为学生提供更多的实践机会。通过参与临床实践、模拟操作等活动，学生可以亲身感受临床工作的复杂性和多样性，从而锻炼自己的临床思维和技能。

3. 培养学生的自主学习能力

自主学习能力是临床思维培养的重要方面。在教学过程中，教师应注重培养学生的自主学习能力，引导学生学会如何有效地获取和利用信息、如何独立分析和解决问题。通过培养学生的自主学习能力，可以使其在未来的临床实践中更好地应对各种挑战和变化。

（三）临床思维科学教学方法的效果评估

为了确保临床思维科学教学方法的有效性，需要进行定期的效果评估。评估内容包括学生的临床思维能力、自主学习能力、团队合作能力等方面。评估方法可以采用问卷调查、实践操作考核、小组讨论等多种方式。通过评估结果的分析和反馈，可以及时调整教学方法和策略，进一步提高教学质量和效果。

（四）临床思维科学教学方法的挑战与展望

虽然临床思维科学教学方法在口腔医学教育中具有广阔的应用前景，但在实践过程中也面临一些挑战。例如，如何确保教学资源的充足性和先进性、如何提高学生的参与度和积极性、如何有效地评估教学效果；等等。未来，我们需要进一步探索和完善临床思维科学教学方法，加强与其他学科的交叉融合，推动口腔医学教育的创新发展。

临床思维科学教学方法的探索与实践是口腔医学教育的重要任务之一。通过构建完善的教学平台、强化实践环节的教学、培养学生的自主学习能力等措施，可以有效地提高学生的临床思维能力和综合素质。同时，我们也需要不断面对挑战、总结经验、创新方法，为培养更多优秀的口腔医学人才做出更大的贡献。

在未来的口腔医学教育中，我们期待看到更多创新性的临床思维教学方法的应用和实践。随着科技的不断进步和教育理念的不断更新，相信我们能够探索出更加高效、实用的临床思维教学方法，为口腔医学教育的发展注入新的活力。

三、临床思维科学在口腔修复学中的应用案例

口腔修复学作为口腔医学的一个重要分支，旨在通过各种修复手段，恢复患者口腔功能及美观。在临床实践中，临床思维科学的应用对于提高口腔修复的效果和患者满意度具有重要意义。下面将结合具体案例，探讨临床思维科学在口腔修复学中的应用。

（一）临床思维科学在口腔修复学中的重要性

临床思维科学强调医生在临床实践中应具备系统的医学知识、敏锐的观察力、严谨的逻辑推理能力、丰富的临床经验及良好的沟通能力。在口腔修复学中，这些能力对于确保修复方案的准确性和有效性至关重要。医生需要通过观察、询问、检查等手段，全面了解患者的口腔状况和需求，结合专业知识，制订最合适的修复方案。同时，医生需与患者进行有效沟通，解释治疗方案和预期效果，增强患者的信任感和配合度。

（二）应用案例分析

案例一：全口义齿修复

患者张先生，因牙周病导致牙齿脱落，需进行全口义齿修复。医生在接诊过程中，首先详细询问了患者的病史和口腔状况，随后进行了全面的口腔检查。医生通过观察患者的面型、咬合关系及口腔黏膜情况，发现患者存在咬合关系紊乱、牙槽骨吸收等问题。基于这些发现，医生结合专业知识，为其制订了个性化的全口义齿修复方案。

在修复过程中，医生首先对患者的口腔进行了预处理，包括调整咬合关系、治疗口腔黏膜疾病等，然后根据患者的口腔尺寸和形状，制作了精确的义齿模型，并进行了多次试戴和调整，以确保义齿的舒适度和稳定性。同时，医生还向患者详细解释了修复后的注意事项和维护方法，帮助患者更好地适应义齿。

经过一段时间的修复和适应，患者的口腔功能得到了有效恢复，面部外观也得到了明显改善。患者对修复效果表示满意，并对医生的专业技术和服务态度给予了高度评价。

案例二：前牙美容修复

患者李小姐，因前牙外伤导致牙齿缺损和颜色改变，需进行前牙美容修复。医生在接诊过程中，首先对患者的前牙进行了仔细检查，评估了缺损程度和颜色改变情况。随后医生结合患者的年龄、肤色、面部特征等因素，制订了个性化的前牙美容修复方案。

在修复过程中，医生首先采用了牙齿美白技术，改善了患者牙齿的颜色；随后利用先进的修复材料和技术，对缺损的牙齿进行了精确的修复和塑形。在修复过程中，医生特别注意保持牙齿的自然形态和色泽，以达到最佳的美容效果。

经过美容修复后，患者的前牙恢复了自然美观的外观，与周围牙齿协调一致。患者对修复效果非常满意，并表示自己的自信心得到了极大提升。

（三）临床思维科学在口腔修复学中的应用体会

通过以上两个案例，我们可以看出临床思维科学在口腔修复学中的重要作用。在接诊过程中，医生需要全面了解患者的口腔状况和需求，结合专业知识制订出最合适的修复方案。在修复过程中，医生需要运用精湛的技术和丰富的经验，确保修复效果的准确性和有效性。同时，医生需与患者进行有效沟通，解释治疗方案和预期效果，增强患者的信任感和配合度。

在临床实践中，临床思维科学的应用不仅提高了口腔修复的效果和患者满意度，还促进了医生个人技术的提升和口腔修复学的发展。因此，我们应不断学习和掌握临床思维科学的方法和技巧，将其更好地应用于口腔修复学的临床实践中。

临床思维科学在口腔修复学中的应用具有重要意义。通过全面了解患者的口腔状况和需求、制订个性化的修复方案、运用精湛的技术和丰富的经验以及与患者进行有效沟通等措施，可以确保修复效果的准确性和有效性，提高患者满意度。未来，随着医学技术的不断进步和口腔修复学的发展，我们期待临床思维科学在口腔修复学中的应用能够更加深入和广泛，为更多患者带来更好的口腔健康和生活质量。

综上所述，临床思维科学在口腔修复学中的应用是一个值得深入研究和探索的领域。通过不断学习和实践，我们可以不断提高自己的临床思维能力和技术水平，为患者提供更加优质、高效的口腔修复服务。

四、如何通过临床思维科学教学培养学生的实践能力

口腔医学作为医学领域的重要分支，要求医学人才不仅要具备扎实的医学知识，还要具备高度的临床思维和实践能力。实践能力是指医生在真实临床环境中，能够运用所学知识和技能，独立进行疾病诊断、治疗和预防的能力。临床思维科学教学作为一种科学的教学方法，旨在通过培养学生的临床思维，进而提升其实践能力。下面将探讨如何通过临床思维科学教学，有效地培养学生的实践能力。

（一）临床思维科学教学的核心要素

临床思维科学教学注重培养学生的临床思维能力，这包括观察、分析、推理、判断等多个方面。在教学过程中，教师需要引导学生掌握正确的临床思维方法，学会从患者的症状、体征中捕捉关键信息，进而做出准确的诊断和治疗方案。此外，临床思维科学教学还强调培养学生的批判性思维和创新精神，鼓励他们在面对复杂临床问题时，能够独立思考、勇于创新。

（二）临床思维科学教学在实践能力培养中的应用策略

1. 案例教学法与模拟实践相结合

案例教学法是临床思维科学教学的重要手段之一。通过选取典型的口腔疾病案例，教师可以引导学生进行深入的讨论和分析，帮助学生理解疾病的临床表现、诊断依据和治疗原则。同时，结合模拟实践，让学生在模拟的临床环境中进行角色扮演，模拟真实的诊疗过程，从而提高学生的实践能力。

2. 问题导向学习法促进自主学习

问题导向学习法鼓励学生通过提出问题、分析问题和解决问题来自主学习新知识。在口腔医学临床思维教学中，教师可以设计一系列与口腔疾病相关的问题，引导学生自主查阅文献、进行讨论，寻找答案。通过这种方式，学生可以主动参与到学习过程中，培养独立思考和解决问题的能力，进而提升实践能力。

3. 强化临床实习与实训环节

临床实习和实训是提高学生实践能力的重要途径。在临床思维科学教学中，教师应充分利用实习和实训机会，让学生在真实的临床环境中进行实践操作。通过参与患者的接诊、检查、诊断和治疗过程，学生可以直观地了解疾病的临床表现和治疗方法，积累临床经验，提高实践能力。

（三）优化临床思维科学教学以更好地培养实践能力的措施

1. 更新教学内容与方法

随着医学科技的不断发展，口腔医学领域的知识和技术也在不断更新。因此，临床思维科学教学需要不断更新教学内容和方法，以适应时代的需求。教师应关注最新的研究进展和临床指南，将其融入教学中，同时探索新的教学方法和手段，以提高教学效果。

2. 加强师资队伍建设

优秀的师资队伍是临床思维科学教学的关键。教师应具备扎实的医学知识、丰富的临床经验和良好的教学能力。学校应加强对教师的培训和管理，提高其临床思维教学水平，同时引进优秀的临床教师，为学生提供更好的教学服务。

3. 建立完善的评价体系

建立完善的评价体系是确保临床思维科学教学效果的重要保障。评价体系应包括对学生临床思维能力、实践能力和综合素质的评估。通过定期考核、实践操作考核、病例分析等多种方式，全面了解学生的学习情况和实践能力，为教学改进提供依据。

（四）实践应用与效果评估

在口腔医学教育中实施临床思维科学教学后，应对其效果进行评估。这包括观察学生在临床实践中的表现，以及评估他们的临床思维能力和实践能力是否有所提升。通过收集学生的反馈意见，了解他们对教学方法的接受程度和满意度，以便进一步优化教学方案。同时，可以对比实施临床思维科学教学前后的学生成绩和实践能力水平，以客观数据证明教学方法的有效性。

临床思维科学教学在培养学生实践能力方面发挥着重要作用。通过案例教学法、问题导向学习法以及强化临床实习与实训环节等策略，可以有效地提高学生的实践能力。然而，在教学过程中仍需关注教学内容的更新、师资队伍的建设以及评价体系的完善等方面的问题。未来，随着医学教育的不断发展，我们应继续探索和实践临床思维科学教学的新方法和新途径，为培养具备高度实践能力的口腔医学人才做出更大的贡献。

综上所述，临床思维科学教学在口腔医学教育中占有重要地位，是培养学生实践能力的重要途径。通过不断优化教学内容和方法，加强师资队伍建设，建立完善的评价体系，我们可以更好地发挥临床思维科学教学的作用，为培养优秀的口腔医学人才奠定坚实基础。

第二节 口腔医学教育应重视科研能力的培养

一、科研能力在口腔医学教育中的地位和作用

随着现代医学的不断发展，口腔医学作为一门综合性强、实践性高的学科，其教育体系和教学内容也在不断更新和完善。科研能力作为口腔医学教育的重要组成部分，对于培养学生的创新思维、提高临床实践水平、推动学科发展等都具有重要意义。下面将探讨科研能力在口腔医学教育中的地位和作用以及科研能力的培养等，以期为口腔医学教育的改革和发展提供有益的思考。

（一）科研能力在口腔医学教育中的地位

1. 科研能力是口腔医学教育的重要目标之一

口腔医学教育旨在培养具备扎实医学知识、高超临床技能和良好科研素养的医学人才。科研能力作为医学人才综合素质的重要组成部分，是口腔医学教育的重要目标之一。通过培养学生的科研能力，可以提高学生的创新思维和实践能力，为其未来的职业发展奠定坚实的基础。

2. 科研能力是口腔医学教育质量的重要体现

科研能力是衡量口腔医学教育质量的重要指标之一。一个优秀的口腔医学教育体系应该注重培养学生的科研思维和科研技能，使学生在学习过程中能够积累科研经验，提高科研水平。通过培养学生的科研能力，可以推动口腔医学教育的改革和创新，提高教育质量和教学水平。

（二）科研能力在口腔医学教育中的作用

1. 促进学生创新思维的培养

科研活动需要学生具备独立思考、勇于探索的精神，通过科研实践，学生可以学会发现问题、分析问题、解决问题的能力，从而培养创新思维。在口腔医学领域，随着技术的不断更新和疾病的不断变化，需要具备创新思维的人才来应对这些挑战。因此，培养学生的科研能力对于促进其创新思维的发展具有重要意义。

2. 提高临床实践水平

科研与临床实践密切相关。通过科研活动，一方面学生可以更深入地了解疾病的发病机制、治疗方法和预后评估等方面的知识，从而将其应用于临床实践中；另一方面，科研还可以推动新技术的研发和应用，为临床实践提供更多的选择和可能性。因此，培养学生的科研能力有助于提高其临床实践水平，为患者提供更好的医疗服务。

3. 推动学科发展与创新

口腔医学作为一个不断发展的学科，需要不断进行科研探索和创新。培养学生的科研能力，可以激发他们的探索精神和创新能力，为学科的发展注入新的活力。通过学生的科研实践，可以发现新的研究方向、解决临床难题、推动技术的革新，从而推动口腔医学学科的整体发展。

（三）如何加强口腔医学教育中科研能力的培养

1. 优化课程设置，注重科研素养的培养

在口腔医学教育中，应优化课程设置，将科研素养的培养贯穿于整个教育过程中。可以设置专门的科研课程，教授科研方法、科研论文写作等方面的知识；同时，在其他课程中可以融入科研元素，引导学生开展科研实践活动。

2. 加强科研实践训练，提高实践能力

实践是提高学生科研能力的关键。学校应提供充足的科研实践机会，如实验室开放、科研项目参与等，让学生在实际操作中锻炼科研技能。同时，教师应加强对学生的科研指导，帮助学生解决科研过程中遇到的问题。

3. 建立激励机制，激发学生的科研热情

为了激发学生的科研热情，学校应建立相应的激励机制。例如，可以设立科研奖学金、科研成果展示平台等，对在科研方面表现优秀的学生进行表彰和奖励；还可以邀请优秀科研人员进行学术讲座和交流活动，为学生提供更多的学习机会和启发。

科研能力在口腔医学教育中占据着举足轻重的地位，对于培养学生的综合素质、提高临床实践水平及推动学科发展都具有不可替代的作用。为了适应现代医学的发展需求，我们必须高度重视并加强口腔医学教育中科研能力的培养。

未来，随着科技的进步和医学领域的不断拓展，口腔医学教育将面临更多的挑战和机遇。我们应继续深化教育改革，优化教学方法和手段，不断探索和实践科研能力培养的新途径和新方法。同时，加强国际交流与合作，借鉴先进的教育理念和实践经验，推动口腔医学教育的国际化发展。

综上所述，科研能力在口腔医学教育中具有重要的地位和作用。通过加大科研能力的投入，我们可以培养出更多具备创新精神和实践能力的优秀口腔医学人才，为口腔医学事业的繁荣发展做出更大的贡献。

二、科研能力培养的方法和途径

在口腔医学教育中，科研能力的培养不仅是学生综合素质提升的关键环节，也是推动学科发展和创新的重要动力。然而，科研能力的培养并非一蹴而就，而是需要系统的方法和途径来加以引导和支持。下面将详细探讨科研能力培养的方法和途径，以期为口腔医学教育的改革和发展提供有益的参考。

（一）明确科研能力培养的目标和要求

在培养科研能力之前，首先要明确培养的目标和要求。口腔医学教育的科研能力培养目标应包括掌握基本的科研方法、具备独立思考和解决问题的能力、能够开展初步的科研实践等。同时，还应根据学生的实际情况和学科特点，制定具体的培养要求，如阅读一定数量的文献、参与科研项目、发表科研论文等。

（二）构建科研能力培养的课程体系

课程体系是科研能力培养的基础。在口腔医学教育中，应构建包括科研方法、科研伦理、科研论文写作等在内的科研课程体系。这些课程应注重理论与实践相结合，通过案例分析、课堂讨论、实验操作等方式，帮助学生掌握科研的基本知识和技能。同时，应开设跨学科课程，引导学生拓宽视野，了解其他学科的研究方法和思路，为未来的科研创新打下基础。

（三）加强科研实践训练

科研实践是科研能力培养的关键环节。在口腔医学教育中，应为学生提供充足的科研实践机会，如实验室开放、科研项目参与等。通过参与科研项目，学生可以亲身体验科研的全过程，从课题选择、实验设计、数据分析到论文撰写，逐步掌握科研的方法和技巧。此外，还可以组织科研竞赛、学术讲座等活动，激发学生的科研热情和创造力。

（四）搭建科研平台，提供资源支持

科研平台的搭建和资源支持是科研能力培养的重要保障。学校应建立科研实验室、图书馆等基础设施，为学生提供良好的科研环境。同时，应加强与科研机构、企业的合作，为学生提供更多的科研实践机会和资源支持。此外，还可以邀请科研领域的专家学者来校进行学术交流和指导，帮助学生解决科研过程中遇到的难题。

（五）实施导师制，发挥教师引导作用

在科研能力培养过程中，导师的引导作用至关重要。学校应实施导师制，为学生配备具有丰富科研经验的教师作为导师。导师应根据学生的兴趣和特长，为其制订个性化的科研计划，并提供具体的指导和帮助。通过与导师的交流和合作，学生可以更深入地了解科研的精髓和方法，从而提高自己的科研水平。

（六）注重科研思维和创新能力的培养

科研思维和创新能力是科研能力的核心。在口腔医学教育中，应注重培养学生的科研思维，引导其从临床实践中发现问题、提出问题、解决问题。同时，应鼓励学生勇于创新，敢于挑战传统观念和方法，探索新的研究方向和思路。通过培养学生的科研思维和创新能力，可以为其未来的科研发展奠定坚实的基础。

（七）建立科研能力评价机制

建立科学的科研能力评价机制是确保科研能力培养效果的重要手段。学校应制定明确的科研能力评价标准和方法，包括科研成果的数量和质量、科研过程的表现等方面。通过定期对学生进行科研能力评价，可以及时了解学生的科研进展和存在的问题，为后续的科研能力培养提供有针对性的指导。

科研能力的培养是一个系统工程，需要学校、教师、学生等多方面的共同努力。通过明确目标、构建课程体系、加强实践训练、搭建平台、实施导师制、培养科研思维和创新能力以及建立评价机制等多种方法和途径的综合运用，可以有效地提高学生的科研能力，为其未来的学术和职业发展打下坚实的基础。同时，这也将有力推动口腔医学学科的持续发展和创新。

在未来的口腔医学教育中，我们应继续探索和实践科研能力培养的新方法和新途径，不断完善和优化教育体系，为培养更多具备高度科研能力的口腔医学人才做出更大的贡献。

三、口腔修复学领域的科研热点和前沿

口腔修复学作为口腔医学的重要分支，旨在通过修复、重建和替换等手段，恢复或改善口腔及颌面部功能、形态和美观。随着科技的进步和医学研究的深入，口腔修复学领域不断涌现出新的科研热点和前沿技术。本节将对口腔修复学领域的科研热点和前沿进行综述，以期为相关研究和实践提供参考。

（一）口腔修复材料的研究进展

口腔修复材料是口腔修复学的基础，其性能直接关系到修复效果。近年来，口腔修复材料的研究取得了显著进展，主要包括以下两个方面：

1. 生物相容性材料的研究

生物相容性材料是口腔修复领域的研究重点，旨在开发具有良好生物相容性、稳定性和美观性的修复材料。目前，研究者们正致力于探索新型的生物活性材料，如具有骨再生能力的生物陶瓷、生物高分子材料等，以提高修复效果并减少并发症。

2. 纳米材料在口腔修复中的应用

纳米技术为口腔修复材料的研究提供了新的思路。纳米材料具有独特的物理、化学和生物性能，如高比表面积、良好的生物相容性和抗菌性能等。研究者正在探索将纳米材料应用于口腔修复材料中，以提高其性能并拓展其应用范围。

（二）数字化技术在口腔修复中的应用

数字化技术是口腔修复学领域的另一重要科研热点。随着计算机技术和医学影像技术的不断发展，数字化技术在口腔修复中的应用越来越广泛，主要包括以下两个方面：

1. 口腔三维扫描技术

口腔三维扫描技术能够快速、准确地获取口腔内的三维数据，为修复体的设计和制作提供了重要的依据。通过口腔三维扫描技术，医生可以在计算机上模拟修复过程，预测修复效果，从而提高修复的成功率。

2.CAD/CAM 技术在口腔修复中的应用

CAD/CAM 技术能够实现修复体的自动化设计和制作，大大提高了修复体的制作效率和精度。通过 CAD/CAM 技术，医生可以根据患者的口腔数据，快速设计出符合患者需求的修复体，并通过数控机床进行精确加工，从而实现修复体的个性化定制。

（三）再生医学在口腔修复中的应用

再生医学是近年来口腔修复学领域的研究热点之一。通过再生医学技术，可以修复或替换受损的口腔组织，恢复其功能和形态。目前，再生医学在口腔修复中的应用主要包括以下两个方面：

1. 组织工程技术

组织工程技术通过体外培养细胞和组织，构建出具有特定功能的生物替代品，用于修复或替换受损的口腔组织。目前，研究者们正在探索利用干细胞、生长因子等生物活性物质，构建出更接近于天然组织的修复体，以提高修复效果。

2. 基因治疗在口腔修复中的应用

基因治疗通过改变细胞的基因表达，促进受损组织的再生和修复。在口腔修复领域，基因治疗技术可用于治疗牙周病、口腔黏膜病等口腔疾病，促进组织的再生和修复。

（四）口腔修复学的跨学科研究

口腔修复学是一个多学科交叉的领域，涉及材料科学、生物医学工程、计算机科学等多个学科。跨学科研究为口腔修复学的发展提供了新的思路和方法，主要包括以下两个方面：

1. 材料科学与口腔修复学的结合

材料科学为口腔修复材料的研究提供了理论基础和技术支持。通过跨学科合作，可以开发出性能更优越、功能更完善的口腔修复材料，提高修复效果并减少并发症。

2. 生物医学工程与口腔修复学的融合

生物医学工程关注于人体生理、病理及医疗技术的结合。在口腔修复领域，生物医学工程的应用有助于深入了解口腔组织的生理结构和功能特点，为修复体的设计和制作提供更准确的依据。

口腔修复学领域的科研热点和前沿技术不断涌现，为口腔修复技术的发展和创新提供了强大的动力。未来，随着科技的进步和医学研究的深入，口腔修复学领域将继续探索新的科研方向和技术手段，为口腔修复的临床实践提供更加高效、精准和个性化的解决方案。同时，跨学科合作将成为推动口腔修复学发展的重要力量，促进不同学科之间的知识交流和技术融合，共同推动口腔修复学领域的进步和发展。

四、如何将科研成果转化为教学实践

科研成果是学术研究的结晶，它代表了新的知识、新的理论或新的技术。然而，科研成果的价值并不仅仅在于其学术意义，更在于其能否被有效地应用于实践，尤其是教学实践。将科研成果转化为教学实践，不仅有助于提升教学质量，更能培养学生的创新思维和实践能力。下面将探讨如何将科研成果转化为教学实践，以期为教育工作者提供有益的参考。

（一）科研成果转化的重要性

科研成果转化是科研活动的重要一环，它能够将理论知识与实际应用相结合，推动学科发展和创新。在教学实践中，科研成果的转化具有以下几方面的重要性：

1. 提升教学质量

科研成果往往代表了学科的前沿和最新进展，将其引入教学实践，能够丰富教学内容，使教学更加贴近实际，从而提升教学质量。

2. 培养学生能力

科研成果的转化有助于培养学生的创新思维和实践能力。通过将科研成果引入课堂，引导学生参与科研活动，能够激发学生的探究欲望，培养他们的创新精神和解决问题的能力。

3. 推动学科发展

科研成果的转化能够促进学科之间的交流与合作，推动学科的发展和创新。通过教学实践，科研成果能够得到更广泛的传播和应用，从而推动整个学科领域的进步。

（二）科研成果转化为教学实践的途径

1. 更新教学内容

将科研成果引入课堂，更新教学内容，是科研成果转化为教学实践的重要途径。教师可以通过查阅最新的科研文献，了解学科前沿和最新进展，将相关成果融入教学中，使教学内容更加丰富、前沿和实用。

2. 创新教学方法

科研成果的转化需要创新教学方法，以适应新的教学内容和教学要求。教师可以采用案例分析、小组讨论、项目驱动等教学方法，引导学生积极参与科研活动，培养他们的实践能力和创新思维。

3. 开展科研实践活动

组织学生参与科研实践活动，是科研成果转化为教学实践的有效方式。教师可以结合课程内容，设计科研实践项目，引导学生开展实验、调查、分析等科研工作，让他们在实践中学习和应用科研成果。

4. 建立产学研合作机制

产学研合作是实现科研成果转化的重要途径。学校可以与企业、科研机构等建立合作关系，共同开展科研项目，推动科研成果的转化和应用。通过产学研合作，学校可以获得更多的实践机会和资源支持，从而提高教学水平和科研实力。

（三）面临的挑战与对策

尽管将科研成果转化为教学实践具有重要意义，但在实际操作过程中也面临一些挑战。以下是主要的挑战及相应的对策：

1. 科研与教学脱节

有时科研成果与教学实践之间存在一定的脱节现象。为解决这一问题，应加强科研与教学的互动，鼓励教师将科研成果与教学实践相结合，形成良性循环。

2. 教师科研能力有限

部分教师缺乏足够的科研能力，难以将科研成果有效转化为教学实践。因此，学校应加强对教师的科研培训，提高他们的科研素养和能力。

3. 学生参与度不高

学生参与科研实践活动的积极性不高，可能影响科研成果的转化效果。为提高学生的参与度，教师可以设计更具吸引力的科研实践项目，并给予适当的奖励和激励。

4. 资金支持不足

科研成果转化需要一定的资金支持，但部分学校面临资金短缺的问题。为解决这个问题，学校可以积极争取政府、企业等外部资金支持，同时加强内部资金管理和使用效率。

将科研成果转化为教学实践是一项长期而艰巨的任务，需要教育工作者付出不懈的努力。通过更新教学内容、创新教学方法、开展科研实践活动以及建立产学研合作机制等途径，可以将科研成果有效地转化为教学实践，提升教学质量和培养学生的创新能力。同时，我们应正视面临的挑战，积极寻求对策，为科研成果的转化创造更好的条件和环境。

五、科研能力培养中需要注意的问题

科研能力的培养是高等教育中的重要任务之一，它关乎着学生的综合素质提升以及未来的学术和职业发展。然而，在科研能力培养的过程中，我们也需要注意一些问题，以确保培养工作的有效性和可持续性。下面将详细探讨科研能力培养中需要注意的问题，以期为相关教育工作者提供有益的参考。

（一）明确培养目标和要求

在科研能力培养的初期，明确培养目标和要求是至关重要的。我们需要根据学生的实际情况和学科特点，制定具体、明确的培养目标，包括掌握基本的科研方法、具备独立思考和解决问题的能力、能够开展初步的科研实践等。同时，需要对培养目标进行细化和量化，以便后续的评价和反馈。

（二）注重基础知识和技能的积累

科研能力的培养不是一蹴而就的，它需要建立在扎实的基础知识和技能之上。因此，在科研能力培养的过程中，我们需要注重学生对基础知识和技能的掌握，包括文献检索、实验设计、数据处理等方面的技能。只有具备了这些基本能力，学生才能更好地进行科研工作，并取得有意义的成果。

（三）培养学生的创新思维和实践能力

科研工作的核心在于创新，因此，培养学生的创新思维和实践能力是科研能力培养的关键。在教学过程中，我们需要鼓励学生敢于挑战传统观念和方法，勇于提出新的观点和思路。同时，需要为学生提供充足的实践机会，让他们在实践中学习和掌握科研技能，锻炼自己的实践能力。

（四）加强科研伦理和学术规范的教育

科研伦理和学术规范是科研工作的基本准则，对于保障科研工作的质量和信誉具有重要意义。因此，在科研能力培养的过程中，需要加强对学生的科研伦理和学术规范教育，让他们了解并遵守相关的规定和要求。这包括尊重他人的知识产权、避免学术不端行为、保证研究数据的真实性和可靠性等方面。

（五）建立有效的评价和反馈机制

评价和反馈是科研能力培养中的重要环节，它能够帮助我们及时了解学生的科研进展和存在的问题，为后续的培养工作提供有针对性的指导。因此，我们需要建立有效的评价和反馈机制，对学生的科研成果、科研过程以及科研能力进行全面、客观的评价。同时，我们还需要及时反馈评价结果，让学生了解自己的优点和不足，以便更好地调整自己的科研方向和方法。

（六）关注个体差异和因材施教

每个学生都具有独特的个性和能力特点，因此在科研能力培养的过程中，我们需要关注个体差异，因材施教，针对不同学生的特点和需求，制订个性化的培养方案，提供不同的教学资源和实践机会。同时，我们还需要关注学生的情感需求和心理状态，为他们提供必要的支持和帮助，以激发他们的科研热情和积极性。

（七）加强科研团队建设和合作

科研团队是科研工作的重要组织形式，它能够为学生提供良好的科研环境和资源支持。因此，在科研能力培养的过程中，我们需要加强科研团队的建设和管理，为学生提供更多的团队合作机会。通过团队合作，学生既可以更好地学习和掌握科研技能，也可以培养自己的团队协作精神和沟通能力。

（八）保持科研与教学的紧密结合

科研与教学是相互促进、相辅相成的。在科研能力培养的过程中，我们需要保持科研与教学的紧密结合，将科研成果和教学内容相互融合。通过引入科研成果和科研案例，我们可以丰富教学内容，提高教学质量；同时，通过教学过程中的问题反馈和实践需求，可以为科研工作提供新的思路和方向。

（九）注重科研能力的可持续发展

科研能力的培养不是一时的任务，而是需要长期关注和持续努力的。因此，我们需要注重科研能力的可持续发展，为学生提供持续的支持和指导。这包括定期举办科研讲座、提供科研指导和咨询、鼓励学生参与科研项目和学术交流等方面。通过这些措施，可以帮助学生不断提升自己的科研能力，为未来的学术和职业发展打下坚实的基础。

科研能力的培养是一个复杂而系统的过程，需要注意多个方面的问题。通过明确培养目标和要求、注重基础知识和技能的积累、培养学生的创新思维和实践能力、加强科研伦理和学术规范的教育、建立有效的评价和反馈机制、关注个体差异和因材施教、加强科研团队建设和合作、保持科研与教学的紧密结合，以及注重科研能力的可持续发展等措施，可以有效地提升学生的科研能力，为他们的未来发展奠定坚实的基础。同时，我们也需要不断地反思和总结科研能力培养的经验和教训，以便更好地指导未来的培养工作。

第三节　口腔医学教育应加强人文素质教育

一、人文素质教育在口腔医学教育中的意义

随着医学科技的飞速发展，口腔医学作为医学领域的一个重要分支，其专业知识和技能的培养受到了广泛关注。然而，在强调专业技能的同时，我们也不能忽视人文素质教育在口腔医学教育中的重要意义。人文素质教育旨在培养学生的人文素养和人文精神，使其具备全面的医学素养和人文关怀能力。下面将详细探讨人文素质教育在口腔医学教育中的意义，以期为口腔医学教育的发展提供有益的参考。

（一）人文素质教育与口腔医学教育的关系

人文素质教育与口腔医学教育紧密相关，二者相互促进、相互补充。口腔医学作为一门涉及人体健康和生命质量的学科，其教育不仅要求学生掌握扎实的专业知识，还需要具备丰富的人文素养。人文素质教育能够帮助学生更好地理解患者的需求和心理，提高沟通技巧和人际交往能力，从而更好地为患者提供优质的医疗服务。

（二）人文素质教育在口腔医学教育中的具体意义

1. 提升患者的就医体验

口腔疾病往往与患者的日常生活密切相关，如饮食、言语、面部美观等。因此，口腔医生不仅需要具备专业的治疗技能，还需要具备丰富的人文素养，能够理解患者的需求和心理，提供个性化的诊疗方案。通过人文素质教育，口腔医学专业的学生可以学会如何与患者建立良好的沟通关系，关注患者的心理感受，提供温暖的人文关怀，从而提升患者的就医体验。

2. 促进医患关系的和谐发展

医患关系是医疗工作中至关重要的一环。口腔医生与患者之间的有效沟通是建立和谐医患关系的关键。人文素质教育有助于培养学生的同理心和共情能力，使其能够更好地理解患者的痛苦和困扰，给予患者更多的关心和支持。通过加强人文素质教育，口腔医学专业的学生可以学会如何在医疗过程中尊重患者、关心患者、理解患者，从而建立起和谐、信任的医患关系。

3. 增强医生的职业道德和责任感

口腔医生作为医疗行业的从业者，其职业道德和责任感对于保障患者权益和提高医疗质量具有重要意义。人文素质教育强调对人的尊重和关怀，有助于培养学生的医德医风，使其能够自觉遵守医疗行业的职业道德规范，对患者负责、对生命负责。通过人文素质教育，口腔医学专业的学生可以深刻理解医学的崇高使命和医生的神圣职责，从而增强自身的职业道德和责任感。

4. 拓宽医生的视野和思维方式

人文素质教育涵盖了文学、哲学、艺术等多个领域的知识，能够帮助学生拓宽视野，培养跨学科的思维方式。对口腔医生来说，这种跨学科的思维方式有助于他们更全面地理解患者的需求，更深入地探索疾病的本质，更灵活地运用专业知识进行治疗。此外，人文素质教育还能够激发医生的创新思维和批判性思维，推动口腔医学领域的进步和发展。

（三）实施人文素质教育的途径与方法

1. 课程设置与教学改革

在口腔医学教育中，应适当增加人文素质教育的课程比重，如医学伦理学、医学心理学、医学社会学等。同时，对现有的专业课程进行教学改革，将人文素质教育融入其中，使学生在学习专业知识的同时，能够提升人文素养。

2. 实践教学与临床实习

实践教学和临床实习是口腔医学教育的重要环节，也是培养学生人文素质的有效途径。

通过参与临床实践活动，学生可以亲身体验医患关系的处理、患者需求的满足以及人文关怀的实践，从而加深对人文素质教育的理解和应用。

3. 校园文化与学术氛围

校园文化是学校精神风貌的集中体现，也是培养学生人文素质的重要载体。通过举办丰富多彩的校园文化活动，如医学人文讲座、医学伦理讨论会等，可以营造浓厚的学术氛围和人文关怀氛围，使学生在潜移默化中受到人文素质教育的熏陶。

人文素质教育在口腔医学教育中具有重要意义，它不仅能够提升患者的就医体验，促进医患关系的和谐发展，还能增强医生的职业道德和责任感，拓宽医生的视野和思维方式。因此，我们应加强口腔医学教育中的人文素质教育，通过课程设置与教学改革、实践教学与临床实习以及校园文化与学术氛围的营造等途径与方法，全面提高学生的人文素养和人文精神，为培养具备全面医学素养和人文关怀能力的口腔医学人才奠定坚实基础。

二、人文素质教育的内容和方式

人文素质教育作为现代教育体系的重要组成部分，旨在培养学生的人文精神、人文知识和人文技能，使其具备深厚的人文素养。在当今社会，随着科技的飞速发展，人文素质教育的重要性日益凸显。它不仅关乎个体的全面发展，更是社会文明进步的重要标志。因此，深入探讨人文素质教育的内容和方式，对于提升教育质量、培养优秀人才具有重要意义。

（一）人文素质教育的内容

1. 人文精神的培养

人文精神是人文素质教育的核心，它包括人的尊严、价值、情感、道德等方面的追求。在人文素质教育中，应着重培养学生的尊重他人、关爱生命、追求真理、崇尚美德等人文精神，使其具备高度的社会责任感和道德感。

2. 人文知识的传授

人文知识是人文素质教育的基础，涵盖了文学、历史、哲学、艺术等多个领域。通过学习这些领域的知识，学生可以了解人类文化的多样性，理解不同文明背景下的价值观和思想观念，从而拓宽视野，增强文化底蕴。

3. 人文技能的提升

人文技能包括批判性思维、创新思维、沟通能力、协作能力等，这些技能是学生在未来社会生活中必不可少的。通过人文素质教育，学生应学会独立思考、分析问题、表达观点，以及与他人合作解决问题的能力。

（二）人文素质教育的方式

1. 课堂教学与课程设置

课堂教学是人文素质教育的主要途径。学校应设置丰富的人文课程，包括必修课和选修课，以满足不同学生的需求。在课堂教学中，教师应注重启发式教学，引导学生主动思考、积极探索，培养学生的批判性思维和创新能力。

2. 实践教学与活动体验

实践教学是人文素质教育的重要补充。通过组织学生参与社会实践、志愿服务、文化体验等活动，让学生在实践中感受人文精神的内涵，提升人文技能。此外，学校还可以举办人文讲座、文化展览、艺术表演等活动，为学生提供丰富多彩的人文体验。

3. 校园文化与隐性教育

校园文化是人文素质教育的隐性教育资源。学校应营造积极向上的校园文化氛围，倡导尊重、包容、开放、创新的价值观，使学生在潜移默化中受到人文素质教育的熏陶。同时，教师应以身作则，用自身的言行和品质去影响和感染学生。

4. 家庭教育与社会环境的支持

人文素质教育不仅仅局限于学校，家庭和社会环境也发挥着重要作用。家庭是孩子成长的摇篮，家长应关注孩子的情感需求，培养其良好的道德品质和行为习惯。社会环境则应为人文素质教育提供支持和保障，如加强社会公德教育、倡导文明风尚等。

（三）人文素质教育的实施策略

1. 加强师资队伍建设

教师是人文素质教育的实施者，其素质和能力直接影响到教育效果。因此，学校应加强对教师的培训和引进力度，提高教师的人文素养和教学水平。同时，教师应不断自我提升，更新教育观念和方法，以适应人文素质教育的发展需求。

2. 建立完善的评价体系

评价是人文素质教育的重要环节。学校应建立科学、合理的评价体系，对学生在人文精神、人文知识和人文技能等方面的表现进行全面、客观的评价。通过评价，可以发现学生在人文素质教育中存在的问题和不足，为后续的改进和提升提供依据。

3. 加强国际交流与合作

人文素质教育具有全球性和跨文化的特点。学校应积极开展国际交流与合作，引进国外先进的教育理念和方法，拓宽学生的国际视野。同时，通过文化交流活动等形式，增进不同文化背景下学生之间的相互理解和尊重。

人文素质教育是一项长期而艰巨的任务，需要学校、家庭和社会的共同努力。通过丰富多样的教育内容和方式，可以有效地培养学生的人文精神、人文知识和人文技能，为他们的全面发展和社会进步奠定坚实基础。在未来的教育实践中，我们应不断探索和创新人文素质教育的途径和方法，以适应时代的发展和社会的需求。

三、如何将人文素质教育与口腔修复学教学相结合

随着现代医学模式的转变，口腔修复学作为口腔医学的重要分支，不仅要求医生具备扎实的专业技能，还需具备深厚的人文素养。人文素质教育与口腔修复学教学的结合，旨在培养既具备专业技能又具备人文关怀能力的口腔修复医生，以更好地满足患者的需求，提升医疗服务质量。下面将探讨如何将人文素质教育与口腔修复学教学相结合。

（一）人文素质教育在口腔修复学教学中的重要性

1. 增强患者信任与满意度

口腔修复涉及患者面部美观、咀嚼功能及生活质量等方面，患者对修复效果往往有较高期望。具备人文素质的口腔修复医生能够更好地理解患者的需求和期望，通过有效的沟通和人文关怀，增强患者的信任感和满意度，从而提高患者的就医体验。

2. 促进医患沟通与和谐关系

人文素质教育有助于口腔修复医生提升沟通技巧和人际交往能力，与患者建立良好的沟通关系。通过倾听、理解和关心患者，医生能够更好地了解患者的需求和问题，提供个性化的诊疗方案，从而促进医患关系的和谐发展。

3. 提升医生职业素养与道德水平

人文素质教育强调医生的职业道德和责任感，使口腔修复医生在执业过程中始终遵循医学伦理规范，尊重患者的权益和尊严。通过人文素质教育的熏陶，医生能够形成正确的价值观和职业观，提升职业素养和道德水平。

（二）人文素质教育与口腔修复学教学相结合的策略

1. 优化课程设置，融入人文教育内容

在口腔修复学教学中，应优化课程设置，将人文教育内容融入其中。例如，在专业课程中增加医学伦理学、医学心理学、医患沟通等人文课程，使学生在学习专业知识的同时提升人文素养。此外，还可以通过开设专题讲座、研讨会等形式，引导学生深入探讨人文素质在口腔修复领域的重要性。

2. 加强实践教学，培养人文关怀能力

实践教学是提升学生人文关怀能力的重要途径。在口腔修复学教学中，应注重实践环节的设计与实施。通过模拟真实诊疗场景、角色扮演等方式，让学生在实践中体验医患沟通、患者关怀等人文素质的应用。同时，鼓励学生参与志愿服务、临床实习等活动，亲身感受患者需求，培养人文关怀能力。

3. 营造人文氛围，浸润人文精神

校园文化氛围对于学生人文素质的培养具有潜移默化的影响。在口腔修复学教学中，应营造积极向上、充满人文关怀的校园文化氛围。通过举办医学人文讲座、文化节等活动，让学生在浓厚的文化氛围中感受人文精神的魅力。同时，加强师德师风建设，发挥教师的榜样作用，以自身的言行和品质去影响和感染学生。

4. 创新教学方法，提升人文教育效果

在教学方法上，应注重创新，采用多种形式的教学手段来提升人文教育的效果。例如，利用多媒体教学、案例教学等现代化教学手段，使人文教育内容更加生动、形象；通过小组讨论、角色扮演等互动式教学方式，激发学生的学习兴趣和积极性；引入患者真实案例，让学生在分析问题的过程中提升人文关怀能力。

（三）面临的挑战与应对策略

虽然人文素质教育与口腔修复学教学的结合具有重要意义，但在实际操作过程中也面临着一些挑战。例如，课程设置和教学内容可能难以平衡专业知识与人文教育的比重；实践教学环节可能受到时间、场地等条件的限制；校园文化氛围的营造需要长期的努力和积累等。针对这些挑战，我们应采取以下应对策略：

一是制订科学的课程设置和教学计划，确保专业知识与人文教育的有机结合；

二是加强实践教学基地的建设和管理，为实践教学提供有力保障；

三是加强校园文化建设，形成具有特色的医学人文氛围；

四是加强师资队伍建设，提高教师的人文素养和教学水平。

人文素质教育与口腔修复学教学的结合是提升医疗服务质量、培养优秀口腔修复医生的重要途径。通过优化课程设置、加强实践教学、营造人文氛围以及创新教学方法等策略，可以有效地将人文素质教育融入口腔修复学教学中，培养出既具备专业技能又具备人文关怀能力的口腔修复医生，为患者的健康福祉贡献力量。

四、人文素质教育在口腔医学教育中的实施效果评估

随着现代医学模式的转变，口腔医学教育不再局限于专业知识的传授，而是更加注重学生人文素质的培养。人文素质教育在口腔医学教育中的实施，旨在提高学生的沟通能力、团队协作能力和职业道德水平，以适应现代医学模式的需求。下面将探讨人文素质教育在口腔医学教育中的实施效果，并对其进行评估，以期为口腔医学教育的改革与发展提供参考。

（一）人文素质教育在口腔医学教育中的实施情况

近年来，口腔医学教育逐渐认识到人文素质教育的重要性，并在课程设置、教学方法等方面进行了积极探索和实践。具体来说，人文素质教育在口腔医学教育中的实施主要体现在以下几个方面：

1. 课程设置方面

口腔医学教育增设了医学伦理学、医学心理学、医患沟通等人文素质相关课程，使学生能够在学习专业知识的同时，提升人文素养。

2. 教学方法方面

口腔医学教育注重采用案例教学、角色扮演等互动式教学方法，让学生在实践中提升沟通能力和团队协作能力。

3. 实践教学方面

通过组织临床实习、志愿服务等活动，让学生在实践中感受患者需求，培养人文关怀能力。

（二）实施效果评估方法

为了全面评估人文素质教育在口腔医学教育中的实施效果，可以采用以下几种评估方法：

1. 问卷调查法

设计问卷，针对口腔医学专业的学生进行调查，了解他们对人文素质教育的认知、态度和满意度。

2. 访谈法

对口腔医学专业的教师、学生和患者进行访谈，了解他们对人文素质教育的看法和建议。

3. 观察法

通过观察学生在临床实习、志愿服务等活动中的表现，评估他们的人文关怀能力和职业素养。

（三）实施效果评估结果

1. 学生人文素质提升显著

通过问卷调查和观察法发现，经过人文素质教育的口腔医学专业学生，其人文素质得到了显著提升。他们能够更好地理解患者需求，关注患者情感，提升了沟通能力和团队协作能力。同时，他们更加注重职业道德和医学伦理，对待患者更加认真负责。

2. 教师对人文素质教育的认可度提高

通过访谈法了解到，口腔医学专业的教师普遍认可人文素质教育的重要性，并认为人文素质教育的实施对于提升学生的职业素养和综合能力具有积极意义。他们积极参与人文素质教育的改革与实践，不断探索更加有效的教学方法。

3. 患者满意度提升

通过访谈患者发现，经过人文素质教育的口腔医学专业学生，在医疗服务过程中能够给予患者更多的关心和安慰，提升了患者的就医体验。患者普遍对这些学生的服务态度和人文关怀能力表示满意。

（四）存在的问题与挑战

虽然人文素质教育在口腔医学教育中的实施取得了一定的成效，但仍存在一些问题和挑战：

1. 人文素质教育与专业知识教育的平衡问题

如何在保证专业知识教育的基础上，有效融入人文素质教育内容，是一个需要解决的问题。

2. 教师人文素质的提升

人文素质教育的实施需要教师具备较高的人文素养和教学能力。目前，部分教师在人文素质方面还有待提升。

3. 实践教学资源的不足

人文素质教育的实施需要丰富的实践教学资源支持。然而，目前部分口腔医学院校在实践教学资源方面还存在不足。

（五）改进措施与建议

针对以上问题和挑战，笔者提出以下改进措施与建议：

一是优化课程设置，平衡专业知识教育与人文素质教育的比重，确保两者相互促进。

二是加强师资队伍建设，提升教师的人文素养和教学能力，发挥教师在人文素质教育中的引领作用。

三是加强实践教学资源的建设和管理，为人文素质教育的实施提供有力保障。

四是建立完善的人文素质教育评估体系，定期对人文素质教育的实施效果进行评估和反馈，以便及时调整和改进教学方法和内容。

人文素质教育在口腔医学教育中的实施效果评估是一项复杂而重要的工作。通过本次评估，我们发现人文素质教育在提升学生人文素质、改善医患关系等方面发挥了积极作用。然而，仍存在一些问题和挑战需要我们去面对和解决。未来，我们将继续深化人文素质教育的改革与实践，探索更加有效的教学方法和途径，为培养具有高尚医德和精湛医术的口腔医学人才贡献力量。

五、人文素质教育面临的挑战与应对策略

在现代医学教育中，人文素质教育的重要性日益凸显。然而，随着社会的快速发展和医学技术的不断更新，人文素质教育在口腔医学教育中面临着诸多挑战。下面将深入探讨这些挑战，并提出相应的应对策略，以期推动人文素质教育在口腔医学教育中的有效实施。

（一）人文素质教育面临的挑战

1. 医学技术的快速发展与人文关怀的失衡

随着医学技术的飞速发展，口腔医学领域涌现出许多新技术和新疗法。然而，这些技术的快速发展往往导致医学教育中过分强调技能培养，而忽视了人文关怀的重要性。这种失衡使得学生在面对患者时，往往只关注技术操作，而忽视了患者的情感需求和心理状态。

2. 课程设置与教学内容的不完善

当前，部分口腔医学院校在课程设置和教学内容上仍存在不足。一方面，人文素质教育相关课程较少，且往往以理论讲授为主，缺乏实践环节；另一方面，专业知识教育与人文素质教育的融合不够紧密，导致学生难以将人文知识运用到实际的临床工作中。

3. 教师人文素质参差不齐

教师的人文素质直接关系到人文素质教育的效果。然而，当前口腔医学教育领域的教师队伍中，部分教师的人文素质还有待提升。他们可能缺乏足够的人文素养和教学能力，难以有效地传授人文知识和培养学生的人文关怀能力。

4. 社会文化环境的复杂多变

社会文化环境对人文素质教育的实施具有重要影响。在当今社会，多元文化的交融和冲突使得学生的价值观念和行为习惯更加复杂多变。这使得人文素质教育的难度加大，需要教育者具备更高的敏锐性和应变能力。

（二）应对策略

1. 平衡医学技术与人文关怀的教育重点

面对医学技术的快速发展，口腔医学教育应更加注重人文关怀与技能培养的平衡。教育者应引导学生认识到技术操作与人文关怀的相互关系，强调在技能提升的同时，注重患者的情感需求和心理状态。同时，通过临床实践和志愿服务等活动，让学生亲身体验人文关怀的重要性，培养他们的同理心和关爱之心。

2. 完善课程设置与教学内容

为了提升人文素质教育的效果，口腔医学院校应完善课程设置和教学内容。首先，增加人文素质教育相关课程的比重，如医学伦理学、医学心理学、医患沟通学等，并确保这些课程既有理论深度又有实践意义。其次，加强专业知识教育与人文素质教育的融合，将人文知识渗透到专业课程的各个环节中，使学生在学习专业知识的同时，不断提升自己的人文素养。

3. 提升教师的人文素质与教学能力

教师的人文素质和教学能力对人文素质教育的实施至关重要。因此，口腔医学院校应加强对教师的培训和教育，提升他们的人文素养和教学能力。首先，通过组织教师参加人文素质提升课程、开展教学研讨活动等方式，使教师不断更新教育观念，提高教学水平。其次，建立激励机制，鼓励教师积极参与人文素质教育的改革与实践，发挥他们在人文素质教育中的引领作用。

4. 营造积极的社会文化环境

社会文化环境对人文素质教育的实施具有重要影响。因此，口腔医学院校应加强与社会的联系，营造积极的社会文化环境。通过举办医学人文讲座、开展校园文化活动等方式，引导学生树立正确的价值观念和行为习惯。同时，加强与患者和社区的联系，让学生在实际的医疗服务中感受患者的需求和期望，培养他们的社会责任感和使命感。

人文素质教育在口腔医学教育中面临着诸多挑战，但只要我们积极应对，采取有效的策略，就能够克服这些困难，推动人文素质教育的有效实施。通过平衡医学技术与人文关怀的教育重点、完善课程设置与教学内容、提升教师的人文素质与教学能力以及营造积极的社会文化环境等措施，可以培养出既具备专业技能又具备人文关怀能力的口腔医学人才，为社会的健康发展贡献力量。同时，我们也需要不断地反思和改进人文素质教育的实施方式和方法，以适应不断变化的社会需求和医学发展趋势。

第四节　口腔医学教育应重视学生心理素质的培养

一、心理素质在口腔医学人才培养中的重要性

口腔医学作为医学领域的一个重要分支，其人才培养不仅要求具备扎实的专业知识与技能，更要求具备良好的心理素质。心理素质是指个体在心理过程、个性心理特征以及心理状态方面所表现出来的稳定特质。在口腔医学人才培养中，心理素质的重要性不容忽视，它关系到学生的个人发展、医疗服务质量以及医患关系的和谐。下面将详细探讨心理素质在口腔医学人才培养中的重要性，以期为口腔医学教育提供有益的参考。

（一）心理素质在口腔医学人才培养中的重要性体现

1. 提升应对压力的能力

口腔医学人才在工作中常常面临来自患者、工作负荷、职业发展等多方面的压力。具备良好的心理素质，能够使学生更好地应对这些压力，保持冷静、理智的态度，避免因压

力过大而产生焦虑、抑郁等负面情绪。同时，心理素质的提升还有助于学生更好地处理工作中的突发事件和紧急情况，确保医疗服务的安全和有效。

2. 增强沟通与协作能力

口腔医学工作需要医生与患者、同事之间进行密切的沟通与协作。首先，良好的心理素质有助于学生提高沟通技巧，增强同理心，更好地理解患者的需求和感受，从而建立和谐的医患关系。其次，心理素质的提升还有助于学生更好地融入团队，与同事保持良好的合作关系，共同为患者提供优质的医疗服务。

3. 促进创新与批判性思维

在口腔医学领域，随着技术的不断进步和医疗模式的转变，创新精神和批判性思维显得尤为重要。良好的心理素质能够激发学生的创新思维，鼓励他们勇于尝试新的治疗方法和技术，推动口腔医学的进步。同时，心理素质的提升还有助于学生培养批判性思维，对医学知识和临床实践进行深入的分析和思考，提高医疗决策的科学性和准确性。

4. 培养职业道德与责任感

口腔医学人才作为医疗服务的重要提供者，其职业道德和责任感对于保障患者权益和医疗质量至关重要。心理素质的提升有助于学生更好地认识和理解自己的职业角色和使命，增强职业荣誉感和责任感。同时，良好的心理素质有助于学生形成良好的职业道德风尚，遵守医学伦理规范，为患者提供诚信、专业的医疗服务。

（二）提升口腔医学人才心理素质的途径

1. 加强心理健康教育与培训

口腔医学院校应将心理健康教育纳入人才培养体系，通过开设相关课程、举办讲座和研讨会等形式，加强对学生的心理素质教育。同时，可以邀请心理医生或心理咨询师为学生提供专业的心理咨询和辅导服务，帮助他们解决心理问题，提升心理素质。

2. 营造良好的学习氛围与工作环境

学习环境和工作环境的优劣对于学生的心理素质有着直接的影响。口腔医学院校应努力营造积极向上的学习氛围和宽松和谐的工作环境，为学生提供良好的学习和实践条件。此外，还可以通过举办丰富多彩的校园文化活动和社会实践活动等方式，增强学生的团队协作能力和社会适应能力。

3. 建立科学的评价体系与激励机制

科学的评价体系和激励机制对于提升学生的心理素质具有重要意义。口腔医学院校应建立全面、客观的学生评价体系，将心理素质作为评价的重要内容之一。同时，应建立完善的激励机制，对表现优秀的学生给予适当的奖励和表彰，以此激发他们的学习热情和积极性。

心理素质在口腔医学人才培养中扮演着举足轻重的角色。通过加强心理健康教育与培训、营造良好的学习氛围与工作环境以及建立科学的评价体系与激励机制等途径，可以有效提升口腔医学人才的心理素质，为培养具有高素质、高技能的口腔医学人才奠定坚实的基础。同时，我们也需要不断地探索和创新心理素质教育的方法和手段，以适应不断变化的社会需求和医学发展趋势。

二、心理素质培养的方法和途径

心理素质是指个体在心理过程、个性心理特征以及心理状态方面所表现出的稳定特质。在口腔医学人才培养中，心理素质的培养尤为重要，它直接关系到学生的职业发展、医疗服务质量及医患关系的和谐。因此，探索有效的心理素质培养方法和途径，对于提升口腔医学人才的整体素质具有重要意义。

（一）心理素质培养的重要性

心理素质培养在口腔医学人才培养中占据重要地位。首先，良好的心理素质有助于学生更好地应对学习和工作中的压力与挑战，保持积极向上的心态。其次，心理素质的提升有助于增强学生的自信心和抗压能力，使他们在面对困难和挫折时能够坚持不懈、勇往直前。此外，良好的心理素质还有助于学生形成健全的人格和健康的心理状态，为他们的全面发展奠定坚实基础。

（二）心理素质培养的方法和途径

1. 课程设置与教学改革

课程设置是心理素质培养的基础。口腔医学院校应增设心理学相关课程，如心理学导论、心理健康教育等，将心理素质培养融入专业教育中。同时，教学改革也是提升心理素质培养效果的关键。教师应采用多元化的教学方法和手段，如案例教学、角色扮演、小组讨论等，激发学生的学习兴趣和积极性，提升他们的心理素质。

2. 实践教学与实习实训

实践教学是心理素质培养的重要途径。口腔医学院校应加强与医院的合作，为学生提供丰富的临床实践机会。通过参与真实的医疗环境和服务过程，学生可以更好地了解职业特点和要求，提升自己的心理素质。此外，实习实训也是心理素质培养的重要环节。学校应建立完善的实习实训制度，确保学生在实习过程中能够得到充分的锻炼和指导，进而提高他们的心理素质和职业能力。

3. 心理咨询与辅导服务

心理咨询与辅导服务是心理素质培养的重要支撑。口腔医学院校应建立专业的心理咨询机构，配备专业的心理咨询师，为学生提供个性化的心理咨询和辅导服务。通过专业的心理咨询和辅导，学生可以更好地了解自己的心理特点和需求，掌握有效的心理调节方法，提升自己的心理素质。

4. 校园文化与社团活动

校园文化与社团活动是心理素质培养的重要载体。口腔医学院校应营造积极向上的校园文化氛围，举办丰富多彩的校园文化活动，如心理健康讲座、心理剧表演等，增强学生的心理素质和团队协作能力。同时，学校应鼓励学生积极参与社团活动，通过参与社团活动和组织工作，培养学生的领导能力和社会责任感，提升他们的心理素质。

5. 自我提升与自我管理

自我提升与自我管理是心理素质培养的内在动力。学生应主动学习和掌握心理学知识，了解自身的心理特点和需求，学会有效的心理调节方法。同时，学生应注重自我管理和自我约束，保持良好的生活习惯和作息规律，培养积极向上的心态和乐观的情绪。

（三）心理素质培养的效果评估与反馈

为了确保心理素质培养的效果，口腔医学院校应建立科学的评估体系，对学生的心理素质进行定期评估。评估内容包括学生的自我认知、情绪管理、压力应对等方面。通过评估结果，学校可以了解学生的心理素质状况，及时调整培养策略和方法。同时，学校应建立反馈机制，将评估结果及时反馈给学生和教师，以便他们了解自身的优势和不足，进一步改进和提升心理素质。

心理素质培养是口腔医学人才培养中不可或缺的一环。通过课程设置与教学改革、实践教学与实习实训、心理咨询与辅导服务、校园文化与社团活动以及自我提升与自我管理等多种方法和途径的综合运用，可以有效地提升学生的心理素质，为他们的全面发展奠定坚实基础。同时，我们也需要不断地探索和创新心理素质培养的方法和手段，以适应不断变化的社会需求和医学发展趋势。

三、如何将心理素质培养与口腔修复学实践相结合

口腔修复学作为口腔医学的重要组成部分，涉及牙齿修复、义齿制作等多个方面，对医学生的专业知识和技能要求较高。同时，口腔修复工作往往需要面对复杂的临床情况和患者需求，因此，医学生的心理素质培养也显得尤为重要。将心理素质培养与口腔修复学实践相结合，不仅可以提升医学生的专业技能，还可以帮助他们更好地应对工作中的压力和挑战，实现全面发展。

（一）心理素质培养在口腔修复学实践中的重要性

1. 提升应对压力的能力

口腔修复工作往往需要面对复杂的临床情况和患者需求，医生需要承担较高的工作压力。良好的心理素质可以帮助医学生更好地应对这些压力，保持冷静、理智的态度，避免因压力过大而产生负面情绪，影响工作效果。

2. 增强沟通与协作能力

口腔修复工作需要医生与患者、同事之间进行密切的沟通与协作。良好的心理素质有助于医学生提高沟通技巧，增强同理心，更好地理解患者的需求和感受，建立和谐的医患关系。同时，心理素质的提升也有助于医学生更好地融入团队，与同事保持良好的合作关系，共同为患者提供优质的医疗服务。

3. 促进创新思维和问题解决能力

口腔修复学实践中，医生需要面对各种复杂的临床问题和挑战。良好的心理素质可以激发医学生的创新思维，鼓励他们勇于尝试新的治疗方法和技术，提高问题解决能力。这种能力对于推动口腔修复学的进步和发展具有重要意义。

（二）心理素质培养与口腔修复学实践的结合途径

1. 在课程教学中融入心理素质培养内容

口腔修复学的课程教学中，除了传授专业知识和技能外，还应注重心理素质培养的内容。教师可以通过案例分析、角色扮演等方式，引导学生了解口腔修复工作中的压力和挑战，学习如何应对和处理这些问题。教师还可以邀请具有丰富临床经验的医生举办讲座或分享，让学生更好地了解职业特点和要求，从而提升自己的心理素质。

2. 在实践教学中加强心理素质的锻炼

实践教学是口腔修复学教育中的重要环节，也是心理素质培养的重要途径。在实践教学中，教师可以设置模拟临床场景，让学生在模拟环境中进行口腔修复操作，锻炼他们应对压力的能力和沟通技巧。教师还可以组织学生进行团队合作，共同完成一些复杂的口腔修复任务，培养学生的团队协作能力和问题解决能力。

3. 建立心理咨询与辅导机制

为了更好地结合心理素质培养与口腔修复学实践，学校可以建立专业的心理咨询与辅导机制。通过为学生提供个性化的心理咨询和辅导服务，帮助他们更好地了解自己的心理特点和需求，掌握有效的心理调节方法。同时，心理咨询与辅导机制还可以为学生提供必要的心理支持和帮助，缓解他们在学习和实践中的压力和焦虑情绪。

4. 鼓励学生参与社会实践和志愿服务活动

社会实践和志愿服务活动是学生了解社会、接触患者的重要途径，也是心理素质培养的有效方式。学校可以鼓励学生积极参与口腔修复相关的社会实践和志愿服务活动，如义诊、口腔健康教育等。通过这些活动，学生既可以更深入地了解患者的需求和感受，提高自己的同理心和沟通能力，也可以在实践中锻炼自己的应对压力和问题解决能力。

（三）实施过程中的注意事项

1. 因材施教，注重个体差异

每个学生的心理素质和口腔修复学能力都有所不同，因此在结合心理素质培养与口腔修复学实践的过程中，教师应注重因材施教，根据学生的个体差异制订不同的培养方案。对于心理素质较弱的学生，教师可以给予更多的关注和帮助，引导他们逐步提升自己的心理素质；对于口腔修复学能力较强的学生，教师可以鼓励他们进一步拓展自己的知识和技能，培养他们的创新精神和领导能力。

2. 循序渐进，逐步推进

心理素质的培养是一个长期的过程，不能一蹴而就。在结合心理素质培养与口腔修复学实践的过程中，教师应遵循循序渐进的原则，逐步推进培养工作。可以先从简单的任务开始，让学生逐渐适应并提升自己的心理素质；然后逐渐增加任务的难度和复杂度，挑战学生的应对能力和创新能力。

3. 定期评估与反馈

为了确保心理素质培养与口腔修复学实践的有效结合，学校应建立定期评估与反馈机制。通过对学生的心理素质和口腔修复学能力进行定期评估，了解他们的学习情况和进步程度；同时，将评估结果及时反馈给学生和教师，以便他们了解自身的优势和不足，进一步改进和提升培养效果。

将心理素质培养与口腔修复学实践相结合，是提升医学生综合素质和适应未来职业发展需求的重要途径。通过课程教学中的融入、实践教学中的锻炼、心理咨询与辅导机制的建立以及社会实践和志愿服务活动的参与等多种方式，可以有效地将心理素质培养贯穿于口腔修复学教育的全过程。同时，我们也需要注重因材施教、循序渐进和定期评估与反馈等实施过程中的注意事项，确保培养工作的有效性和可持续性。

四、心理素质培养在口腔医学教育中的实施效果评估

心理素质培养在口腔医学教育中占据重要地位，旨在提升学生的应对压力能力、沟通与协作能力、创新思维和问题解决能力等。为了了解心理素质培养的实施效果，下面将对其在口腔医学教育中的实施效果进行评估，以期为进一步优化心理素质培养方案提供参考。

（一）评估方法与过程

1. 评估方法

本次评估采用问卷调查、临床技能考核、心理测试等多种方法相结合的方式进行。问卷调查主要针对学生和教师，收集他们对心理素质培养的看法和建议；临床技能考核则通过模拟临床场景，考查学生在应对压力、沟通与协作等方面的表现；心理测试则通过专业的心理量表，对学生的心理素质进行量化评估。

2. 评估过程

评估过程分为三个阶段：前期准备、实施阶段和结果分析。其中，前期准备阶段包括制订评估方案、设计问卷和心理测试量表等；实施阶段则按照评估方案进行问卷发放、临床技能考核和心理测试等工作；结果分析阶段则对收集到的数据进行整理和分析，形成评估报告。

（二）评估结果与分析

1. 问卷调查结果

通过问卷调查，我们了解到大部分学生和教师都认为心理素质培养在口腔医学教育中具有重要意义，并认为学校在这方面的投入和努力取得了显著成效。同时，他们也提出了一些宝贵的建议，如增加心理素质培养课程的种类和课时、加强实践教学环节等。

2. 临床技能考核结果

临床技能考核结果显示，经过心理素质培养的学生在应对压力、沟通与协作等方面表现出色，能够迅速适应临床环境，与患者和同事建立良好的关系。相比未接受心理素质培养的学生，他们在处理复杂临床问题时更加冷静、理智，能够更好地应对各种挑战。

3. 心理测试结果

心理测试结果显示，经过心理素质培养的学生在心理素质方面有了显著提升。他们在应对压力、情绪管理、自信心等方面表现出更高的水平。同时，这些学生在创新思维和问题解决能力方面也有所提高，能够更好地应对未来的职业发展需求。

（三）讨论与建议

1. 心理素质培养在口腔医学教育中的效果显著

通过本次评估，我们可以看出心理素质培养在口腔医学教育中取得了显著的效果。这主要体现在学生临床技能的提升、心理素质的改善以及创新思维和问题解决能力的提高等方面。这些成果不仅有助于学生在口腔医学领域取得更好的成绩，也为他们未来的职业发展奠定了坚实的基础。

2. 需要进一步优化心理素质培养方案

尽管心理素质培养取得了显著成效，但我们也应该看到其中存在的不足和需要改进的地方。例如，问卷调查结果显示，学生和教师希望增加心理素质培养课程的种类和课时，加强实践教学环节等。因此，我们需要进一步优化心理素质培养方案，根据学生的实际需求和口腔医学领域的发展趋势，制订更加科学、合理的培养方案。

3. 建立长期跟踪评估机制

心理素质培养是一个长期的过程，需要持续关注和评估。因此，应建立长期跟踪评估机制，定期对学生的心理素质进行评估和反馈，以便及时了解他们的学习情况和进步程度，并根据评估结果调整培养方案。同时，可以通过跟踪评估机制了解心理素质培养对学生未来职业发展的影响，为进一步优化培养方案提供参考。

心理素质培养在口腔医学教育中具有重要意义，通过本次评估我们可以了解到其实施效果及存在的问题。未来，我们需要进一步优化心理素质培养方案，建立长期跟踪评估机制，以更好地提升学生的心理素质和口腔医学教育水平。通过不断努力和探索，相信我们可以培养出更多具备优秀心理素质的口腔医学人才，为口腔医学事业的发展贡献力量。

参考文献

[1] 吴世莲，刘金保，巨云 . 口腔修复学 [M]. 天津：天津科学技术出版社 , 2016.

[2] 张惠强 . 口腔修复学应试向导 [M]. 上海：同济大学出版社 , 2014.

[3] 肖严 . 口腔修复学 [M]. 江苏凤凰科学技术出版社 , 2018.

[4] 王冬霞 . 口腔修复理论与教育教学探索 [M]. 北京：中国纺织出版社 , 2020.

[5] 米方林 . 口腔医学（第 2 版）[M]. 江苏凤凰科学技术出版社 , 2018.

[6] 宋蓉 . 现代口腔医学修复技术与教育创新 [M]. 北京：中国纺织出版社 , 2020.

[7] 谢宏新 . 口腔医学专项技能实训教程 [M]. 重庆：重庆大学出版社 , 2022.

[8] 于海洋 . 口腔修复学 [M]. 北京：科学技术文献出版社 , 2004.

[9] 宫苹，梁星 . 陈安玉口腔种植学 [M]. 北京：科学技术文献出版社 , 2010.

[10] 符起亚 . 口腔医学专业实验指导 [M]. 北京：中国医药科技出版社 , 2012.

[11] 冯海兰，王嘉德 . 口腔医学导论 [M]. 北京：北京医科大学、中国协和医科大学联合出版社 , 2002.

[12] 李慧，孙昊量 . 口腔及颌面部疾病 [M]. 牡丹江：黑龙江朝鲜民族出版社 , 2007.

[13] 余占海，刘斌，周益民 . 口腔修复学理论与实践 [M]. 北京：军事医学科学出版社 , 2004.

[14] 杨亚茹 . 可摘局部义齿工艺技术（供口腔修复工艺技术专业用）[M]. 北京：中国中医药出版社 , 2015.